U0338948

国家科学技术学术著作出版基金资助出版

输入性血吸虫病诊治与防控

DIAGNOSIS AND TREATMENT OF IMPORTED SCHISTOSOMIASIS

主　编　闻礼永

副主编　李石柱　严晓岚　杨　坤

主　审　周晓农　姜庆五

编　委（以姓氏笔画为序）

方春福	卢　美	朱永辉	朱芝娟	任光辉
许　静	孙乐平	阮　瑶	严晓岚	杜海娟
李石柱	杨　坤	杨明瑾	汪　伟	张剑锋
陈　登	林丹丹	周　杰	周艺彪	周晓农
官　威	官亚宜	俞丽玲	闻礼永	姜庆五
洪青标	秦志强	贾铁武	钱颖骏	郭家钢
梁幼生	路　瑶	臧新中		

人民卫生出版社

图书在版编目（CIP）数据

输入性血吸虫病诊治与防控/闻礼永主编.—北京：
人民卫生出版社，2018

ISBN 978-7-117-27759-4

Ⅰ. ①输… Ⅱ. ①闻… Ⅲ. ①血吸虫病–防治 Ⅳ.
①R532.21

中国版本图书馆 CIP 数据核字（2018）第 266855 号

人卫智网	www.ipmph.com	医学教育、学术、考试、健康， 购书智慧智能综合服务平台
人卫官网	www.pmph.com	人卫官方资讯发布平台

输入性血吸虫病诊治与防控

主　　编：闻礼永
出版发行：人民卫生出版社（中继线 010-59780011）
地　　址：北京市朝阳区潘家园南里 19 号
邮　　编：100021
E - mail：pmph @ pmph.com
购书热线：010-59787592　010-59787584　010-65264830
印　　刷：北京顶佳世纪印刷有限公司
经　　销：新华书店
开　　本：787 × 1092　1/16　印张：15
字　　数：365 千字
版　　次：2018 年 12 月第 1 版　2018 年 12 月第 1 版第 1 次印刷
标准书号：ISBN 978-7-117-27759-4
定　　价：82.00 元

打击盗版举报电话：010-59787491　E-mail：WQ @ pmph.com
（凡属印装质量问题请与本社市场营销中心联系退换）

闻礼永，医学博士，二级研究员，获国务院颁发的政府特殊津贴，全国卫生系统先进工作者，浙江省有突出贡献中青年专家。现任浙江省医学科学院寄生虫病研究所所长，浙江省血吸虫病防治中心主任。兼任国家卫生标准委员会寄生虫病标准专业委员会副主任委员，国家卫生健康委员会疾病预防控制专家委员会委员，中华预防医学会医学寄生虫分会常委，中华预防医学会全球卫生分会委员，中国地方病协会理事，浙江省血吸虫病研究委员会主任委员、浙江省医学会热带病与寄生虫病学分会副主任委员、浙江省晚期血吸虫病人内科治疗救助专家技术指导组组长等职务。担任《中国寄生虫学与寄生虫病杂志》《中国血吸虫病防治杂志》《Global Health Journal》《中华临床感染病杂志》《国际医学流行病学传染病学杂志》《预防医学》等杂志编委。曾获WHO和JRMC奖学金以访问学者身份赴美国耶鲁大学、澳大利亚昆士兰医学研究所、澳大利亚James Cook大学研修并被聘为Visiting Scientist，赴美国、加拿大、丹麦、日本、韩国、泰国、菲律宾、老挝、埃及、南非、喀麦隆、坦桑尼亚等国进行学术交流。

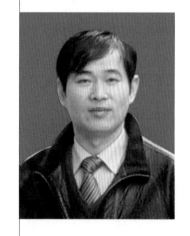

长期从事血吸虫病等重要寄生虫病的科研和防治工作，主持或参加完成WHO、JRMC、国家、部省级等科研项目30余项。在国内外杂志发表学术论文140余篇，其中第一（通讯）作者93篇，SCI收录论文14篇。编写出版学术专著24本，其中主编5本，副主编2本。获各级科技成果奖17次，其中省部级二等奖4次，省部级三等奖7次，厅级奖6次。制定国家卫生行业标准9项，其中主持完成国家卫生行业标准《并殖吸虫病的诊断》（WS380—2012）《钩虫病的诊断》（WS439—2013）《蛲虫病的诊断》（WS469—2015）《弓形虫病

的诊断》（WS/T486—2015）《阴道毛滴虫病诊断》（WS/T 567—2017）《日本血吸虫抗体检测　酶联免疫吸附试验》等 6 项；参加完成国家卫生行业标准 3 项。作为主导师培养硕士研究生多人。

2006 年被浙江省委组织部、省人事厅、省科技厅、省教育厅、省财政厅、省发计委、省经贸委、省科协联合授予"浙江省 151 人才工程第一层次人员"，2009 年被卫生部、农业部、水利部、国家林业局联合授予"全国血吸虫病防治工作先进个人"，2010 年被国务院授予"享受政府特殊津贴人员"，2011 年被浙江省人民政府授予"浙江省有突出贡献中青年专家"，2012 年被国家人社部、卫生部、国家中管局联合授予"全国卫生系统先进工作者"，2013 年被浙江省委组织部、省人社厅、省科协联合授予"浙江省优秀科技工作者"，2018 年被授予全国血防楷模、浙江省预防医学领域"科技之星"突出贡献奖。此外，还先后获得浙江省疾病预防控制工作先进个人、浙江省公共卫生应急工作先进个人、浙江省预防医学会优秀科技工作者、浙江省预防医学会优秀工作者、浙江省医疗卫生系统优秀共产党员、浙江省省直机关创先争优优秀共产党员等荣誉称号，是本学科领域德才兼备的学术带头人。

随着全球经济一体化的不断加速，各国经济合作和融合的程度大大增强。这些社会经济特征的变化给各类传染病的传播和防控带来严峻挑战。一些传统的热带传染病（如血吸虫病、疟疾、黄热病等）时有暴发并向周边国家扩散，另一些新发传染病（如埃博拉出血热、SARS、禽流感等）可在短时间内在全球传播和流行。近年来，我国出入境人员数量不断增加，每年仅赴境外劳务输出和旅游的中国公民就超过 1 亿，输入性疾病对我国人群健康构成威胁，在中国传播的风险也日益增加。

血吸虫病是全球性的公共卫生问题，流行于非洲、亚洲、南美洲和中东的 78 个国家和地区，全球有 2.39 亿人感染血吸虫，其中 85% 居住在非洲撒哈拉以南地区，8 亿人面临血吸虫感染威胁。1979 年以来，我国分别在北京、浙江、江苏、广东等 15 省（自治区、直辖市）报告了近 400 例国外输入血吸虫病病例，存在较高的漏诊误诊率。同时，在深圳等地还发现曼氏血吸虫中间宿主——藁杆双脐螺输入我国，且呈蔓延扩散趋势。由于曼氏血吸虫病传染源时有输入，极有可能导致该病在中国的传播与流行，威胁我国人民身体健康和阻碍经济社会发展。根据 WHO 提出的全球消除血吸虫病目标和《"健康中国 2030"规划纲要》，我国政府已规划将于 2020 年全国基本实现阻断血吸虫病传播，到 2025 年力争实现消除血吸虫病，到 2030 年全国所有流行县达到消除标准。

人体血吸虫病包括日本血吸虫病、曼氏血吸虫病、埃及血吸虫病、间插血吸虫病和湄公血吸虫病，由于在中国只流行日本血吸虫病，故我国临床医疗机构和疾控机构大部分专业人员一般不太了解其他几种血吸虫病的诊治和防控相关技术，常造成漏诊和误诊，患者难以得到及时诊治，严重者可对身体健康造成较大的危害。为此，我国也逐步加强了国外输入血吸虫病的防控，原国家卫生计生委 2005 年印发的《全国血吸虫病监测方案》和中国疾病预防控制中心印发的《全国血吸虫病监测方案（2014 年版）》，明确将国外输入性血吸虫病纳入了我国血吸虫病监测体系。因此，如何做好输入性血吸虫病诊治和监测工作，已成为医务和疾控工作人员义不容辞的职责。

为此，以闻礼永研究员牵头，组织全国 30 多位知名专家学者倾力合作编写了《输入性血吸虫病诊治与防控》专著，针对中非合作、"一带一路"倡议需求，围绕日益增加的国外输入血吸虫病风险，在诊疗和防治等薄弱环节提供技术指南。编写团队以不辞辛劳、严谨科学的态度，为我国血吸虫病防治事业做了一件十分有意义的工作。本书内容丰富、文字精练、层次分明、重点突出、论述科学，具有较强的知识性、系统性和实用性，是一本适用于临床医疗机构和疾病预防机构工作人员的专业参考书籍，对提高我国应对输入性血吸虫病的诊疗和防控能力具有重要意义，相信本书的出版不但对我国消除血吸虫病工作起到推动作用，而且可使我国卫生专业人员更好地服务于中国"一带一路"倡议，对推动我国参与全球卫生合作工作具有着重要意义。

中国疾病预防控制中心寄生虫病预防控制所所长　周晓农研究员

《Infections Diseases of Poverty》主编

2018 年 10 月

　　寄生人体的血吸虫有 5 种，包括曼氏血吸虫、埃及血吸虫、间插血吸虫、湄公血吸虫、日本血吸虫，主要流行于非洲、亚洲、南美洲和中东的 78 个国家和地区，感染人数超过 2 亿。我国自 20 世纪 60 年代起，不断有援外人员感染血吸虫的报告。随着改革开放和全球一体化进程的加快，中国对外经贸合作和政治文化交流日益深入，特别是近年来中国提出的"一带一路"和"21 世纪海上丝绸之路"等战略构想受到国际社会的关注和参与，中国公民赴国外劳务、援建、经商、求学、旅游等人员的数量逐年增多，在外感染血吸虫病人数呈现增长趋势，且存在较高的漏诊误诊率。加上近年来调查发现，在深圳等地存在曼氏血吸虫中间宿主——藁杆双脐螺，并呈蔓延扩散趋势，极有可能导致该病在中国的传播流行，对国家生物安全战略构成挑战，对人民身体健康和经济社会发展造成威胁，因此做好涉外人员的血吸虫病预防，提高输入性血吸虫病的诊断和治疗水平，建立和健全输入性血吸虫病的防控和监测机制，加强输入性血吸虫病在我国传播风险的研究，是我们血防工作者义不容辞的责任。

　　由于全球流行的 5 种血吸虫病在病原生物学、流行病学、中间宿主螺类、诊断、治疗、预防和控制等方面均存在较大差异，而我国仅流行日本血吸虫病，因此大部分临床医疗机构和疾控机构专业人员不太了解其他几种血吸虫病的诊治和防控等相关技术，容易导致误诊和误治。赴国外的中国公民以及派遣单位对血吸虫病了解亦比较匮乏，希望能随时随地查阅到预防血吸虫病知识要点，避免血吸虫感染，因此急需一本适用于临床医疗机构、疾控机构以及出国人员应用的，针对输入性血吸虫病诊疗和预防的专业工具书籍。

　　我们组织全国 30 多位长期从事血吸虫病预防、医疗及科研的知名专家学者共同努力，系统收集了国内外有关输入性血吸虫及血吸虫病的相关资料及新进展，重视基础、临床、预防的紧密结合，突出血吸虫病诊断、治疗及防治工作实践编写了本书。全书共分七章，第一章主要介绍曼氏血吸虫病、埃及血吸虫病、间插血吸虫病、湄公血吸虫病和日本血吸虫病流行状况、危害程度及防治现状，并概述了国外输入血吸虫病对我国的影响及对策；第二章至第六章系统阐述了 5 种人体血吸虫病的病原生物学、流行病学、致病机制、临床表现、实验室检查、诊断、鉴别诊断、治疗、预防控制、病案分析等；

第七章着重论述中国开展血吸虫病国际合作等情况。本书注重临床诊疗和现场防控相结合，将为临床、预防、教学、科研以及援外医疗卫生队、赴外人员提供集科学性、系统性、新颖性、专业性、规范性、实用性和科普性于一体的专业书籍。

　　本书出版得到了科技部国家科学技术学术著作出版基金（2017-H-006）、国家社会科学基金重大项目（16ZDA237）的资助，在此谨致以衷心感谢！

　　鉴于一些国外血吸虫病研究和防控资料不全，收集整理时难免有所遗漏；同时因编者对国外血吸虫病流行区现场工作了解不够深入，加之水平有限，本书难免有疏漏和不妥之处，祈望读者不吝赐教斧正。

主编　闻礼永

2018 年 10 月

第一章 概 论

第一节 五种血吸虫病流行情况

血吸虫病（又称裂体吸虫病）是由裂体吸虫属血吸虫引起的一种寄生虫病。血吸虫病在热带和亚热带地区流行，特别是无法获得安全饮用水和适当卫生设施的贫穷社区（图1-1）。世界卫生组织（WHO）估计，全球90%的血吸虫病病例分布在非洲。2016年至少有2.065亿人需要得到血吸虫病预防性治疗，其中8800多万人接受了治疗（图1-2）。

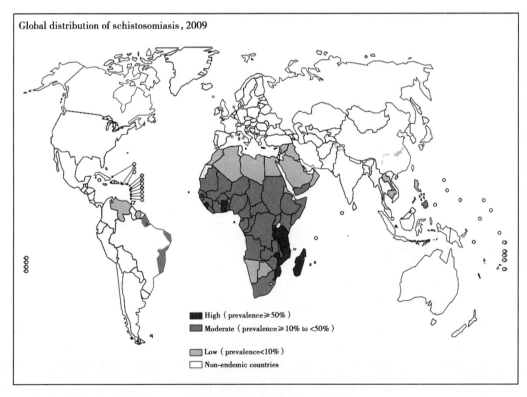

图1-1 全球血吸虫病流行分布图

（WHO Weekly Epidemiological Record，2011年）

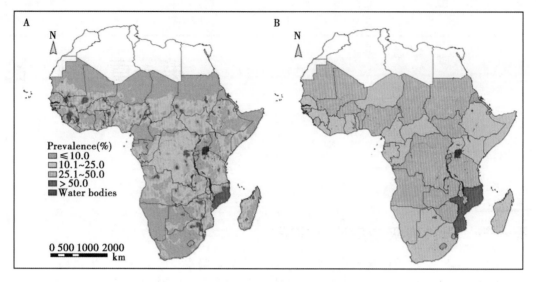

图 1-2　WHO 非洲区血吸虫病流行情况预测分布
（The lancet infectious diseases，2016 年）

(A)Based on the median of the posterior predictive distribution at pixellevel(5×5 km spatial resolution).(B)Based on poputation-adjusted estimation at country level for school-aged children(5~14 years old)from 2000 onwards.

　　根据血吸虫的寄生部位，血吸虫病主要分两类，即肠血吸虫病和尿路血吸虫病，分别由五种血吸虫寄生造成（表 1-1）。

表 1-1　血吸虫病寄生虫种类和血吸虫病地理分布

血吸虫病	种属	地理分布
肠血吸虫病	曼氏血吸虫	非洲、中东、加勒比、巴西、委内瑞拉和苏里南
	日本血吸虫	中国、印度尼西亚、菲律宾
	湄公血吸虫	柬埔寨、老挝
	间插血吸虫	中部非洲的雨林地带
尿路血吸虫病	埃及血吸虫	非洲，中东和法国科西嘉

一、曼氏血吸虫病

　　1. 曼氏血吸虫的发现　　1852 年，Bilharz 于埃及开罗一尸检病人中首次发现曼氏血吸虫。1902 年，Manson 等在西印度群岛发现血吸虫虫体。1907 年，Sanbon 将该虫定名为曼氏血吸虫（Schistosoma mansoni）。曼氏血吸虫感染人的首次报道是 1908 年，由 Silva 报道，并在《Brazil Medico》杂志上发表了"巴伊亚血吸虫病研究报告"。1908—1909 年，Silva 连续发表数篇论文，详细描述了 20 例病人粪检的情况，展示了曼氏血吸虫虫卵，并表明尿中未发现血吸虫虫卵。他还进行了 3 次尸检，一共发现了 25 条血吸虫，并描述了这些虫体的形态和特点，指出这种血吸虫虫种不同于埃及血吸虫。

　　2. 曼氏血吸虫的分布　　曼氏血吸虫病主要流行于非洲、中东地区、加勒比海地区、巴西、委内瑞拉和苏里南等地区。除了非洲 45 个国家外，曼氏血吸虫病在拉丁美洲北部的巴西、苏里南、多米尼加、委内瑞拉、圣卢西亚、波多黎各、马提尼克、瓜德罗普及安提瓜岛等9个国家和地区（圣卢西亚、马提尼克、瓜德罗普和安提瓜岛20世纪90年代已实现传播阻断），以及中东的也门、阿曼和沙特阿拉伯等地也有曼氏血吸虫病的流行。此外，南美洲的巴西、苏里南、委内瑞拉及中美洲的小安的列斯群岛和波多黎各等地的曼氏血吸虫病亦有分散分布。毛里塔尼亚、塞内加尔和索马里近年才发现有曼氏血吸虫病的流行。

在非洲和西亚，曼氏血吸虫病疫区多位于沼泽、草原、大小河流谷地、森林等地形环境。这类地区温度较高，雨量充沛，有利于中间宿主螺类的孳生和繁殖。分布地区有明显的雨季和旱季之分，感染则主要发生于雨季。在沙漠干旱地带降雨量少，疫区呈点状分布。就其感染人群来说，农村人群及学龄儿童感染率较高。

3. 主要流行国家

（1）埃及：曼氏血吸虫主要流行于尼罗河三角洲地区，特别是三角洲的北部和东部。在三角洲的北部和东部人群感染率可达60%，而南部仅为6%。20世纪90年代，在Giza省、Fayoum省、Menya省和Assiut省发现有曼氏血吸虫病疫点。全国血吸虫感染率逐年呈波动下降趋势，1935年为32%、1955年为9%、1983年为39%，1988—1996年一直波动在12%~18%之间，1997年降至9%，2000年和2001年后降至2%及以下，2007年曼氏血吸虫病在尼罗河三角洲的感染率仅为0.6%。

（2）苏丹：主要分布于南苏丹的南部边境地区和尼罗河两支流（White Nile和Blue Nile之间的Gezira-Managil地区）。20世纪60年代Gezira-Managil地区人群感染率为4%~11%，同期Sennar为10%，Blue Nile流域Wad Medani学龄儿童感染率为12.9%。1972年在Hibeka开展的调查显示人群感染率为61.4%。1982年苏丹卫生部开展了Blue Nile地区卫生项目，结果显示Gezira-Managil地区28个试点中有22个的人群感染率超过50%，有些村甚至超过75%。目前埃及血吸虫在Gezira地区已经基本消失，而曼氏血吸虫却呈蔓延扩张之势。此外，在苏丹地区东部的Kashm el Girba附近和西部Darfur山区各有几处疫点，只有少数疫区同时流行有两种血吸虫病。White Nile流域几乎不存在两种血吸虫混合感染点。南部赤道地（Equatoria）的人群感染率估计超过50%，但无更新数据。此外，2009年东部New Halfa 8~18岁学龄儿童感染率为17.3%。化疗1年后，中部Al Gunaid 6~15岁学龄儿童感染率仍比较高，为37.4%。2012年Southern Kordofan州成人感染率已经降低为0。1992年Juba地区难民的感染率为26%。2005年的一项调查显示，Gezira灌溉区（Gezira Irrigation Scheme）的曼氏血吸虫感染率和感染强度均有大幅下降，埃及血吸虫已在该地区消失。

（3）坦桑尼亚：1900年早期即有病例报告，1979—1980年全国调查证实，曼氏血吸虫感染率为23.2%（390万感染者）。曼氏血吸虫病广泛流行于桑给巴尔以外的大陆地区，Tabora南部的高原和Lindi沿海平原地区亦无流行。1956—1958年的调查发现，Victoria湖的东岸、南岸及其岛屿的流行率较高，Kabusunga、Kahunda和Busagami的感染率均高于60%。随后新疫点在大陆地区不断被发现，1977—1978年发现原为非流行区Great Ruaha河谷已有曼氏血吸虫病流行，Izazi和Kidatu感染率为3%，Kisima为5%。经过多年的观察发现，过去的局灶性分布的疫点已蔓延发展为成片的疫区，曼氏血吸虫病的分布范围不断扩张，大陆多数地区全人口受累。1996年Victoria湖Kabaganga村人群感染率为80%；1997年Victoria湖的Ukerewe岛人群感染率为86.3%，同年Magu县学龄儿童感染率为10.9%。2004—2005年，人群化疗后Tanga大区的Lushoto县学龄儿童感染率为9.4%，

Victoria 湖 Sangbuye 村人群感染率为 16.7%，2008 年 Msozi 村为 41.5%。目前来看，一些流行区的态势依然严峻，2010 年 Victoria 湖区学龄儿童感染率为 64.3%；2011 年 Victoria 湖的 Ukerewe 岛学龄儿童感染率为 60%；2010—2011 年 Victoria 湖区农村育龄妇女的感染率为 54%，西北部的 Ukara 岛学龄儿童感染率为 63.91%；2014 年西北部渔村人群感染率为 47.85%。

（4）尼日利亚：1881 年已有关于曼氏血吸虫病的报告。1929 年国家卫生报告显示，Katsina、Zaria 和 Ibadan 地区为高度流行区（儿童感染率为 65%~95%），东南部地区流行率较低。该国 36 个州中有 22 个州流行曼氏血吸虫病，人群感染率为 16.7%。1963 年 Sokoto 曼氏血吸虫感染率为 27%，低于该地区埃及血吸虫感染率，Kainji 湖区情况与此类似，但在 Jebba 下游的洪泛平原，曼氏血吸虫感染率要高于埃及血吸虫，如 Share-Pategi 地区曼氏血吸虫感染率为 30%~78%。西南部的 Oyo、Ogun、Ondo 和 Lagos 州曼氏血吸虫感染率要远低于埃及血吸虫，12 个调查点中仅有 6 个发现有曼氏血吸虫病。东南部尚无病例报告，但中部和北部高原流行率较高。而在东部和北部，曼氏血吸虫病仅为散发流行。2007 年该国北部农村 Mbangough 社区的人群感染率为 1.3%；2005—2009 年 Plateau 州 Jos 人群感染率为 1.1%（血吸虫未分种），Osun 州 Ilobu 学龄儿童感染率为 10.3%；2012 年首都 Abuja 食品加工者的感染率为 1.2%。

（5）埃塞俄比亚：1934 年首次有曼氏血吸虫感染的报告，主要流行于海拔 1500~2000m 的地区。1937 年报告其主要流行于 Tana 湖沿岸和 Asmara 高原，1956 年发现 Asmara、Eritrea（原该国厄立特里亚省，1993 年独立为主权国家）、Tana 湖区和 Harar 也有曼氏血吸虫病例。20 世纪 70 年代的文献显示，Abyata 湖、Langano 湖和 Shala 湖以南地区以及 Addis Ababa 为非流行区，Awash 河和 Nile 河谷偶有病例报告。中部高原（Gonder 和 Adwa 之间）北部为重度流行区，经过积极防治，采取人群化疗和化学灭螺后，感染率下降明显，由 63.5% 下降至 33%；同期该国西南部 Omo 国家公园地区感染率为 40.2%。1982 年全国调查显示，全国人群平均感染率为 14.4%；东南部地区感染率最低，介于 0.1%（Bale）至 3.3%（Harage 和 Ilubabor）之间；西部感染率为 5.6%~12.2%；中部和东南部则超过 20% 甚至 30%。

（6）肯尼亚：1948 年在 Taveta 地区（Coast 省）就有曼氏血吸虫病例报告。曼氏血吸虫病主要流行于 Kisumu、Kano 平原、Machakos 以及 Tana 河流域。1994 年流行病学调查结果显示，Kisumu 区学龄前儿童感染率为 14.3%，学龄儿童为 26.6%，成人为 24.6%。1998 年 Kisumu 区学龄儿童感染率为 24%；Rarieda 区 Asembo 10~12 岁儿童感染率为 0.2%。2006 年 Makueni 区人群感染率为 2.8%。2011 年 Kisumu 城区 10~18 岁儿童感染率为 21%，Kisumu 区 Victoria 湖畔 Usoma 村 1 岁婴幼儿感染率为 14%，10 岁以上儿童感染率＞90%。2011 年 Nyanza 省学龄儿童感染率为 69%；2012 年 Western 省学龄儿童感染率为 2.1%；2014 年西部 Mbita 区小学儿童感染率为 76.8%，Nyanza 省南部 7~18 岁学龄儿童感染率为 13%。

（7）塞拉利昂：除沿海地区外，全境广泛流行，重度流行区是在东北部的行政区和 Bo 的部分地区。2008 年曼氏血吸虫和土源性线虫病（STH）全国学龄儿童流行病学调查结果显示，全国 5~16 岁儿童曼氏血吸虫平均感染率为 18.4%。东部和北部疫情较重，如 Kono 区为 63.8%~78.3%，Bombali 区为 2.1%~42.6%。西部沿海地区疫情普遍较轻（感染率＜10%）

或无流行，但西部区（Western Area MacDonald）的一所学校感染率却高达 18.8%。2009—2011 年全国开展了 3 轮人群化疗干预。2012 年流行区学龄儿童曼氏血吸虫感染率降至 16.3%。

（8）津巴布韦：不同地区学龄儿童感染率不同，2004 年 Kariba 湖区学龄儿童感染率为 2.5%，渔民为 12.5%。农村儿童感染率为 12.4%，商业农业区儿童为 22.7%。2004—2005 年，Chikomo 学龄儿童感染率为 26.1%。2011 年卫生部报告显示，曼氏血吸虫全国平均感染率为 9%。全国学龄儿童感染率为 7.2%（882/12 249），各省为 0~20.4%，行政区为 0~43.7%，学校为 0~73.6%。

（9）其他国家：其他流行国家主要包括除 8 个主要流行国家和地区（苏丹）及 4 个仅存埃及血吸虫病的国家（突尼斯、阿尔及利亚、摩洛哥和毛里求斯）以外的 38 个流行国家，其中布隆迪、吉布提、厄立特里亚、卢旺达 4 国仅存曼氏血吸虫。

二、埃及血吸虫病

1. 埃及血吸虫的发现　1851 年，德国医生 Theodor Maximilian Bilharz 在埃及开罗 Kasr-el-Aini 医院解剖一例血尿病人的尸体时，在门静脉血液中发现一定数量的白色细长蠕虫，并将此虫命名为 Distomum haematobium。Theodor Maximilian Bilharz 写信将这一发现告知他的老师 Karl Theodor Ernst von Siebold 教授，并将这一发现连同 Karl Theodor Ernst von Siebold 教授的评论于 1852 年发表于《Zeitscriftfür Wissenschaftliche Zoologie》杂志。随后发现，该虫体仅有一个吸盘含有口器。1856 年 Heinrich Meckel von Hemsbach 提议将其命名为 Bilharzia haematabium。1858 年 Weinland 因该虫雄虫有抱雌沟改名为埃及裂体吸虫（Schistosoma haematobium）（Bilharz，1852），随后被国际动物命名法委员会（International Commission for Zoological Nomenclature）予以认可。1910 年 Armand Ruffer 爵士在两具埃及第二十王朝木乃伊的肾脏中发现了钙化的埃及血吸虫虫卵。1915 年英国学者 Robert Leiper 阐明了埃及血吸虫生活史。

血吸虫病在埃及流行已有 5000 年的历史，在公元 1500 年前的纸莎草上，已发现有古埃及人关于血吸虫病症状的记录。对不同时期（3000~5000 年前）古埃及木乃伊的镜检、影像学检查或血清学检测均证实，5000 年前的古埃及就已有埃及血吸虫的传播和流行。

2. 埃及血吸虫的分布　埃及血吸虫病在非洲至少已有 5200 多年的历史，最初存在于尼罗河上游，现在已扩散分布至非洲 45 个国家（含突尼斯）。由于水利灌溉工程修建等导致宿主螺的扩散，使得埃及血吸虫病目前在非洲仍呈逐渐蔓延趋势。埃及血吸虫病流行区分布于苏丹、非洲北部地区、埃及尼罗河流域、马格里布地区和阿拉伯半岛等。

突尼斯、阿尔及利亚、摩洛哥和毛里求斯仅有埃及血吸虫病，其他国家则有埃及和曼氏血吸虫病同时流行。就每个国家内埃及血吸虫的分布，主要集中在河谷、河流沿岸、灌溉区、泵站、水渠等中间宿主螺类易孳生地区。就其感染人群来说，农村人群及学龄儿童感染率较高。

3. 主要流行国家

（1）埃及：血吸虫病防治工作始于 1921 年，主要由流动工作组进行血吸虫病查治，后又加强了螺蛳的控制和社区防治活动。1940 年埃及卫生部成立了螺蛳防治局，目前由卫生部地方病防治局领导和负责全国的防治计划、化疗和螺蛳控制。截至 1994 年，埃及政府尚有 133 家血吸虫病防治研究中心。埃及卫生部按照水系、自然地理边界及相似的流行病学特征等三种因素将全国划分成 10 个血吸虫病流行区，即西奈半岛（Sinai）、苏伊士运河与尼罗河三角洲之间地区（East Delta）、苏伊士运河区（Seuz Canal）、三角洲区（Middle Delta）、三角洲西（West Delta）、开罗地区及其西部（Giza）、法尤姆（Fayoum）、中埃及地区（Middle Egypt）、上埃及（Upper Egypt）和纳赛尔水库地区（High Dam）。1953—1985年，埃及主要采取以螺蛳控制为主、人群化疗为辅的控制措施。经过积极防治，全国埃及血吸虫感染率在逐步下降，1935 年感染率为 48%，1955 年为 38%，1983 年为 35%。20 世纪 80 年代采取大规模人群化疗后，1997 年降至 5%，2001 年降至 1%。截至 2007 年，埃及血吸虫病在尼罗河三角洲地区已经基本消除，在上埃及感染率仅为 0.9%。

（2）苏丹：在 20 世纪早期，苏丹的血吸虫病患者被认为是在埃及感染的，血吸虫本地感染者于 1909 年首次在 Bule Nile 州的 Singa 发现。1918 年 Christopherson 认为，除红海沿线的沙漠地区以外，全境各省均有血吸虫病流行。埃及血吸虫病在苏丹地区流行分布广泛，最大的流行区位于苏丹中部北纬 9°~16° 之间，北纬 9° 以南只有零星分布的数个疫点，北纬 16° 以北仅在尼罗河谷（Nile valley）有分布。White Nile 河和 Blue Nile 河之间的 Gezira-Managil 地区人群感染率呈逐步下降趋势，1947 年曾达到 45%。20 世纪 50 年代介于 20%~30% 之间，小学儿童感染率也在降低，从 1957 年的 28.3% 降至 1960 年的 3.3%。White Nile 上游最远在 Malakal 发现有流行，感染率为 3%。此外，埃及血吸虫在南苏丹上尼罗地区（the Upper Nile region）和 South Darfur 州均有流行，其感染率分别为 73% 和 56.0%。1985 年数据显示 North Gezira 州的埃及血吸虫人群感染率为 20%。1994 年对 Rahad 灌溉区 4 个高度流行村 4725 人的抽样调查显示，人群感染率为 30%，其中男性为 31.7%，女性为 28.7%。新疫区不断被发现和记录，2013 年抽查了一所小学进行了尿样检测，结果发现儿童埃及血吸虫感染率为 9.4%，首次证实苏丹东部 Gedarif 州也存在血吸虫的流行。

（3）坦桑尼亚：1900 年早期即有血吸虫病例的报告，1903 年 Zanzibar 岛 1/3 的男子感染有埃及血吸虫，1909 年 Mwanza 地区受检人群中约 50% 有尿路感染血吸虫病症状，1911年 Lindi 的人群感染率为 33.4%，1913 年 Tunduru 儿童感染比较严重，半数受检儿童均感染有埃及血吸虫病。1979—1980 年全国调查证实，埃及血吸虫病在坦桑尼亚大陆的分布同曼氏血吸虫一样广泛，估计人群感染率为 28.3%（430 万感染者）。经过防治工作，至 1980年 Shinyanga、Arusha、Singida、Tabora、Mbeya、Iringa、Morogoro 和 Lindi 地区没有发现有血吸虫病流行。近年来的流行病学调查结果显示：2004—2005 年人群化疗后 Tanga 大区的 Lushoto 县学龄儿童感染率为 16.3%，2009—2010 年西北部农村地区 18~50 岁妇女感染率为 5%。

（4）尼日利亚：最早关于埃及血吸虫病的报告见于 1881 年，1929 年国家卫生报告显示，Katsina、Zaria 和 Ibadan 地区儿童感染率为 65%~95%，认为这三个地方为高度流行区，东南部地区流行率较低。2000—2001 年，该国东南部 Ebonyi Benue 河谷人群感染率为 23.5%，Ebonyi 西南部的 Ezza 农民感染率为 22.1%，该地 2014 年公布的人群感染率为 15.3%。目前 36 个州中有 31 个州流行埃及血吸虫病，2013 年全国农村学龄前儿童感染率为 9.8%。

（5）埃塞俄比亚：1934 年首次有曼氏血吸虫感染的报告，1937 年报告其主要流行于 Tana 湖沿岸和 Asmara 高原，1956 年 Asmara、Eritrea（原该国厄立特里亚省，1993 年独立为主权国家）、Tana 湖区和 Harar 亦发现有病例。1969 年以前仅流行于 Gewani，但目前已扩散至洼地地区、Awash 河谷、西部 Welega、东南部 Wabi Shabelle 和与苏丹接壤的边境地区，1989 年 Gondar 的 Matema 地区亦已有病例报告。目前，埃及血吸虫广泛流行于高原。

（6）肯尼亚：1948 年在 Taveta 地区（Coast 省）就有埃及血吸虫病例的报告。主要流行于 Kisumu、Kano 平原、Machakos 以及 Tana 河流域。2014 年 Coast 省人群感染率为 26.0%，海岸地区孕妇感染率为 17%，Bondo 区 5~20 岁学龄儿童感染率为 0.5%。

（7）塞拉利昂：该国尿路血吸虫病首次报告于 1909 年。总体而言，东部省的疫情要重于北部省和南部省。2009—2010 年开展的首次全国流行病学调查（52 个抽样点、2293 名 9~14 岁学龄儿童）显示，埃及血吸虫病的地理分布并不均衡，主要集中于中部和东部地区，流行率尤以 Bo（24.6%）、Koinadugu（20.4%）和 Kono（25.3%）3 个行政区为高。

（8）津巴布韦：1909 年证实血吸虫病已在该国广泛流行，1915 年 Orpen 报告 Salisbury 监狱囚犯埃及血吸虫感染率为 31%。1927 年在 Old Umtali Mission 开展的两次调查报告的人群感染率为 38% 和 42%，1933 年 Victoria 的 Gutu 区 30 岁以下人群感染率较 30 岁以上人群感染率高，分别为 80% 和 30%。2010—2011 年，卫生部与教育部联合开展全国学龄儿童血吸虫病和土源性线虫病（STH）横断面调查，结果显示各省感染率为 3.3%~39.3%，行政区为 0~62%，学校为 0~83.7%，血吸虫感染率在省间、行政区间和学校间均有显著性差异。2011 年全国学龄儿童感染率为 18.0%（2347/13 037），各省为 3.2%~30.5%，行政区为 0~55.9%，学校为 0~76.0%。

（9）其他国家：其他流行国家主要包括除 8 个主要流行国家和地区（苏丹）和 4 个仅存曼氏血吸虫病的国家（布隆迪、吉布提、厄立特里亚、卢旺达）以外的 38 个流行国家，其中突尼斯、阿尔及利亚、摩洛哥和毛里求斯只有埃及血吸虫病。

三、间插血吸虫病

1. 间插血吸虫的发现　　早在 1923 年，Chesterman 在上刚果基桑加尼附近的亚库苏村开展调查时，就报告当地肠道血吸虫病患者排出的虫卵末端有毛刺，虫卵形态与以往不同。根据虫卵的形态学特征以及临床照片，Chesterman 确认亚库苏地区的血吸虫不同于埃及血吸虫。学者 Fisher 于 1934 年发表了著名论文"比利时刚果（现为扎伊尔）斯坦利维尔地区血吸虫病的研究"，并把它命名为间插血吸虫。第一份较完整的间插血吸虫病调查报告由 Decroocq 于 1969 年发表。

2. 间插血吸虫的分布　　间插血吸虫病主要流行分布于西非和中非的热带雨林地区和圣多没岛，包括喀麦隆、民主刚果（前扎伊尔）、赤道几内亚、加蓬、圣多美和普林西比、中非共和国、乍得、刚果、马里、尼日利亚等 10 个国家。在赤道几内亚与圣多美和普林西比，间插血吸虫为仅见的人体血吸虫种。马里曾有散发的病例报告，但后续的数次调查均未能证实间插血吸虫病的传播与流行。

在喀麦隆，1966 年首次报告有间插血吸虫感染者。截至 1990 年，间插血吸虫病仅局限于赤道的森林地带，呈散发状态。在中非共和国，Boyama 曾发现可疑疫区。在乍得，间插血吸虫病在 Eseka、Obala、Mbalmayo、Edea、Loum、Yaounde 以及 Moungo 和 Mbam 均有病例报告。在刚果（金），间插血吸虫病主要局限分布于中部河流沿岸，只在 ZAriel 上游和 Kivu 湖区发现有流行区。间插血吸虫病在加蓬全境均有流行，且首都 Lebreville 为重要疫区。

间插血吸虫中间宿主非洲小泡螺和福氏小泡螺均在非洲撒哈拉以南广泛分布，而且流行区和非流行区的这些螺宿主均已被证明对间插血吸虫具有易感性。尽管存在这些有利条件，但间插血吸虫至今仍局限于非洲一小部分森林地区。

3. 主要流行国家

（1）布隆迪：1966 年首次报告有感染者。截至 1990 年，该病只局限于赤道的森林地带，呈散发流行。20 世纪 60 年代在蒙戈一个综合性医院门诊中每年约诊断出 100 名间插血吸虫感染者，大多数病人来自杜阿拉以北 100 公里的卢姆。500 名 4~15 岁学龄儿童作直肠刮片检查，间插血吸虫感染率高达 54.2%。在另一个调查中，埃塞卡和埃代阿的学龄儿童粪检阳性率分别为 32.6%（16/51）和 23.6%（13/55）。1966—1988 年，Kinding Ndjabi 地区通过积极的水环境控制和人群化疗，感染率由 19% 降至 0；而 Yaounde 的感染率也由 24.3% 下降至 0，但具体原因文献未报告。2000 年，Eseka 的报告感染率为 11%，Edea 为 5%。2004 年 Nkolmebanga 的 Bokito 报告感染率 < 1%，Obala 亦如此。

（2）乍得：1970 年首次发现了 2 例间插血吸虫感染，其中 1 例同时感染了埃及血吸虫和曼氏血吸虫。另一例是曾居住在乍得的人在西班牙诊断出有间插血吸虫感染。此外，Eseka、Obala、Mbalmayo、Edea、Loum、Yaounde、Mbam 和 Moungo 均有病例报告。Eseka 的人群感染率为 17.9%，幼儿园儿童为 8.9%。

（3）刚果：1952 年曾在 Impfondo 确诊 1 例，但估计为输入性病例，因该国与邻国的间插血吸虫病疫区（民主刚果的 Haut Zaire 省和加蓬的 Haut Ogooue 河谷）间人员流动频繁。

（4）民主刚果：1912 年在金沙萨有首次病例报告。局限分布于中部河流沿岸，只在 Zaire 上游和 Kivu 湖区（即位于 Lualaba 和 Kisangani 之间的 Zaire 河流域）发现有流行区，Kisangani 区感染率最高。金沙萨附近的 Brikin 人群感染率为 30%（47/156），10~19 岁组为 58%。1994 年金沙萨人群感染率为 3.6%。1974 年在一个从前扎伊尔金沙萨回美国的美国人家庭中，发现了 3 例间插血吸虫感染者。

（5）加蓬：1923 年首次报告 Libreville 有间插血吸虫病，随后于 1928 年在 Libreville 和 Lambarene 附近又发现了更多的病例，1931—1939 年在首都和 Ogooue 河流域共发现了 427 例间插血吸虫感染者。间插血吸虫病在加蓬全境均有流行。首都 Lebreville 为重要疫区，1971 年在该国不同地区查出的 1644 例间插血吸虫感染者中有 1278 例来自该地区。1971 年 WHO 工作组对 91 名 Lebreville 的 5~12 岁年龄组儿童进行了粪检，又发现了 18 名（19.7%）感染者。1966 年首都调查 561 人，感染率为 18%。7 所小学 377 名学生的粪检中，6~10 岁组感染率为 7.2%，10~15 岁组为 12.8%；感染率以 10~15 岁组最高，其中 Mount Bouet Sainte-Anne 学校为 17%，N'Kembo 的 Saint-Michel 学校为 20%，Akebe 公立学校为 23%。1968 年，Lebreville 的 Batavia 湿地附近生活的儿童间插血吸虫感染率超过 20%，上游地区的感染率接近 80%。1970 年调查 21 144 名 Lebreville 居民，感染率为 5.1%。1971 年 Batavia 地区 5~12 岁儿童感染率在为 18%，Akebe 为 23.3%。1975 年，McCullough 报道了加蓬的其他几个疫区，估计全国有 2 万人受感染。20 世纪 70~80 年代开展的调查显示，除 Lebreville 外，间插血吸虫还流行于 Port-Gentil、Lambarene、Moukoro 和 Mouila。1975 年 Okondja 人群感染率为 23.6%（140 人），1982 年 Ayandja 感染率为 47%。1978 年 Garin 等用汞醛碘离心沉淀法检查加蓬内地 14 个村镇 1548 份成人粪便，发现 5.7% 有间插血吸虫虫卵。1989—1990 年，东南部农村居民感染率为 28.5%（101/354）。

四、湄公血吸虫病

1. 湄公血吸虫的发现　湄公血吸虫病（schistosomiasis mekongi）属于亚洲血吸虫病，分布于老挝东孔岛（Khong Island/Don Khong，也有译为"江岛"，是老挝最大的岛屿）至柬埔寨桔井省（Kratie）间的湄公河流域地区，在泰国也有散在流行。首例湄公血吸虫病例报道于 1957 年，患者是来自东孔岛的老挝移民。当时是以日本血吸虫感染报道的，此后开始陆续有病例报道。1959 年，泰国首次报道了血吸虫病，柬埔寨桔井省则于 1968 年首次报道了该病。自从首例病例被发现后，老挝和柬埔寨先后开展了生物学和流行病学的研究，发现湄公血吸虫病仅分布于湄公河流域（Mekong River Basin，MRB），该地区独特的环境、生态和社会经济等因素影响着湄公血吸虫病的流行。

根据虫卵和成虫的形态学特征及其生活史的研究，1978 年，湄公血吸虫（*Schistosoma mekongi*）被正式确定为新的虫种，其中间宿主被命名为开放新拟钉螺（*Neotricula aperta*）。

2. 湄公血吸虫的分布　湄公河流域及其支流流域为湄公血吸虫病流行区。20 世纪 60 年代起，老挝和柬埔寨在湄公河中游地区开展了湄公血吸虫病监测，发现老挝东孔岛和柬埔寨桔井省是重流行区。湄公血吸虫病由此成为湄公河中游地区重要的公共卫生问题，该地区人口逾 15 万。1983 年，24 619 名柬埔寨难民中发现 60 例确诊病例，其中一部分病例来自柬埔寨马德望省（Battambang）和老挝北部地区等非流行区。然而，由于社会和经济发展等原因，20 世纪 70 至 80 年代并未开展防控项目。1989 年，在 WHO 的协调下，在老挝南部的东孔岛启动了吡喹酮全民服药项目。在内战时期，老挝和柬埔寨开展了针对难民的临床和流行病学调查。虽然柬埔寨和老挝开展了 9 年的血吸虫病防治工作，但东孔岛哈夏昆村（Hat-Xai-Khoun village）的感染率仍然高达 26.8%，而柬埔寨的 Sadao 村发病率则从 2004 年的 0 上升到 2005 年的 2%。

湄公血吸虫是本病的病原体，新进腹足超目（caenogastropod）新拟钉螺属（Neotricula）的开放拟钉螺（*Neotricula aperta*）是其唯一的中间宿主。湄公血吸虫的终宿主包括人、狗和猪。湄公血吸虫病呈季节性流行，在旱季传播，柬埔寨流行季节为 2~4 月，老挝则为 3~6 月。

1969 年，约 15 万人有感染湄公血吸虫的风险，所有已知的流行区均分布在湄公河下游沿岸的柬埔寨和老挝的南部地区。在 1991 年以前，开放新拟钉螺被认为仅散在分布于湄公河流域，即介于柬埔寨桔井省和上丁省（Stung-Treng）之间，老挝的东孔岛以及泰国的 Mul 与湄公河交界地带。1999 年，首次发现开放新拟定螺分布于湄公河以外地区。2004 年，发现了 11 种新的亚种，且分布于老挝和柬埔寨的 6 大河系中。因此，老挝的血吸虫病非流行区的生态环境可能并不适合钉螺生存。同时，老挝南部和柬埔寨北部是湄公血吸虫病的流行区，但由于湄公河流域的生态环境有利于血吸虫病的流行，尚不能排除该流域均有血吸虫病流行的可能。由于泰国东北部地区有拟钉螺孳生地，因此泰国也可能发生由于移民导致的血吸虫病流行。

3. 主要流行国家

（1）柬埔寨：自 1968 年在柬埔寨桔井省一年轻病人体内最初发现血吸虫感染开始，1970 年该省被确认为湄公血吸虫病流行区，但直到 1993 年，血吸虫病对当地人群造成的健康损害才受到人们的逐渐认识。在后来进行的流行病学调查发现，流行最初起源于桔井省，由反饥饿行动组织（Action International Contrela Faim，AICF）首次发现。为快速应对当地群众的健康需求，无国界医生组织随后开展了血吸虫病的防治项目。调查结果发现在MRB以外地区也出现了病例，如位于泰国的柬埔寨难民营，难民来自柬埔寨的马德望省。为全面了解柬埔寨血吸虫病流行情况，有关机构在湄公河流域的村落和洞里萨湖（Tonle Sap）流域开展了全面调查，结果显示桔井省多个地区出现粪检阳性病例，而对暹粒（Siem Reap）、马德望省、磅逊（Kompong Tom）、磅清扬（Kompong Chlang）等地以及金边（Phnom Penh）的950名学生开展溯源调查，未发现阳性结果，专业人员的缺乏以及交通不便等客观因素影响了病原学检查结果。因此，对柬埔寨可疑地区开展了快速风险评估，采用询检法进行现场调查，范围覆盖了湄公河流域及其支流内的所有村落。结果表明，血吸虫病流行于湄公河流域的 Stung Treng 和 Kratie 省以及支流地区的 Sesan 和 Sekong 地区。学龄儿童发病率高达70%，受威胁人群高达8万人，桔井省和 Sambo 地区为重度流行区，且大多位于湄公河的左岸（图1-3）。

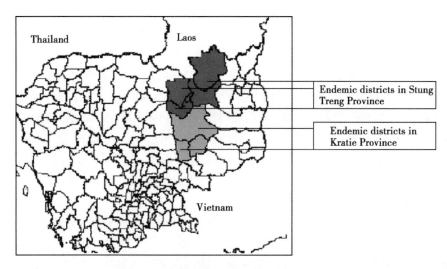

图1-3 柬埔寨湄公血吸虫病流行区分布图

（2）老挝：1960年，老挝在首次发现病例的东孔岛开展了血吸虫病调查，随后的调查范围扩大至巴色（Pakse）、万象（Vientiane）、东孔岛以及部分湄公河流域村落。首先进行抗原皮内试验，阳性者再进行粪检。结果显示，1969年东孔岛、巴色和万象地区皮内试验阳性率分别为79.8%、13.5%和16.5%。病原学检查结果显示，东孔岛学龄儿童感染率为30%，部分村落感染率高达100%。为开展人群服药，1989年进行了再次调查，采用改良 Kato‐Katz 法，共有2249名对象参加，使得摸清老挝湄公河地区血吸虫流行情况成为可能。少数沙质河岸的村落则没有纳入。调查显示，发病率为15.3%~92.3%，平均发病率为42.2%。同时，对血吸虫感染与肝脾肿大的联系得以确认。

五、日本血吸虫病

1. 日本血吸虫的发现 1905年，美国长老会传教士、美籍医生 Logan O.T.（中文译名罗根）在《中华医学杂志》（The China Medical Missionary Journal）上发表了一篇文章，题为《湖南省一例由日本血吸虫引起的痢疾病例》，文章描述了一位陈姓青年渔民病人在粪便检查时发现日本血吸虫虫卵，这是我国最早报道的日本血吸虫病例。

日本血吸虫病在菲律宾的首次报告是在1906年。1937年，在印度尼西亚的林杜（Lindu）湖流域于一例男性尸检中发现首例日本血吸虫病例，后证实该地为血吸虫病流行区。

2. 日本血吸虫的分布　日本血吸虫病目前主要分布于亚洲的中国、菲律宾和印度尼西亚。

在中国，日本血吸虫病的流行区分布于长江流域及其以南的江苏、浙江、安徽、江西、福建、上海、湖南、湖北、广东、广西、云南、四川12个省（自治区、直辖市）。经过60多年的有效防治，至2017年，上海、浙江、福建、广东、广西5个省份达到了血吸虫病消除标准；四川省达到传播阻断标准；湖北、湖南、江苏、安徽、江西、云南6个省份达到传播控制标准。2017年全国血吸虫病患者总数为37 601例，其中晚期血吸虫病患者29 407例。

在菲律宾，日本血吸虫病分布在6个岛屿，分别是莱特、萨马、棉兰老、保和、民都洛和吕宋，最大的两个流行区为Visayas（萨马、莱特）和Mindanao（棉兰老）岛。受感染人数在50万人以上，约有400万人口受威胁。农村地区的人群中，农民中年龄为15~24岁的青少年感染率最高，男性多于女性。湖北钉螺夸氏亚种（*O.h.quadrasi*）是唯一的中间宿主。传染源主要是人，75%的传播是由于人粪污染，25%的传播是由于家畜（黄牛、水牛、犬等）及野鼠，人与动物可相互感染。感染人群中，37.8%有症状，62.2%无症状。世界卫生组织西太平洋区（WPRO）资助的一项研究（Leonardo等）表明，菲律宾日本血吸虫病患病率低于1%，但2011年在菲律宾萨马岛的流行病学调查表明，血吸虫病人群患病率为26.4%，水牛患病率为65.4%。2012年，这项研究扩大到18个行政区，结果表明，人群患病率在5%~48%。同时，也发现了晚期血吸虫病例以及死亡病例的报道。以上证据表明，在菲律宾血吸虫病远未达到消除标准，依然是比较严重的公共卫生问题。

在印度尼西亚，日本血吸虫病分布在森林等偏僻地区，主要位于林杜湖和纳普流域。据1971年估计，印度尼西亚流行区居民为6500~7000人，2500~4000人感染血吸虫病，感染率为38.5%~57.1%。中间宿主是林杜钉螺（*O.h.1indoensis*），孳生地面积约为7500km^2。动物宿主较为广泛，有犬、牛、水牛、猪、马、野鼠、香猫、鹿、野猪等14种。自1982年起开始执行防治规划，包括选择性普治、农业工程、药杀钉螺、卫生设施与宣教，通过实施这些防治措施，血吸虫患病率有了显著下降，到1991年已经接近1%。但湖边小块原始孳生地或原始森林低洼地的钉螺感染率仍然较高。2010年统计数据表明，印度尼西亚血吸虫感染人数为241人，患病率低于0.01%。

3. 主要流行国家

（1）中国：1956—1957年在中国进行普查和防治试点工作，经过多方面的调查结果表明，我国血吸虫病流行区遍及长江流域及以南的江苏、浙江、安徽、江西、湖南、湖北、四川、云南、福建、广东、广西及上海等12个省（自治区、直辖市）。另外贵州省只查到少数外地迁入病例，未发现钉螺和本地患者。台湾省仅存在可感染动物的血吸虫株，并没有发现有能感染人体的血吸虫。从当时的调查结果分析，全国血吸虫病流行范围，北至江苏省宝应县，南至广西壮族自治区的玉林县，东至上海市的南汇县，西至云南省的云龙县。

除湖北省宜昌市到上海市的长江中下游流行区基本连成一片外，其余均呈分散、隔离状态。全国血吸虫病患者达 1160 多万，其中晚期病例 60 万，受血吸虫病威胁的有 1 亿多人。在南方 12 个流行省份中，江苏省的病例数量最多，为 247.7 万，占全国总病例数的 21.33%；其次是湖北省，占 19.59%；第三是浙江省，占 17.54%。四川、安徽、湖南、江西、上海 5 个省份的患者例数在 54.8 万~117.3 万。云南、广西、广东、福建 4 个地区的病例数在 6.8 万~29.2 万。当时全国 12 个省（自治区、直辖市）共查出钉螺面积 143.21 亿 m²，其中钉螺面积最多的是湖北省，占全国总钉螺面积的 33.03%；其次是湖南省，占 24.07%；第三是江西省，占 16.72%；江苏和安徽省分别为 14 亿 m² 和 12.62 亿 m²。这 5 个省合计 128.92 亿 m²，占全国总钉螺面积的 90% 以上。钉螺主要分布于洞庭湖、鄱阳湖及长江中下游的江湖洲滩。当时，全国有 120 万头耕牛感染血吸虫病，受血吸虫病威胁的有 500 万头。

到 2017 年底，全国 12 个血吸虫病流行省（直辖市、自治区）中，上海市、浙江省、福建省、广东省、广西壮族自治区继续巩固血吸虫病消除成果，四川省达到传播阻断标准，云南、江苏、湖北、安徽、江西及湖南 6 省达到传播控制标准。截至 2017 年底，全国共有 450 个血吸虫病流行县（市、区），流行县总人口 2.59 亿人；全国共有血吸虫病流行村 28 544 个，流行村总人口 7032.45 万人。全国 450 个流行县（市、区）中，215 个（47.78%）达到消除标准，153 个（34.00%）达到传播阻断标准，82 个（18.22%）达到传播控制标准。

2017 年全国推算血吸虫病患者 37 601 例，主要集中在湖北、湖南、江西、安徽等湖区 4 省，占全国病人总数的 84.52%（31 781/37 601）。上海、浙江、福建、广东、广西 5 个消除省（直辖市、自治区），四川传播阻断省和江苏、湖南、安徽 3 个传播控制省均未发现当地感染的血吸虫病患者。但江西、浙江、安徽省分别发现 7 例、6 例和 1 例血吸虫病粪检阳性病例，其中浙江省和安徽省均为输入性病例。截至 2017 年年底，全国尚存晚期血吸虫病患者 29 407 例，主要分布在湖南、湖北、江西、安徽、江苏、云南和四川等 7 个省，5 个消除省（直辖市、自治区）中仅浙江省尚存 980 例晚期血吸虫病病例。2017 年全国共报告 1 例急性血吸虫病病例，来自江西省都昌县。

2017 年全国共有 2958 个乡（镇）、19 784 个流行村开展了钉螺分布调查，共有 1412 个乡（镇）、7310 个村查出钉螺，分别占调查总数的 47.73% 和 36.95%。2017 年全国新查出 19 个有螺村，分布在江苏省常州市金坛区（2 个）、扬州市宝应县（1 个）、安徽省宣城市郎溪县（1 个）、湖北省宜昌市枝江市（4 个）、荆门市东宝区（1 个）、荆门市钟祥市（4 个）、孝感市汉川市（6 个）。2017 年全国共查螺 622 454.49hm²，查出钉螺面积 172 501.56 hm²，占总查螺面积的 27.71%，未发现感染性钉螺；全国新发现有螺面积 208.54hm²，主要分布在安徽省安庆市宿松县和湖北省荆门市钟祥市。2017 年全国实有钉螺面积 363 068.95hm²。

（2）菲律宾：日本血吸虫病在菲律宾的首次报告是在 1906 年。该病流行于 24 个省，受感染人数在 50 万人以上，约有 400 万人口受威胁。1971 年根据粪便检查，估计感染率为 7%~30%，平均为 16%。病例发现于菲律宾的 6 个主要岛屿，分别是莱特、萨马、棉兰老、保和、民都洛和吕宋。最大的两个流行区为 Visayas（萨马、莱特）和 Mindanao（棉兰老）岛。流行于农村地区的人群中，农民中年龄为 15~24 岁的青少年感染率最高，男性多于女性。

日本血吸虫以湖北钉螺夸氏亚种（O.h.quadrasi）作为媒介。媒介钉螺的日本血吸虫自然感染率为 0.3%~4.2%。菲律宾的有螺面积大约为 16 万公顷，孳生地包括洪水泛滥的平原森林和沼泽、稻田、小溪、路沟以及灌溉沟等。

日本血吸虫传染源主要是人，75% 的传播是由于人粪污染，25% 是由于家畜（黄牛、水牛、犬等）及野鼠，人与动物可相互感染。感染人群中，37.8% 有症状，62.2% 无症状。1965 年菲律宾成立全国血吸虫病防治委员会，研究和防治工作得到美国、日本、WHO 等多个国际组织的资助。防治规划包括调查研究、临床观察、药物化疗、灭螺、卫生设施和宣教。菲律宾流行区农村基层单位均能治疗血吸虫病患者。经过十几年的防治，感染率有明显下降，1985 年菲律宾的日本血吸虫感染率为 10.4%，到 1996 年年底下降为 4.1%，下降了 60.6%。

（3）印度尼西亚：1937 年在印度尼西亚的林杜（Lindu）湖流域于一例男性尸检中发现首例日本血吸虫病例，后证实该地为血吸虫病流行区，以后又发现在林杜湖东南约 50km 的纳普（Napu）流域也是血吸虫病流行区。这两个区域均是位于 1000m 海拔高度的热带多雨的森林偏僻地区，年降雨量为 142~318mm。据 1971 年估计，流行区居民为 6500~7000 人，2500~4000 人感染血吸虫病，感染率在 38.5%~57.1%。移民进入流行区后未采取防治措施，短期内曾导致血吸虫病广泛传播。中间宿主是林杜钉螺，孳生地面积约为 7500km^2。动物宿主较为广泛，有犬、牛、水牛、猪、马、野鼠、香猫、鹿、野猪等 14 种。1975—1981 年，在 WHO 及第二美国海军医学研究所的协助下，感染率有所下降。从 1982 年，开始执行防治规划，通过实施选择性普治、农业工程、药杀钉螺、卫生设施与宣教等防治措施，血吸虫病感染率有了显著下降，到 1991 年已经接近 1%。但湖边小块原始孳生地或原始森林低洼地的钉螺感染率仍然较高。

日本血吸虫的中间宿主由 Hadidjaja 等（1972）发现，以后由 Davis 及 Carney（1973）描述为湖北钉螺林杜亚种（*O.h.Lindoensis*）。分布在整个林杜山谷和纳普山谷。钉螺生长和栖息在被遗弃的农田、水稻田、小河岸边、沼泽地区和原始森林中。

2003 年全国范围内的血吸虫病感染率小于 0.1%；2010 年全国范围内的感染血吸虫病的人数为 241 人，血吸虫病感染率低于 0.01%。

（4）日本：曾经有 5 个地区发现过日本血吸虫感染，分别是本州岛利根川流域的千叶、茨城、琦玉三县及东京市，山梨县的甲府盆地，静冈县的沼津沼泽地区，广岛县的片山地区，九州岛的筑后川盆地。流行区总人口约为 34 万人，1960 年估计有 10 万血吸虫病患者。后来由于采取了一定的防治措施，以及兴建工厂和都市化建设等导致环境发生了很大变化，疫情逐渐减轻，第二次世界大战后病例报告数增加，1950 年起实施全国性防治规划后，到 1965 年流行又趋于下降。自 1976 年起未再发现感染性钉螺，1978 年起再无新病例报告。日本是全球第一个有效地消灭血吸虫病的国家。

第二节　五种血吸虫病危害

血吸虫病是 WHO 确定的六大重点热带病之一，主要流行于经济不发达、卫生条件较差的发展中国家，其对热带及亚热带地区社会经济和人群健康的影响仅次于疟疾。虽然一些国家的有效防治使血吸虫感染人数有显著减少，如中国、巴西、埃及、菲律宾及某些中东国家（如突尼斯、沙特），但由于大多数发展中国家，尤其是非洲撒哈拉以南的国家，极端贫困，极差的卫生条件，缺乏卫生保健以及人们对疾病的无知，加上人口显著增加与人口流动导致疾病扩散，目前感染人数仍呈上升趋势。全球近 8 亿受血吸虫感染威胁人口中，非洲占 85%；全球 2.4 亿血吸虫感染者，非洲占 97%，其中 85% 感染者居住在撒哈拉以南非洲地区。2012 年 WHO 估计，非洲 54 个主权国家中，有 50 个国家流行曼氏血吸虫病、埃及血吸虫病或间插血吸虫病，其中西非的布基纳法索、加纳、马里和塞拉利昂等 4 国，东非的马达加斯加、莫桑比克和坦桑尼亚等 3 国的人群血吸虫感染率在 50% 以上，此外尚有 29 个国家的人群感染率介于 10%~49% 之间。据估计，尼日利亚血吸虫感染者高达 2900 万，坦桑尼亚为 1900 万，民主刚果和加纳分别达 1500 万，莫桑比克为 1300 万。在这些国家的流行地区，76% 人群居住在河流湖泊周边，而河流湖泊、水库周围以及新建的水利灌溉设施周围是血吸虫病高发区域，生活和娱乐性接触被血吸虫尾蚴污染水体是主要传播途径。

　　血吸虫病的发生与流行对个体、家庭和社会等都会产生不同程度的影响。血吸虫病对个体的危害可归纳为"害六生"，即对人的生命、生长、生育、生产、生活和生趣等方面都会造成影响。5 种人体血吸虫病中，以曼氏血吸虫病、日本血吸虫病和埃及血吸虫病流行范围最广，危害最大。曼氏血吸虫和日本血吸虫所致的肠道血吸虫病的直接病症主要表现为腹痛、腹泻、血便、肝脾肿大和门脉纤维化；埃及血吸虫所致的尿道血吸虫病主要表现为血尿、尿痛、膀胱纤维化与尿路梗阻等症状。此外，血吸虫感染还会导致一些间接病症或隐匿性病症（subtle morbidity），包括贫血、营养不良、生长阻滞、认知缺陷以及劳动能力减损等。由于许多传染性病原体和微量营养素的缺乏都会导致上述问题，只有通过双盲的安慰剂对照试验才能分析出血吸虫病的单独作用。对 1921—2002 年已发表和未发表文献的一项系统综述和 Meta 分析显示，血吸虫病的主要功能性结局包括劳动能力下降、劳动或游戏能力受限、劳动收入减少、家务劳动受限、自理能力下降、信仰活动减少、入学率下降、学习成绩下降、认知能力下降和卫生保健需求增加。对那些没有明显临床症状的感染者，上述间接病症即代表了血吸虫病所致疾病负担的大部分。通过对血吸虫病隐匿性病症的深入研究，现已认识到血吸虫病的疾病负担远远高于原来的推算。此外，还明确了血吸虫病隐匿性病症的脆弱人群，即生长发育期的儿童、所有育龄妇女、铁缺乏或饮食营养不良者，以及已有营养不良者和社会经济地位低下的人群（图 1-4）。正如 50 年前 Farooq 所言，"这（血吸虫病）是一个隐匿而凶险的慢性疾病，它缺少重大传染病通常在流行区所具有的戏剧性表现，因此得不到应有的关注"。

　　20 世纪 90 年代起，世界银行和世界卫生组织（WB/WHO）以伤残（失能）调整寿命年（disability adjusted life year，DALY）作为评价指标对全球疾病负担（global burden of disease，GBD）进行量化（表 1-2）。DALYs 是指从发病到死亡所损失的全部健康寿命年，包括因早逝所致的寿命损失年（years of life lost，YLL）和疾病所致伤残引起的健康寿命损失年（years lived with disability，YLD）两部分，1 个 DALY 表示 1 个健康寿命年损失。作为一个效用分析（utilitarian analysis）指标，DALY 量化的是不同健康状况或疾病所造成全部健康危害或负担的总和。2013 年全球血吸虫疾病负担为 306.3 万人年（非洲占全球的 96.5%；295.6/306.3），较 1990 年的 274 万人年上升了 11.8%；其中伤残部分的损

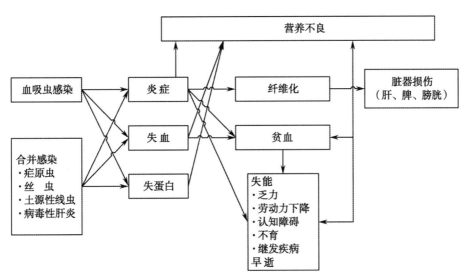

图 1-4 血吸虫病相关的病症和失能

失（YLDs）286.1 万人年（非洲为占 98.3%；281.2/286.2），较 1990 年的 211.0 万人年上升了 35.6%。全球死亡病例 5500 余人，较 1990 年的 1.7 万人下降了 68.3%，可见血吸虫病的疾病负担主要由伤残失能而非早逝所致。2013 年全球共有血吸虫感染者 2.9 亿例，比 1990 年的 2.2 亿增加了 30.9%。其中，50% 以上为轻症或无症状感染者（1.5 亿例人），有肝大者 1663.8 万例（5.7%），膀胱病变者 7920 万例（27.3%），肾积水者 1468.4 万例（5.1%），贫血者 110.9 万例（3.8%）。轻症感染者的疾病负担主要由劳动力下降、认知障碍、营养不良和生长迟缓等隐匿性病症（subtle morbidity）所致。血吸虫病直接相关的主要病症中，以膀胱病变、贫血和肝大所致的健康寿命年损失较为严重。比较 1990 年和 2013 年全球血吸虫感染者人数和 DALYs 可见，感染者人数和疾病负担均呈上升趋势。DALYs 的上升除与非洲感染人数持续增加有关以外，还由于 GBD 项目组修订上调了血吸虫病的伤残权重（disability weight，DW），而伤残权重是决定 YLD 健康人年损失大小的重要参数。

表 1-2 1990—2013 年全球血吸虫病相关病症罹患人数及伤残所致健康寿命年损失（YLDs）

	罹患人数（千人）			YLDs（千人年）		
	1990	2013	%	1990	2013	%
轻症感染者	118 901.40	150 984.40	25.8	668.20	849.20	25.9
轻度腹泻	164.60	248.30	53.6	11.60	17.50	54.4
呕血	4.10	7.20	76.9	1.30	2.30	76.9
肝大	9142.40	16 638.20	81.9	97.70	178.10	82.4
腹水	289.90	512.00	76.6	31.00	54.80	77.0
排尿困难	6145.00	7715.70	21.3	65.60	82.50	21.5

续表

	罹患人数（千人）			YLDs（千人年）		
	1990	2013	%	1990	2013	%
膀胱病变	59 252.40	79 200.10	30.1	634.20	848.90	30.4
肾积水	10 791.30	14 684.10	32.2	115.40	157.30	32.5
轻度贫血	6490.30	9548.40	46.30	23.30	34.30	46.60
中度贫血	7257.00	10 151.80	40.30	359.40	504.20	40.70
重度贫血	728.50	937.50	28.00	102.60	132.50	28.60
合计	219 166.90	290 627.90	30.9	2110.20	2861.70	34.1

数据源自全球疾病负担（Global burden of diseases）数据库：http://ghdx.healthdata.org
* %：2013 年较 1990 年增加或减少的幅度（百分比）

在吡喹酮临床应用以前，急性重症血吸虫病具有较高的病死率，主要死亡原因是急性血吸虫病发热后迅速出现的消瘦、贫血、营养不良性水肿、腹水而导致死亡。慢性肠道血吸虫病患者常会伴有肝纤维化及肝脾肿大，进而引起门脉高压，严重者会因腹水和大出血而死亡，晚期多见的合并症如上消化道出血、肝昏迷等亦常导致病人的早逝。日本血吸虫病曾在我国南方重度流行，导致疫区人口普遍营养不良、劳动力减损或丧失。如我国 20 世纪 50 年代初血吸虫病重流行区感染率为 90% 以上，感染者 40% 以上有临床症状，农业劳动力受到较大损害，约 5% 的晚期血吸虫病患者并发有呕血、腹水，完全丧失劳动能力。在流行区还大量存在血吸虫病性侏儒，约占流行区人口的 4%，血吸虫病侏儒症者的寿命在防治开始前很少超过 30 岁。回顾性研究显示，在新中国成立前的 50~100 年中，不少重度流行村由于血吸虫病而导致田园荒芜、人亡户绝。1958 年毛泽东同志在《送瘟神·诗二首》中所描述的"千村薜荔人遗矢，万户萧疏鬼唱歌"，是对新中国成立前血吸虫病流行区的真实写照。

而在如今的撒哈拉以南非洲地区，约有 2/3 居民感染血吸虫。据 Van der werf 等 2000 年估计，撒哈拉以南非洲地区血吸虫感染者占全球感染总数的 85% 以上，其中埃及血吸虫感染者 1.12 亿人、曼氏血吸虫感染者 0.54 亿人。流行率与感染度之间、感染度与临床发病危险之间存在明显的联系。6.82 亿地区人口中，约有 7000 万和 3200 万人分别有血尿和排尿困难症状，其中 1800 万人的膀胱壁上有埃及血吸虫导致的病理改变，1000 万人有肾积水表现，每年约有 15 万埃及血吸虫病患者因肾衰竭死亡。另有一部分人出现膀胱溃疡以及鳞状上皮癌变。部分男性和女性埃及血吸虫病患者可出现生殖器溃疡和损害，从而导致不孕不育及性功能障碍发生。尿泌系统血吸虫感染病变还促进了 HIV/AIDS 的水平传播。对因血吸虫肾损伤而死亡病人的临床观察和病理解剖均显示，泌尿生殖系血吸虫病是 HIV 重要的易感因素。HIV 阳性泌尿生殖系血吸虫病患者，很容易通过性生活将 HIV 传播给性伴侣。津巴布韦的研究显示，尿检血吸虫虫卵阳性妇女 HIV 阳性危险性高 3 倍。在曼氏血吸虫感染者中，估计有 440 万例伴有便血和消化道溃疡，850 万例最终出现肝大、肝纤维化、门脉高压及大出血，约 13 万例死亡。曼氏血吸虫病已是导致血吸虫病流行区人口出现肺动脉高压的主要病因。WHO 国际癌症研究机构已将埃及血吸虫感染列为膀胱癌的致癌因素，而且认为曼氏血吸虫和日本血吸虫与肝癌、结直肠癌相关。

儿童、青少年和妇女是血吸虫感染的高危人群。肯尼亚靠近 Victoria 湖的地区调查显示，5~19 岁学龄儿童血吸虫感染率高达 60.5%；坦桑尼亚西北部一项调查显示，当地 8~17 岁学龄儿童血吸虫感染率达 64.3%；北加纳沿 Tono 灌溉渠居住 6~15 岁学龄儿童调查显示，其感染率为 47.7%；2010 年南非东 Cape 省的现场调查显示，当地学龄儿童的感染率高达 73.3%；科特迪瓦的 Agboville 调查显示，当地学龄儿童埃及血吸虫和曼氏血吸虫感染率分别为 85.3% 和 53.8%。尼日尔曼氏血吸虫病流行区的一项调查显示，在被调查的 174 名学龄儿童中，41.7% 儿童缺铁，57.7% 患有缺铁性贫血；1727 名 6~17 岁儿童在经抗血吸虫治疗后，血红蛋白浓度显著升高。血吸虫感染儿童生长迟缓、智力发育障碍和贫血等，易导致学习能力低下，从而限制了受感染儿童的发展潜力，增加了社会经济负担。

非洲血吸虫病在孕妇中也很普遍，并对孕妇和胎儿造成极大危害。20 世纪 90 年代的动物实验显示，血吸虫感染导致小鼠的生育窝数减少、母鼠死亡数升高和自然流产增多，感染母鼠出生的后代身材短小。在加纳的一项研究中，埃及血吸虫病患者的妊娠期感染与早产和低出生体重危险的增高有关联。另有 5 项研究报告血吸虫病导致孕妇的不良生产后果。尼日利亚一项调查显示，15~42 岁年龄组孕妇，埃及血吸虫感染率达 20.8%。孕妇感染血吸虫后所引起的泌尿和消化道中铁丢失及血吸虫感染导致厌食症或食欲降低，引起孕妇的贫血，贫血可使得孕妇或胎儿死亡率增高。孕妇埃及血吸虫感染可造成胎盘炎症可使得胎盘功能不全，从而导致胎儿早产。Friedman 和 Kurtis 发现，在首批被研究的 97 名孕妇中，中度感染妇女所生婴儿的出生体重较轻度或未被感染妇女的低 460g；此后的研究还证实中度感染母亲的血清肿瘤坏死因子 -α（TNF-alpha）和白细胞介素 -6（IL-6）水平较高，并发现胎盘 γ-干扰素（IFN-gamma）水平与低出生体重有关联（Kurtis 等尚未公布的数据）。上述结果提示，感染血吸虫的妇女生育较小体重婴儿的部分原因在于血吸虫感染引发的胎盘炎症，提示血吸虫病可能损害到未出生的胎儿。

对社会而言，血吸虫病的流行直接影响当地的经济发展和社会稳定。众多病患意味着大量社会劳动力的丧失，除不能为社会和经济的发展贡献力量外，社会还要投入大量的人力、物力和财力来控制疾病，疫区农业和旅游业等项目的开发也因此受到制约。此外，血吸虫病也是影响社会安定的因素之一。血吸虫病疫情的暴发和流行可能会造成群众心理恐慌和社会动荡。

第三节　五种血吸虫病防治现状

一、概况

五种血吸虫病的流行区域分布不一，曼氏血吸虫病流行于非洲、东地中海地区、加勒比海国家与南美洲共 53 个国家；埃及血吸虫病流行于非洲与东地中海地区共 54 个国家；日本血吸虫病流行于中国、菲律宾、印度尼西亚和日本；间插血吸虫病流行于中部非洲，共 7 个国家；湄公血吸虫病流行于东南亚的老挝与柬埔寨。但在非洲和部分西亚国家，可有两或三种血吸虫同时存在，有 34 个国家既流行埃及血吸虫病，也流行曼氏血吸虫病；有 6 个国家既流行埃及血吸虫病，也流行曼氏血吸虫病，还流行间插血吸虫病。

不同种属的血吸虫病防治由于疫区类型、分布范围、流行强度具有异质性，其采取的防治措施依据该地区所流行的种属和流行特点具有其特性。血吸虫病传播是人(行为)、螺类(环境)及血吸虫之间相互作用的结果,受政治、经济、文化、社会、环境等多方面的影响。因此,血吸虫病防治主要是针对血吸虫病传播环节依据"因地制宜,分类指导,综合治理"的原则进行药物化疗、灭螺、安全供水、污水处理、环境改造和健康教育等。

二、防治规划、目标与策略

WHO 于 2013 年召开理事大会通过决议,将全球消除血吸虫病规划列入优先重点工作。其目标是:到 2020 年所有流行国家血吸虫病的病情得到有效控制;到 2025 年所有国家消除血吸虫病。

目前,在全球 78 个血吸虫病流行国家中,日本、突尼斯等国已经消除了血吸虫病;在喀麦隆、加勒比海地区的一些国家已经没有当地感染的病例,即将要消除血吸虫病;在中国、巴西及埃及等国,血吸虫病防治也取得了巨大的成绩。

(一)曼氏、埃及和间插血吸虫病

WHO 非洲区(WHO/AFRO)制定的《消除血吸虫病战略规划(2014—2020 年)》,提出了在 2020 年前 WHO 非洲区要实现血吸虫病作为公共卫生问题的消除,即血吸虫重度感染率降至并维持在＜1%,在某些地区实现血吸虫病传播阻断。

在曼氏、埃及血吸虫病分布广泛的非洲地区,且中非和西非尚有部分地区有间插血吸虫病分布,由于中间宿主双脐螺和水泡螺均为水生螺,传染源单一。采取的主要防治策略为病情控制与预防感染。病情控制的主要干预措施是预防性化疗,辅以社区教育、监测监督和病例管理。预防感染的主要措施包括健康教育、安全用水、改善卫生设施以及环境管理(包括药物灭螺)。

但是,WHO 非洲区国家的血吸虫病防治进程与水平不尽一致。根据血吸虫病防治进程和水平,可将 WHO 非洲区流行国家分为 3 类(不包括吉布提、埃及、利比亚、摩洛哥、索马里、苏丹、南苏丹、突尼斯等 8 个 WHO 东地中海区国家):处于病情控制早期的国家(尚未开展血吸虫病疫情调查或群体化疗)、处于病情控制中期的国家(群体化疗覆盖率＜100%)和处于病情控制后期的国家(群体化疗覆盖率 100%)。不同防治阶段和水平的国家采取不同的优先防治策略,即并非所有非洲区国家在战略规划实施期间均达到传播阻断,预计大部分非洲区国家将实现病情控制,并朝着 2020 年达到传播阻断的目标而努力。

处于病情控制早期水平的国家,即尚未完成血吸虫病疫情调查或尚未开展群体化疗国家,主要包括肯尼亚、埃塞俄比亚、刚果民主共和国、乍得、津巴布韦、博茨瓦纳、纳米比亚、南非、加蓬、赤道几内亚、利比里亚、冈比亚、几内亚比绍等 13 个国家。旨在通过血吸虫病疫情调查、实施群体化疗及预防感染等措施,降低血吸虫感染率。

处于病情控制中期水平的国家,即已经完成或部分完成血吸虫病疫情调查,并已开始实施群体化疗,但覆盖率＜100% 国家,主要包括坦桑尼亚、马达加斯加、莫桑比克、赞比亚、安哥拉、厄立特里亚、马拉维、中非共和国、多哥、贝宁、科特迪瓦、尼日利亚、几内亚科纳克里、毛里塔尼亚、刚果、塞内加尔等 16 个国家。干预的重点包括:①在未完成的地区完成血吸虫病疫情调查,扩大群体化疗覆盖率达 100%;②在所有流行区提高群体化疗质量,治疗覆盖率不低于 75%;③启动预防感染措施;④加强监测与评估,并在

2020 年之前实施至少一轮效果评估，达到在所有国家实现病情控制、部分国家尽可能实现传播阻断的目标。目前，在 WHO、联合国艾滋病联合规划署（UNAIDS）、英国国际发展部（DFID）、比尔和梅琳达·盖茨基金会、制药工业和许多公益组织的帮助支持下，中非共和国、贝宁、肯尼亚等国家正在开展血吸虫病防控项目，成百万的儿童得到血吸虫病常规治疗。

处于病情控制后期水平的国家，即已完成血吸虫病疫情调查且群体化疗覆盖率达100% 的国家，主要包括乌干达、布基纳法索、尼日尔、马里、布隆迪、卢旺达、加纳、塞拉利昂、坦桑尼亚（桑给巴尔）、喀麦隆、斯威士兰 11 个国家。干预重点包括：①在所有流行区提高群体化疗质量，治疗覆盖率达到 75% 以上；②启动或加强预防感染措施，以减少重复感染；③加强监测和评价，以指导每年的治疗和其他干预措施，从而实现消除血吸虫病的目标，使其不再作为公共卫生问题。例如，乌干达有曼氏血吸虫病和埃及血吸虫病流行，其中曼氏血吸虫病流行最广泛，在血吸虫病防治规划的支持下，乌干达于 2003年启动了全国血吸虫病和蠕虫病控制规划（SCI）。其策略是通过每年对流行区学龄儿童和高危人群实施全民驱虫以控制疾病。预防措施主要通过健康教育，集中提高学校及其他社区人群预防血吸虫病和其他土源性蠕虫病的意识。通过健康教育结合治疗，使受益者身体健康状况改善，从而促进人群对治疗的需求，以增强该计划的可持续性。

大多数非洲血吸虫病流行国家经济落后，卫生条件很差，缺乏必要的卫生保健措施，公众对疾病认知度差、人口显著增加与人口流动频繁，从而导致疾病扩散，人群血吸虫病感染率仍然很高；加之一些国家因在农业和水利建设时未能顾及对血吸虫病传播的影响，未能采取必要控制措施，导致流行区范围扩大，感染人数增加，血吸虫病危害日益加重。因而，非洲各国应针对血吸虫病流行及社会经济发展实况，开展全国性疫情调查研究，摸清流行本底实况，制定相应控制策略和规划，在优化防控措施的基础上，政府重视并积极组织实施防控措施，才可能如期实现全球消除血吸虫病规划目标。

（二）湄公血吸虫病

湄公血吸虫病（schistosomiasis mekongi）属于亚洲血吸虫病，分布于老挝东孔岛（Khong Island/DonKhong，老挝最大的岛屿）至柬埔寨桔井（Kratie）间的湄公河流域地区，在泰国也有散在流行。

柬埔寨血吸虫病流行于湄公河流域的 Stung Treng 和 Kratie 省以及支流地区的 Sesan 和Sekong 地区，动物宿主主要是犬。防治初期，受威胁人群高达 8 万人，人群血吸虫平均感染率达 49%，学龄儿童发病率高达 70%，每年病人达 1.2 万余，死亡病人 25 例左右。20世纪 60 年代起，仅在湄公河中游地区开展了湄公血吸虫病监测。由于社会和经济发展等原因，20 世纪 70 至 80 年代柬埔寨并未开展防控项目。直至 1989 年，柬埔寨才开始对KhongIsland 所有居民实施吡喹酮全民服药。1995 年，柬埔寨政府、WHO 与医药无国界组织启动防治合作规划，1997 年日本一个非政府组织又加入其中。防治措施包括全民化疗、病人筛查和治疗、健康教育。在血吸虫病流行地区 Kratie 和 Stung Treng 省，居民每年接受吡喹酮全民服药。监测结果表明，第一防治阶段的吡喹酮全民化疗效果显著，7 年后（2003年）居民血吸虫感染率迅速下降，学生中未发现虫卵阳性者。2006 年人群感染率降至 1%以下。目前严重病人已比较少，2008 年在 Ratanakiri 和 Kampong Cham 仅分别发现 6 例和2 例。2011 年起，血吸虫病防治纳入全国被忽视热带病总体防治规划之中，覆盖所有高危人群，继续实施每年一次的全民化疗，加强健康教育，改善卫生和环境条件，并采用血清学 ELISA 方法和病原学改良 Kato-Katz 方法同时监测。

老挝在发现病例后，在 20 世纪 70 年代和 80 年代仅进行了一些流行病学调查。其防治规划启动于 20 世纪 80 年代。在 WHO 的技术支持下，老挝卫生部在 1989 年启动了以社区为基础的干预措施，在 Khong 和 Champasack 省 Mounlapamok 区连续 5 年进行了吡喹酮化疗（40mg/kg）。感染率超过 50% 的村进行全民化疗，感染率在 25%~50% 之间及 25% 以下分别对所有儿童（2~14 岁）和感染儿童进行治疗。据报道，在第五年（1995 年）108 个村庄近 2 万余人得到治疗，覆盖率达 46%。1998 年在湄公河岸 Champasack 省的 8 个社区 424 个村庄继续实施化疗策略，化疗人数达 129 585 人，覆盖率达 52.2%。结果表明，防治效果显著，感染率从基线的 30% 降至 1994 年的 0.4%。在化疗的同时也开展健康教育与卫生条件改善。然而由于传播没有阻断，2000 年在 Champasack 的几个村调查，感染率又回升到 3%~10%，其中一个村达 26.8%。因此，2008 年又重新实施全民化疗防治规划。

（三）日本血吸虫病

日本血吸虫病是所有人类血吸虫病中唯一的、真正意义上的人兽共患病，在自然界中有 40 多种动物可作为储存宿主，包括黄牛、水牛、猪、狗、猫和山羊等。因此，可以说是防治难度最大的一种血吸虫病，尤其有感染牛存在和村庄靠近疫水的地区难度更大。由于日本血吸虫病有着其独特的中间宿主和众多传染源的性质，因此在防治策略方面，从控制传染源和消灭钉螺来实现目标。中国流行的是日本血吸虫病，1995 年以前中国血吸虫病防治目标分为基本消灭和消灭两级。1995 年以后，防治目标分为病情控制、传播控制和传播阻断三级。2004 年，国务院印发了《全国预防控制血吸虫病中长期规划纲（2004—2015 年）》，提出了我国血吸虫病防治的中长期目标，即至 2008 年末，全国所有血吸虫病流行的县（市、区）达到疫情控制标准，至 2015 年年底，全国所有血吸虫病流行县（市、区）力争达到传播控制标准。

中国政府一直高度重视血吸虫病防治，自 1955 年起实行全国血吸虫病防治规划，血吸虫病防治成就举世瞩目。防治目标是通过综合性防治措施，包括化疗、灭螺、环境改造、健康教育、改善卫生条件以及安全供水，在一切可能的流行地区消灭血吸虫病。2014 年召开的全国血防工作会议上提出，到 2025 年全国力争实现消除血吸虫病；2016 年发布的《"健康中国 2030"规划纲要》中指出，到 2030 年全国所有流行县达到消除标准。

我国血吸虫病防治随着全国防治规划的推进，因时因地制宜地采用了不同的防治策略和措施。在 20 世纪 50 年代，全国范围内主要是开展病例筛查和治疗病人。在 20 世纪 60 年代和 20 世纪 70 年代，除筛查和治疗感染者以外，重点为消灭钉螺。通过环境改造消灭钉螺，通常与水资源开发和水利工程项目相结合，在血吸虫易感地带筑堤、在圩内开垦农田以及采用化学灭螺等方法。从 20 世纪 80 年代起，采用吡喹酮实施大规模的化疗成为控制血吸虫病的主要手段。对人和家畜进行扩大化疗，辅以药物灭螺，并实施健康教育，成为世界银行贷款中国血吸虫病控制项目（1992—2001 年）所采用的主要防治策略。特别是自 2005 年以来实施以控制传染源为主的血吸虫病综合性防治策略，结合爱国卫生运动和新农村建设，实行改水、改厕、改善环境、改善行为等措施，加速了我国血吸虫病控制进程，到 2015 年底，全国各流行县（市、区）达到了血吸虫病传播控制标准，如期实现了《全国预防控制血吸虫病中长期规划纲要（2004—2015 年）》目标。

三、防控措施

（一）化疗

药物化疗是控制传染源的有效途径。吡喹酮是一种高效、低毒的抗血吸虫药物，是治疗这 5 种血吸虫感染的最有效药物。采用吡喹酮化疗，通过杀灭感染者体内的虫体，减少感染者组织内虫卵沉积量，从而降低血吸虫病感染度，减少感染人群的血吸虫病发病率；同时，化疗使感染者中止排虫卵或降低排卵量，减少感染人群排出虫卵量对环境的污染，从而达到减少疾病传播的作用。目前治疗埃及与曼氏血吸虫病的推荐剂量为 40mg/kg 体重，这个剂量对于早期妊娠以后的孕妇也是安全有效的；治疗日本和湄公血吸虫病的推荐剂量为 60mg/kg 体重，治疗间插血吸虫病的剂量为 30mg/kg 体重。对于日本血吸虫病，由于哺乳动物传染源的存在及其在传播中起重要作用，常采用人畜同步化疗，以控制传染源。治疗血吸虫病畜的首选药物是吡喹酮，剂量为黄牛 30mg/kg 体重（限重 300kg）、水牛 25mg/kg 体重（限重 400kg）、羊 20mg/kg 体重、猪 60mg/kg 体重、马属动物 2525mg/kg 体重（限重 250kg），一次口服。

在血吸虫病流行区，对人群的化疗包括选择性化疗、询检化疗、目标人群化疗和群体化疗。中国在 1992—2001 年世界银行贷款中国血吸虫病控制项目期间，针对不同流行地区的人群采取不同的化疗方案，同时开展了健康教育、疾病监测以及应用性科研等工作，疫情持续下降。在居民感染率≤ 3% 的流行村，隔年对 7~14 岁儿童采用血清免疫学方法检查，阳性者予以治疗。对经常接触疫水的人群，每年采用血清免疫学方法筛查一次，阳性者予以治疗。在居民感染率 3%~15% 流行村采用选择性人群化疗，对粪检或血清免疫学检查阳性者，采用吡喹酮（40mg/kg 体重）化疗；在居民感染率 15%~20% 的流行村采用全民化疗，每年对 6~65 岁疫区居民普遍进行化疗一次（40mg/kg 体重）。目标人群化疗则是指对经常接触疫水、感染血吸虫病几率极高的渔民、船民、牧民以及其他高危人群。一般每年实施两次吡喹酮普治。在居民感染率>20% 流行村采用询检化疗，对居民进行询检，询检指标为：当年或末次治疗后近期有新的疫水接触史，伴有皮炎史、乏力、腹痛腹泻、肝大、脾大等症状、体征中一项以上者，为询检阳性。询检阳性者进行化疗（40mg/kg 体重）。

在非洲区血吸虫病流行国家中，已有 26 个国家开始实施大规模群体化疗，鉴于至少 50% 的血吸虫病患者是学龄儿童，对学龄儿童进行定期大规模药物化疗是目前非洲血吸虫病流行地区控制疫情的主要措施，目标是使血吸虫病流行高危社区中至少 75% 的学龄儿童接受预防性服药。但是即使化疗在学龄儿童中达到很高的覆盖率，以学校为基础的药物化疗并没有覆盖全部易感人群，易感染的未入学儿童依旧很多，学龄前儿童、孕妇及哺乳期妇女等常常未被纳入化疗对象。因此，需要在以社区为基础的药物递送途径补充。这种以社区为基础的方法已经在血吸虫病控制方面得到了很好的实施。村民已经接受了这种途径并且社区药物分发者也表示在没有奖励的情况下愿意继续这项工作。然而，一些研究表明，一些药物分发者表示希望得到奖励。另一个挑战是那些居住在偏远村庄的儿童，在社区药物分发者第一次到访村庄时可能并不在场而漏服，而药物分发者再次到访这些偏远地区也存在困难。因非洲地区尚无健全的卫生保障体系，学校儿童男女性别比例差异较大、失学率较高，撒哈拉以南的非洲地区失学率高达 40%，导致药物化疗覆盖率低。尽管在 2006—2012 年期间，26 个国家的预防性服药项目明显增多，多数国家仍因服药覆盖率低，不足以控制血吸虫病病情，仅少数国家如布基纳法索、尼日尔以及乌干达通过预防性服药实现了血吸虫病病情控制。每年 DFID、默克集团（Merck KGaA）和 UNAIDS 捐赠的吡喹酮大约有 1.74 亿~2.08 亿片，与非洲国家 2012 年需要化疗的药物数量（6.01 亿片）仍有很大距离，据 WHO 报告，2012 年非洲地区仅有 9.5% 的血吸虫病患者获得了吡喹酮治疗，使得相当多的感染者仍处于带虫状态。

吡喹酮用于大规模化疗已 30 余年，目前尚未在血吸虫病流行区现场发现产生抗药性。血吸虫病控制规划中的化疗是纯粹的抗血吸虫疗法，吡喹酮没有杀虫卵作用，对童虫效果不佳，也不能改善已存在的严重疾病，但定期的治疗可以预防严重疾病的发展。化疗的效果不可否认，有效的化疗能迅速降低人群感染率和感染度，但治疗后人群可再感染发生，化疗效果不易巩固，单纯的化疗难于阻断血吸虫病的传播；而且在每年都实施化疗的流行村，存在对化疗的依从性有逐渐下降的趋势。只有化疗与其他灭螺、健康教育及环境改造等措施综合应用，不仅可显著提高化疗效果，而且其效果可获得稳定、持续的发展。1992 年始，我国实施世行贷款血防项目，各省流行区开展了大规模的全民化疗、耕牛普治结合易感地带灭螺的策略，居民感染率、感染度显著下降。

在非洲采用吡喹酮化疗仍面临着很多的困难。近 10 年来，一方面诸多非洲血吸虫病流行国家仍缺乏足够资金购买吡喹酮，另一方面全球因生产吡喹酮所需原料的不足，导致吡喹酮生产量较低，使得一些没有资金问题的国家也难获得足够量的吡喹酮。因为缺乏资金，难以开展社区宣传及动员以提高服药率；一些非洲国家虽有吡喹酮，但因缺乏工作经费使得大规模群体化疗难以展开；此外，在一些地区由于社会文化信仰、对服药不良反应恐惧等原因，吡喹酮服药依从性较低。因设备简陋，吡喹酮的及时运输与合理贮存对于一些血吸虫病流行国家也是一大挑战。其他一些常见挑战还包括医疗卫生系统内部缺乏协调、国界或边界冲突、地区政局不稳定以及社区卫生工作者缺乏奖励机制等。

尽管人群化疗控制措施对预防、控制和消除血吸虫病起到巨大的作用，但欲实现消除目标则需要考虑更多的因素，诸如行为的改变、更多的监测、各学科间的合力，以及生物 – 社会策略和措施的整合等。

（二）中间宿主螺控制

淡水螺类是传播血吸虫病的中间宿主，毛蚴在其体内经过无性繁殖发育成尾蚴，是血吸虫病流行的必要条件。血吸虫毛蚴感染中间宿主螺，毛蚴进入螺蛳体内发育为成熟的尾蚴，成熟尾蚴从螺体中逸出，被释放到水中通过皮肤感染人。钉螺是传播日本血吸虫病的唯一中间宿主，为雌雄异体的水陆双栖螺，主要分布于中国、菲律宾、印度尼西亚等日本血吸虫病流行地区。水泡螺及双脐螺是传播埃及和曼氏血吸虫病的中间宿主，为雌雄同体的专一性水生螺，水泡螺主要分布于非洲及中东等埃及血吸虫病流行区，双脐螺主要分布非洲、南美与加勒比海地区及中东等曼氏血吸虫病流行区；这两种螺常生活于永久性的池塘、湖泊、沼泽、溪流缓慢的灌溉渠等地，适宜的生长温度为 22~26℃，在旱季常因缺水而死亡。钉螺活动范围更广泛，通常主要靠附载物随流水而迁移，也可随泥土的搬迁迁移，所以更容易扩散。

从血吸虫病传播途径来看，灭螺是控制和阻断血吸虫病传播的有效手段。灭螺的方法主要有环改灭螺、生物灭螺和药物灭螺等。环改灭螺效果巩固，适用于控制污染，但有螺环境复杂，投资费用大，普遍采用十分困难。生物灭螺至今未能选出一种能在实际中有效应用的方法。药物灭螺具有见效快、省工省时、可重复应用等优点。通过钉螺控制减少或消除水体中的中间宿主螺，切断血吸虫生活史，以实现控制血吸虫感染和阻断传播。目前在环境改造暂时无法实施的地区，化学药物灭螺依然是钉螺控制的主要措施。WHO 对灭螺药提出以下条件：①低浓度时对螺有较高的毒性。②对哺乳动物无毒，无急慢性毒性。③药物进入食物链不产生副作用。④药物须稳定，至少稳定 18 个月。

氯硝柳胺灭螺剂自 1972 年，WHO 将其作为唯一推荐应用的杀螺剂，几十年来各血吸虫病流行区一直以氯硝柳胺为首选药，这是因为该药杀螺作用强，低浓度时对螺即有很高的毒性；对环境很少有污染；对哺乳动物几乎无毒，可以口服，故进入食物链不产生副作用；对皮肤等无刺激性；药物稳定，符合 WHO 对灭螺药的要求。它存在的不溶于水的问题，现已被制成可湿性粉剂而克服，目前存在的唯一缺点是对鱼等水生生物毒性大，不能在养殖地区应用。药物灭螺其用药方式分为两种：浸杀法和喷洒法。对于水生螺，常采用浸杀法；对于水陆两栖螺，两种方法均可。三种螺类对氯硝柳胺的敏感性大致相同，由于剂型及施药方法的不同，各国的实际灭螺效果存在较大差异。

作为日本血吸虫的唯一中间宿主，钉螺的分布与血吸虫病流行区一致，在我国大陆钉螺主要分布于南方 12 个省（市、自治区）。中国的血吸虫病经过 60 余年来采取的各项综合防治措施，已取得巨大成就，实现了传播控制，现处于低流行状态，这一成果的取得其中控制钉螺起了关键作用。在中国控制或消灭钉螺的过程中，经过 60 多年的摸索和实践，总结出了一套行之有效的措施和办法，不仅因地制宜创用了许多改变钉螺孳生环境的环境改造灭螺方法（土埋、沟渠改造、水改旱、围垦和堵汊蓄水养殖，垦荒种植、铲草积肥等），而且以钉螺生态为原理，以林业生态工程为手段，实施的抑螺防病林生态工程，更是世界血吸虫病防治史上的一个创新。中国控制钉螺的经验表明，山丘型较小的有螺区域宜采取环境改造方法，通过整合农田改造、土地整改、小型水利项目对血吸虫病流行区域有螺环境进行改造，永久性改变钉螺孳生环境，使钉螺无法生存。湖沼疫区可结合传染源控制措施净化有螺环境，并通过药物灭螺消除感染螺，降低钉螺密度。

但在非洲采用化学药物或环境处理进行灭螺并不十分普遍。一是由于技术和资金问题，非洲许多国家缺乏可靠的螺情调查，螺情不清；二是缺乏技术支持，许多国家尚不能掌握正确使用化学灭螺药物剂量和正确掌握操作灭螺设备的方法；而且化学药物杀灭水生螺的持效短，必须反复进行，药物灭螺成本高，大多数国家难以负担以及环境问题等难以解决。在桑给巴尔，球形水泡螺是埃及血吸虫的唯一中间宿主。水泡螺可以通过直接或间接的方式来消除，例如，清除岸边植被或直接使用灭螺药物。早在 20 世纪 80 年代初期，桑给巴尔就开始在 Unguja 岛使用灭螺药物。2011 年 1~8 月，消除桑给巴尔血吸虫病传播（Zanzibar Elimination of Schistosomiasis Transmission，ZEST）研究团队开始在部分流行区的行政村开展 70% 氯硝柳胺可湿性粉剂灭螺预试验，并将该灭螺药物运用于今后的热带病防治项目中，灭螺地点选择开放性水体如湖泊、池塘、缓流小河，该项目初步计划每年进行 2 次药物灭螺，每次干预后记录 70% 氯硝柳胺可湿性粉剂的使用量，评价灭螺前后水体中螺密度。此外，考虑到水泡螺有在河边产卵的习性，项目组还安排各个行政村的工作人员定期维护河边卫生，如清理开放性水体边的植被和垃圾。

（三）健康教育与健康促进

感染和传播血吸虫主要是人的行为所致。健康教育目的是提高人群预防血吸虫病知识，引导人们改变不良的生产、生活方式，从而避免或减少疾病传播风险、预防感染和再感染。单纯的健康教育只带来疫区居民娱乐性接触疫水行为的变化,而生产性接触疫水的行为改变不明显。健康促进是健康教育的发展与扩大,它把健康教育和社会与自然环境结合起来,在继续强调对目标人群健康教育和信息传播的同时,还强调社区的发展、政府政策的支持和主导作用、多部门的合作与参与,以及人文环境的改善和自然环境的改造。因此,健康教育与健康促进为当前血吸虫病防治工作的主要和重要手段,也是控制血吸虫病最经济、最有效的对策之一。

当前在实施血吸虫病控制项目的国家,主要是运用各类健康教育材料,如口头方式、画片、电影、宣传画、广播和特色电视等通俗易懂且具有显而易见的社会渗透力的资料对当地人群开展健康教育活动,让每个人了解寄生虫病的生活史、治疗的优点和控制目标,让流行区居民明白安全用水与感染的关系,了解野外排粪尿在血吸虫病传播中的作用,鼓励受疾病威胁的人群接受疾病筛查或治疗,尤其是对学龄儿童,提高人群依从性,促进该类人群减少接触疫水。

为最大程度发挥健康教育效果,成人与儿童健康教育媒介载体的选用应不同。儿童和青少年的疫水接触主要是娱乐性的,包括游泳、玩水、涉水等,而游泳是该年龄组人群最危险的接触方式。低年龄人群即儿童和青少年因感染率高、排卵量大,尤其化疗后再感染迅速而在血吸虫病传播中起着重要的作用;而且感染血吸虫会影响儿童尤其青春期的生长发育和营养状况。因而,学校健康教育应是重点。在中国,对血吸虫病流行区中小学生开展健康教育,提高其血防知识知晓率和行为正确率,是控制血吸虫急性感染及新感染的重要措施之一,也是各血吸虫病流行区重点防治工作之一。国家卫生部及各级疾病预防控制机构制订并开展了以学校为中心,以学生为主体的血吸虫病健康教育,同时,对疫区学校血吸虫病健康教育模式进行了卓有成效地探索研究。结果表明,针对中小学生接触疫水方式和感染特点开展的"学校、社会和家庭的链式健康教育模式""视听教育 + 技能培训 + 奖惩激励为主的血吸虫病健康教育模式""血吸虫病情境教育模式"及"血防知识渗透法教育模式"等干预模式,均能显著提高流行区中小学生血防知识知晓率、行为正确率,并有效遏止疫区中小学生急性血吸虫病发生。

在喀麦隆北部,Cline 等依托当地基层社区初级卫生保健机构,开展结合血吸虫病查治的健康促进项目后,疫区居民参与血吸虫病查治依从性显著提高。在巴西贝洛奥里藏特,有学者将"教师→学生→家庭→社区"的健康传播模式应用于当地的 4 所学校,结果表明核心内容的健康教育可以使血吸虫病的防治获得更持久的效果,不仅使教师和学生掌握了血吸虫病防治知识和防护技能,而且提高了他们对自我改善健康状况能力的信心。在肯尼亚 Nyanza Province 乡村曼氏血吸虫高感染地区,运用焦点组访谈方式,对 237 名村民的血吸虫病的知识、态度和行为进行调查结果显示,多数调查对象是通过学校、宣传画、广播和社区集会等方式了解血吸虫病相关知识,预防血吸虫病的障碍是社区成员对感染的态度,尤其是错误的疾病症状观念、昂贵的诊断和治疗费用等。乌干达在血吸虫病防治规划的支持下,于 2003 年启动了全国血吸虫病和蠕虫病控制规划(SCI),其策略是通过每年对流行区学龄儿童和高危人群实施健康教育结合全民驱虫,使受益者身体健康状况改善,从而促进人群对治疗的需求,以增强该计划的可持续性。

虽然为了确保流行区居民行为改变能真正实现,必须深入持续开展健康教育。但在非洲国家还存在诸多的困难、问题,亟待面对和解决。在许多国家,仍缺乏有效的沟通策略,特别是对政策制定者。目前 WHO 用于血吸虫病防治的资金特别是用于健康教育方面经费预算仍显不足；此外，行为的改变，也带来了一系列挑战，尤其是在没有替代品的情况下，教育儿童尽量避免在自然环境水体中玩耍；在没有能力购买条件下，劝告水利、灌溉工人使用配戴防护用品装置；在学校，建议老师传播健康教育知识，在学校适当组织宣传表演，然而事实上血吸虫病预防控制知识不是学校课程的一部分，同时也不是考试科目之一；由于资金不足，健康教育的影响与推广工作也从来未被监督，因此它的作用难以评估。对于血吸虫病流行严重的发展中国家来说，健康教育是一项低投入、高产出、高社会效益的重要防病措施。

（四）卫生条件改善和安全用水

卫生条件改善和安全用水是预防血吸虫感染、阻断血吸虫病传播的有效方法之一，同时也是减少肠道传染病的重要一环。

中国血吸虫病流行区自 2005 年起实施以机代牛、封洲禁牧、改水改厕、建沼气池等控制以传染源为主的综合防治策略，结果证明，改水改厕、建沼气池可持久有效地实现对血吸虫病传染源的控制，达到净化草洲，消除感染性钉螺和水体危险性的效果，对土源性肠道寄生虫病亦有显著控制作用，而且可加速农业机械化进程，改善农村卫生面貌，净化农村环境，改变农民生活和生产方式，促进农村社会经济发展，可产生血防、生态、社会经济多重效应。

非洲血吸虫病流行区卫生设施非常落后，部分地区厕所覆盖率低于 25%，特别是公共场所，如轮船码头、学校、卫生机构、教堂以及各类市场等更是缺乏。由于人类排泄物随意排放，使得水源不断污染，恶劣的卫生条件是血吸虫病传播的重要流行因素之一，并导致很多血吸虫感染者经过化疗后虽已治愈，但大多数人很快又再次感染，削弱了全民化疗的作用。因此，要实现传播阻断非常有必要改善卫生条件。

在非洲血吸虫病流行区，虽然各级卫生部门的环境机构都非常重视和强调人粪尿管理在控制血吸虫病传播中的重要性，但由于卫生条件改善需要大量的资源，因此在过去的 10 年，这项措施实际上没有纳入血吸虫病防治规划。主要原因是一些地区因其土层结构松软，建厕必须使用一些耐用且价格贵的材料，广泛建造厕所经费难以支撑；几乎没有合作伙伴或机构愿意投资公共厕所建设；非洲大多数血吸虫病流行国家，仍缺乏严格且正确使用厕所的方法和管理制度等。为了最大限度地减少传播、加强再感染预防，加强政府参与，跨行业和跨部门合作，合理配置有限资源，以确保卫生条件改善及相关行为改变的投入是今后值得关注的重点工作。卫生条件改善规划与项目的实施应与预防性化疗同步推进。

水是血吸虫病流行链中的关键环节，人主要因为接触了被尾蚴污染的水体而感染血吸虫，特别是青少年儿童更容易感染。游客进入流行区，因缺乏相关血吸虫病流行知识，更容易接触疫水而被感染。能提供清洁饮用水及安全的生活用水，就有可能使得血吸虫感染的危险性大为减少，这一措施对于以生活方式为主感染血吸虫的人群至关重要。

但非洲国家清洁水源的使用情况不佳，约有 3 亿非洲人民没有干净安全的水源。非洲地表水利用约占全球人口的 3%，约有 1.87 亿人目前仍然使用地表水，其中 94% 是农村居民，主要集中在撒哈拉以南非洲地区。多数国家因天然水源被未经处理含有排泄物的污水所污染，社区居民用水集中统一供应，其中包括饮用水、生活用水、家畜饮用水、渔业和灌溉用水，甚至洗车用水。因此，在大多数血吸虫病流行国家，含有血吸虫尾蚴的自然水源仍然为居民生活用水的唯一来源，高风险社区居民即便得到有效治疗仍无法避免再次感染。与此同时，非洲很多国家为了经济发展，在缺乏环境卫生学评估的前提下，兴建水坝和灌溉设施等大型水利工程，使得疫水扩散，居民接触疫水危险性增加，导致了感染率增加。由于水资源管理及卫生设施建设通常不属卫生部门管辖范围，提供安全用水成本较高。因此，过去各国卫生部门血吸虫病控制机构，均未将太多精力放在这种成本很高的干预措施上，流行地区也没有为提高安全饮水，积极追求跨部门合作，未将安全用水纳入到血吸虫病的防治规划中。

四、保障措施

中国血吸虫病防治工作经过 60 余年的积极防治，取得举世瞩目的成就，中央和地方政府的持续承诺是中国成为世界上最成功控制血吸虫病国家之一的关键。其主要经验包括：第一，坚持政府主导、多部门协作、社区广泛参与的血防机制是建立和实施防治规划可持续发展的关键因素，确保了各个阶段血吸虫病防治措施的落实；第二，因地制宜、积极实施综合防治策略，根据血吸虫病疫区类型、分布范围、流行强度，制定相应的综合防治策略，血吸虫病防治覆盖所有疫区；同时现场防治和应用研究的紧密结合，对防治措施实施情况与效果进行阶段性评估，根据效果评估结果及研究成果不断改进防治策略；第三，卫生部门与政府其他部门（如农业、水利、林业）的合作对成功和持续的血吸虫病防治工作十分重要而且意义重大，通过整合农业、水利、林业、环境等部门进行综合治理以消除疾病的实例，成为全球防治被忽视热带病典范，在防治疾病的同时，带动农业、水利、林业、环境及文化教育等项目来脱贫，环境的治理也极大降低血吸虫病的威胁，营造了和谐的投资环境；第四，血吸虫病疫情监测，及时有效地处理血吸虫病疫情，防止疫情反复。非洲诸国的卫生政策一贯强调预防和控制传染病的重要性，在国家层面有 5 年卫生发展规划，其中包含了血吸虫病防治。目前非洲 40 个血吸虫病流行国家中，有 25 个国家已经完成了综合性被忽视热带病防控规划，并用以指导逐步开展血吸虫病防治。然而在大多数流行国家，可用于血吸虫病防治的卫生资源很少或没有，约 3/4 的国家有血吸虫病防治项目和合作项目，其余 1/4 的国家则没有此类项目。血吸虫病防治经费不足一直是制约非洲血吸虫病控制工作的主要问题，在不少国家或地区层面几乎没有或很少有经费预算开展血吸虫病防治。此外，在许多国家血吸虫病流行区除了包括专业人员在内的人力资源短缺、卫生机构没有足够基础设施和设备支持开展血吸虫病诊断和治疗，以及血吸虫病控制措施的监测和评价外，卫生机构的诊断服务能力、定期监测调查能力和数据管理分析能力也均较弱。因此，这不仅限制了血吸虫病控制干预措施的有效实施、维持志愿服务和保持较高的化疗覆盖率，同时也缺乏专人对血吸虫病控制项目启动、分步实施等运行过程的监督与管理。

目前在非洲可从国家层面得到的支持，主要指低成本的药品采购、周边卫生中心吡喹酮储运政策、监督和评估及相关研究等。在血吸虫病控制项目中，虽然吡喹酮占有重要地位，但经常没有经费预算，大规模人群化疗用吡喹酮，主要依赖合作伙伴采购并运往相应国家，医疗机构使用的吡喹酮一般是从国家卫生行政获得。吡喹酮的捐赠明显加大了受赠国家血吸虫病的治疗规模，但在非洲一些流行国家，治疗药物可来自捐赠或合作伙伴采购，药物发放的工作经费却没有相应资金支持，因此，难以保证化疗的全面覆盖。虽然吡喹酮对降低患病率和感染度的效果已被广泛证实，随着使用吡喹酮化疗的地区不断扩大及吡喹酮的广泛持续使用，有必要系统监测吡喹酮在大规模化疗中可能出现的副作用、严重不良反应及血吸虫对吡喹酮产生抗药性的风险。

第四节　输入性血吸虫病对中国的影响

虽然中国仅流行日本血吸虫病，且是日本血吸虫病 4 个流行国（中国、菲律宾、印尼、日本）中最严重的国家，不是曼氏、埃及、间插和湄公血吸虫病流行区，但随着全球一体化进程的加快，对外合作交流的日益深入，特别是近年来中国提出的"一带一路"和"21 世纪海上丝绸之路"等建设构想受到国际社会的广泛关注和热烈参与，中国已同 70 多个国家和诸多的地区组织建立了不同形式的伙伴关系，基本形成了覆盖全球的伙伴关系网络，中国在基础设施建设、能源、旅游等方面的对外合作向纵深发展，国际人员的交往日益频繁，来我国经商、求学、旅游的外籍人员，以及我国赴境外劳务、援建、经商、求学、旅游等人员的数量逐年增多，这些人群中发现感染境外血吸虫的报道也逐渐增多，且我国已发现曼氏血吸虫中间宿主的孳生，因此境外输入血吸虫病对我国血吸虫病传播的风险日益增加。

一、外来传染源输入情况

（一）病例调查

随着改革开放的不断深入，国内外人员的往来增加了血吸虫病的输入，但目前我国对出入境人员的健康申报和传染病监测尚未包括血吸虫病，也缺乏对赴国外劳务、留学人员等感染血吸虫状况较全面的流行病学调查资料，因此针对国外输入性血吸虫病的调查大部分为个案的追踪和回顾性分析。根据已有文献报道和全国传染病报告信息管理系统的数据统计，1979—2017 年，我国分别由北京、浙江、福建、广东等 15 省（自治区、直辖市）报告了 384 例输入性血吸虫病病例，其中埃及血吸虫病 292 例（76.04%），曼氏血吸虫病 77 例（20.05%），另有 15 例未报告病种，尚无境外输入日本、间插和湄公血吸虫病输入的报道（表 1-3）。

表 1-3　1979—2017 年我国境外输入血吸虫病病例情况

年份	病例总数	数据来源[*]		报告省份	病种
		文献资料	网络直报		
1979	67	67	—	北京	曼氏
1980	15	15	—	北京	埃及
1984	2	2	—	陕西	埃及
1988	22	22	—	北京	埃及
1991	2	2	—	吉林、湖北	埃及
1992	23	23	—	北京、福建	埃及
2005	1	1	0	江苏	埃及
2007	1	1	0	陕西	埃及
2008	2	0	2	北京、广东	曼氏 / 不详
2009	8	2	8	北京、广东、陕西	曼氏 / 不详
2010	33	29	4	湖南、陕西、河南	埃及

续表

年份	病例总数	数据来源*		报告省份	病种
		文献资料	网络直报		
2011	185	185	0	湖南、河南	埃及
2012	4	2	3	陕西、福建、湖北	埃及
2013	3	2	2	江苏、浙江、陕西	埃及 / 曼氏 / 不详
2014	2	1	2	山东、北京	埃及 / 不详
2015	6	4	6	浙江、广西、北京、山西	埃及 / 曼氏 / 不详
2016	8	7	7	浙江、福建、江西、四川、北京	埃及 / 曼氏
2017	0	0	0	—	—
合计	384	365	34		

* 文献资料：指公开发表的期刊
网络直报：指中国疾病预防控制中心全国传染病报告信息管理系统
合计数统计：文献资料和网络直报相同的病例统计在网络直报中

384 例报告病例中，有外籍病例 42 例（10.94%），中国籍病例 342 例（89.06%），感染地来自非洲国家的为 359 例（93.49%），来自亚洲国家（也门和尼泊尔）的为 25 例（6.651%）。外籍病例中男性 37 例、女性 5 例，平均年龄为（20.95±5.49）岁；分别来自埃及（12 例）、几内亚（1 例）、马里（10 例）、莫桑比克（1 例）、桑给巴尔（5 例）、坦桑尼亚（5 例）、也门（3 例）、赞比亚（5 例）8 个国家，其中 40 例为来华留学生，除 2 例未报告病种外，其余 40 例均为埃及血吸虫病。中国籍病例中男性 337 例（98.54%）、女性 5 例（1.46%），平均年龄（39.16±10.30）岁；感染地涉及境外安哥拉、莫桑比克、南非等 19 个国家和地区，有 76.30% 的患者在当地从事公路、铁路、机场等野外工程建设或地质勘探；病例中 73.68%（252/342）诊断为埃及血吸虫病，21.22%（76/342）诊断为曼氏血吸虫病，其余病种不详。分析显示，自 2005 年我国实施全国传染病报告信息管理系统以来，通过该系统报告的境外输入性血吸虫病例数仅为 34 例，与同期应上报病例总数 253 例相比，其漏报率高达 86.56%（219/253）。

（二）诊疗分析

对报告的 384 例病例分析显示，98.70%（76/77）的曼氏血吸虫病病例为通过粪便检查或直肠活检发现虫卵的确诊病例；而 292 例埃及血吸虫病病例中仅有 38.01%（111/292）为尿液中发现虫卵的确诊病例，其余均为结合流行病学史或免疫学检查阳性的疑似或临床诊断病例。另外 15 例通过全国传染病报告信息管理系统上报，未详细说明病种，其中 2 例在备注中说明发现虫卵。

湖南省血吸虫病防治所附属湘岳医院对 2007—2011 年收治的 184 例疑似输入性埃及血吸虫病病例开展了回顾性调查，其中 112 例出现不同程度尿频、排尿困难、血尿等症状（占 60.9%），出现乏力者 52 例（占 28.3%），72 例（占 39.1%）无自觉症状；尿常规检查异常（红细胞增多、白细胞增多、蛋白尿等）44 例（占 23.9%）；采用检测日本血吸虫抗体诊断试剂 IHA 和 ELISA 做血清免疫学检查，阳性率 96.7%，其中开展尿液沉渣镜检、直肠活组织检查和膀胱镜检查患者分别有 7 例、5 例和 1 例，病原学确诊埃及血吸虫虫卵 3 例、2 例和 1 例。经住院治疗后，病人症状体征明显好转，健康状况明显改善。收集整理 24 起有较完整流行病学调查资料的病例报告分析，其中有 19 起 26 例病例曾被误诊为泌尿系统感染、前列腺炎、膀胱占位病变、膀胱肿瘤、输尿管或肾结石、嗜酸性粒细胞性胃肠炎、溃疡性结肠炎、疟疾等疾病，病例误诊情况较为普遍；其中有 3 例患者因未能及时诊断而致病程长达 21~26 个月。长期的疾病痛苦和误诊使患者存在较重的心理负担，从临床观察和护理经验上看，对患者实施心理干预后，其负性情绪得到明显好转，精心护理和满足患者的身心需求，使患者以最佳状态接受治疗，是促进疾病顺利康复的关键。

近年来，国内医疗卫生机构调查、治疗非洲输入血吸虫病患者的报告时有报道，中国疾病预防控制中心于 2011 年 9 月至 2012 年 4 月，组织中国疾病预防控制中心寄生虫病预防控制所、湖南省血吸虫病防治所对中国铁建股份有限公司第二十局集团有限公司赴非洲回国劳务人员开展了输入性血吸虫病调查。采集调查对象的静脉血、尿液、粪便样本，离心血液收集血清分别采用间接红细胞凝集试验（IHA）、酶联免疫吸附试验（ELISA）和胶体染料试纸条法试验（DDIA）三种血清学方法进行平行检测，离心尿液沉渣采用镜检法进行埃及血吸虫病原学检查，粪便采用改良加藤法（Kato-Katz 法，一粪三检）进行曼氏血吸虫病病原学检查。共调查赴非洲回国劳务人员 1709 人，发现埃及或曼氏血吸虫病确诊和临床诊断病例 121 例，检出率为 7.08%。121 例输入性埃及、曼氏血吸虫病例中，埃及血吸虫病确诊病例 2 例、临床诊断病例 103 例，曼氏血吸虫病临床诊断病例 16 例，未发现确诊的曼氏血吸虫病病例。患者均为男性，平均年龄（41.3±8.9）岁，主要分布在 31~50 岁年龄段（70.25%），职业以工人和司机为主（分别占 38.02% 和 27.27%），平均在安哥拉务工长达 20 个月，一年以上者占 76.86%。病例分布在 17 个省，劳务人员对血吸虫病知识的知晓率低，76.94% 的人员接触过当地自然水体（河水、湖水、沟渠水等），接触自然水体的主要原因有生活洗漱（53.40%）、娱乐（13.47%）和施工（18.67%）。中国疾病预防控制中心将此次查出的输入性血吸虫病患者名单反馈给中铁二十局，该局分批组织患者到湖南省血吸虫病防治所附属湘岳医院进行了病原治疗和对症治疗。

二、外来中间宿主输入情况

（一）曼氏血吸虫中间宿主调查

曼氏血吸虫中间宿主有光滑双脐螺（Biomphalaria glabrata；Say，1818）、亚氏双脐螺（B.alexandrina；Ehrenberg，1831）、浦氏双脐螺（B.pfeiferi；Krauss，1848）和藁杆双脐螺（B.straminea；Dunker，1848）等。我国原无曼氏血吸虫中间宿主双脐螺的孳生，1974 年，Meier-Brook 首次报道在香港九龙新界地区的小河发现有藁杆双脐螺，并认为是由境外输入的新螺种，其本种原产于巴西东北部，由香港居民引入观赏鱼而被输入香港。1981 年，华南农学院报告在深圳市与香港毗邻的深圳罗湖地区水塘中采集到一种螺蛳，初步鉴定为光滑双脐螺。为了摸清情况，广东省寄生虫病防治研究所于 1981 年进行了调查，多次到该地水塘采集螺蛳样本，经中国科学院动物研究所鉴定证实为藁杆双脐螺，推测该螺由香港传入可能性较大。1981—1982 年，广东省寄生虫病防治研究所在深圳市 10 个公社（镇、街道）、周边及内地 11 个县的可疑环境开展进一步抽样调查，结果发现该螺的分布仅局限于深圳市罗湖区与香港新界交界处水系相通的河道、水塘等环境，而深圳市其他地区以及毗邻县（市、区）等均未发现，并确认该螺是通过流经香港九龙新界—河道支流随水扩散至深圳，证实这一输入性螺种能够在中国南方（香港、深圳）自然生存繁殖形成新种群，并已能够沿水系扩散。

2012—2013 年，广东省疾病预防控制中心、深圳市疾病预防控制中心和中国疾病预防控制中心寄生虫病预防控制所的有关专家，在深圳市的 8 个区以及与深圳水系相通的东莞市、惠州市等水道，及水网型地区的肇庆市鼎湖区和内地平原区怀集县等可疑环境进行专项调查，发现深圳市因城市化进程，整体环境发生了巨大改变，20 世纪 80 年代曾发现有双脐螺孳生的水塘、水沟等环境已不复存在。但本次调查在深圳市罗湖、南山、宝安、龙岗、盐田、坪山等 8 个区的部分水道环境中，均发现该螺孳生分布，且有些水道中螺的密度较高，作为外来物种，在当地形成较优势的种群。另外在深圳市观澜河下游的东莞市石马河、龙岗河下游的惠州市惠阳区淡水河等河道中，也发现了藁杆双脐螺孳生分布，但在东莞市寒溪河、肇庆市鼎湖区和怀集县等调查点的塘、沟渠、河道等环境未查到藁杆双脐螺。本次调查表明藁杆双脐螺孳生环境已从港深交界水域扩散至深圳全市范围，并已向周边地区的东莞市、惠州市等地蔓延，并有继续扩散的趋势。根据目前分布情况分析，藁杆双脐螺在深圳市的扩散方式可能主要有两种，一是沿水系向周边扩散，另一种是通过携带方式向周边甚至更远的地区扩散。中国科学院深圳先进技术研究院和深圳市疾病预防控制中心通过 GIS 空间分析、Logistic 回归分析、全局空间自相关分析、局部空间聚集性分析等地理信息空间分析方法，对深圳市周边区域河流段藁杆双脐螺的空间分布特征及其影响因素进行研究，结果显示藁杆双脐螺的分布特征与环境因素关系密切，深圳市藁杆双脐螺的分布有较强的聚集性和区域性，空间上越邻近的区域螺密度分布情况越相似，螺密度局部聚集性强的河流主要分布在近海岸区域，远离海岸的螺密度聚集性不显著，且同一河流不同岸段螺密度不一致，呈异质性，体现了环境因素对螺密度分布差异的影响，螺很少出现在水质极好或极差的环境中，主要分布在地势起伏小且坡度在 0~9 之间、植被为 3~9 的环境中，受海洋性气候影响，区域温度、湿度差异对螺分布影响较小，且各环境因素对螺密度影响差异有统计学意义，环境相关性有坡度＞植被＞湿度＞水质＞温度。

2015 年 8 月，广西壮族自治区疾病预防控制中心和中国疾病预防控制中心寄生虫病预防控制所的有关专家，赴钦州市、防城港市、合浦县和北海市 4 个高度怀疑有藁杆双脐螺流行的地区进行现场调查，依据水系及藁杆双脐螺栖息环境，选择城镇周围的河沟、水库下游和排污渠等环境，通过手采或捞网获取螺类标本。结果显示均未发现藁杆双脐螺孳生和分布，采集获得的其他螺类标本经鉴定发现另外三种入侵螺类——尖膀胱螺、福寿螺和褐云玛瑙螺。

（二）埃及和间插血吸虫中间宿主调查

中间宿主均为水泡螺（Bulinus），其中埃及血吸虫中间宿主有截口水泡螺（Bulinus truncatus; Audouin, 1827）、非洲水泡螺（B.africanus; Krauss, 1848）和球水泡螺（B.globosus; Morele, 1866），间插血吸虫中间宿主有福氏水泡螺（B.forskclii; Enrenberg），且埃及血吸虫病与间插血吸虫之间可进行自然杂交，杂交代均能以福氏水泡螺和截口水泡螺为中间宿主。目前我国尚未发现有输入水泡螺孳生情况。

（三）湄公血吸虫中间宿主调查

中间宿主为新拟钉螺属（Neotricula），分 α、β 和 γ 三种，以 γ 新拟钉螺为主，螺壳上有 3 个大黑点，又名虎纹。目前我国尚未有输入新拟钉螺孳生情况。

三、感染风险

自新中国成立以来，对外援助特别是对非洲的援助一直是我国外交关系中十分重要的内容，也是中国开展南南合作的重要领域，随着中国"走出去"战略的实施和国际秩序的动荡，中国顺应形势变化，充分发挥援助双方资源条件和经济结构等方面的互补性，按照平等相待、讲求实效、互惠互利、共同发展的原则，在中非、中拉、中阿合作论坛和中国 – 东盟命运共同体框架内，以"一带一路"和"21 世纪海上丝绸之路"为桥梁和纽带，不断深化各类型伙伴关系，大力推动经贸和人文合作，积极探索符合双方实际的合作、互利、共赢的共同发展之路。目前中国已成为非洲和东盟最大贸易伙伴国，是阿拉伯和拉美国家的第二大贸易伙伴，非洲成为中国第二大海外工程承包市场和第四大投资目的地，拉美国家和阿拉伯国家也成为仅次于亚洲的中国第二大和第七大对外投资目的地。我国对外援助的形式也从单纯的无偿援助走向了合作共赢，包括提供优惠贷款，免除债务，基础设施建设，人才培养，技术支持，医疗援助和青年志愿者援外等，出国求学及文化交流和旅游的人数也逐年增多。

（一）劳务输出

基础设施落后是制约很多非洲、拉美、阿拉伯和东南亚国家发展的瓶颈，基础设施建设是我国对外经贸合作的重点领域之一，也是劳务输出的主要目的。中国通过援助、工程承包、投资合作等方式，帮助这些国家兴建住宅、路桥、机场、港口、通讯、电力、给排水、医院等基础设施，并鼓励和支持中国企业参与。截至 2013 年，有超过 2000 家的中国企业在非洲 50 多个国家和地区投资兴业，涉及采矿、金融、工业制造、建筑、旅游、环保能源、农林牧渔业等产业，这些国家大部分均为曼氏、埃及、间插血吸虫病的中重度流行区。巴西是曼氏血吸虫病重度流行区，作为中国在拉美地区的第一大贸易伙伴，投资以"国企和资源领域先行"为特色，近 10 年间在巴投资项目近百个，涵盖采矿、钢铁、石油天然气、输电、汽车制造、交通运输等多个领域。据商务部统计，中国 10 余年来每年外派和在外劳务人员数量均呈上升趋势，除西藏自治区以外，大陆 30 个省（自治区、直辖市）均有劳务人员外派，有数据显示，截至 2012 年我国已累计派出各类劳务人员 609 万人次，遍及 160 多个国家和地区。2007 年、2009 年和 2011 年统计中国对外承包工程、劳务合作人员分别为 74.3 万、77.8 万和 81.2 万人，其中在非洲分别达 11.4 万、18.7 万和 18.1 万人，占全部外派劳务人员比例从 15.37% 上升到 20% 以上，赴非洲劳务人员已经从 20 世纪 80 年代的年均 3000 余人增长到如今的年均近 10 万人，而在拉美国家开展劳务合作人员每年在 1.5 万人左右，主要从事建筑、农业种植养殖、制造业、服务和资源开采等十几个行业约上百个工种，其行业以劳动力密集型产业为主，职业以普通劳动者为主，文化程度普遍较低，普遍缺少预防相关疾病的知识和自我保护意识，在外工作及生活环境和医疗保健水平随当地经济发展水平和社会安定程度的不同而差异较大，且劳务人员在境外工作时间一般都较长（1~5 年不等），绝大部分人员不会中途回国，因此在当地工作生活接触疫水的可能性大大增加，罹患血吸虫病的风险也随之增大。有学者对援非回国人员进行体检，曼氏血吸虫感染率在 50% 以上，而发现的输入性病例中也有 75.68% 患者属于援非务工人员，在当地从事公路、铁路、机场等野外工程建设或地质勘探。

（二）援外医疗队

中国援外医疗队是重要的对外援助方式，这种援助改善了受援国人民特别是患者的生活，防止了疫情传播扩散，促进了当地经济社会的发展和政局的稳定，受到受援国的普遍欢迎和好评。我国医疗队队员的奉献精神、医德医风和精湛医术增强了中国的软实力，成为中国外交的重要组成部分。中国自 1963 年向阿尔及利亚派出首支医疗队以来，据统计已累计有 27 个省（自治区、直辖市）向以非洲为主的五大洲派出医疗队，其中向 46 个非洲国家和地区派遣了近 2.3 万人次援外医疗队员，在非洲援建了 81 所医院，设立了 30 个疟疾防治中心，培养了 3000 多名中、初级医务人员，临床带教数万人次，目前，每年仍有 1000 多名中国医疗队队员在 40 余个非洲国家提供医疗服务，这些医疗队专家虽然具备良好的医疗卫生防治知识和专业技能，具有较高的疾病防范意识和手段，但由于常年工作在疾病防治一线，受各种传染性疾病的威胁仍比较严重。鉴于受援国大部分为血吸虫病流行区，中国也积极与非洲、拉美等有关国家地区如桑给巴尔开展了血吸虫病防治方面的合作和交流，提高当地防控血吸虫病的能力和水平。

（三）教育援助

技术和人才的匮乏是制约非洲和拉美地区发展的重要因素。中国政府通过与非洲和拉美国家开展人力资源开发合作、向受援国派遣援外专家和青年志愿者等，努力提升受援国家自身"造血"功能。通过建立孔子学院和孔子课堂开展汉语言文化交流，促进世界多元文化发展，截至 2017 年，已在全球 146 个国家（地区）建立了 525 所孔子学院和 1113 个孔子课堂，其中亚洲、非洲和美洲分别有 219、84 和 735 所（个）。开展政府间文化教育科技交流，中国已是亚洲最大留学目的国，每年有近 50 万外国留学生在我国高等院校学习，其中来自非洲国家的留学人员占 13.91%，截至 2012 年，中国在非洲援建 135 所学校，向 4.8 万人次非洲留学生提供政府奖学金，通过"中非高校 20 + 20 合作计划"和"中非联合研究交流计划"开展中非知名高校和科研机构合作，资助中非学者 600 多人次访问交流。同时向 40 余个非洲国家派遣了近 2 千名高级农业技术专家和青年志愿者，帮助非洲国家制定农业发展规划、开展农业技术指导和培训、汉语教学、医疗卫生、体育教学、计算机培训、国际救援等方面服务。中国支持促进与拉美国家在文教、科技、新闻等领域的合作，鼓励双方智库、民间团体、文化团组加强往来，增进双方人民的了解和友谊，文化教育科技交流合作已进入多渠道、多层次的交往局面，根据《中国与拉美和加勒比国家合作规划（2015—2019）》，从 2015 年起中国和拉美地区正式实施为期 10 年的"未来之桥"中拉青年领导人千人培训计划，并继续办好拉美青年干部研修班项目。这些学者、农艺专家和青年志愿者具有较高的专业知识，扎根非洲大陆，服务当地农业现代化建设和社会事业发展，但受当地环境卫生和医疗水平的限制，极易接触疫水，导致血吸虫病等传染性疾病的发生。

（四）境外旅游

外出旅游是人们在满足最基本的生活需求的同时追求高品质生活的一种重要方式，而旅游业也作为一个具备巨大发展潜力的产业群体，由于其具有很强的产业关联带动性，对于调整经济结构和拉动经济增长具有重要的作用，中国游客也成为境外旅游目的地经济发展的新动力。2017 年，我国国内出境旅游人数达 1.31 亿人次，目的地以东南亚国家为主，赴"一带一路"沿线国家游客量也增长明显，接待外国入境旅游 2916.53 万人次。近年来，中国积极推进与非洲国家的旅游合作，自 2002 年埃及成为非洲第一个中国大陆公民组团出境旅游目的地以来，截至 2017 年年底，我国正式开展组团业务的出境旅游目的地国家（地区）达到 129 个，其中非洲有 31 个国家和地区，以埃及、南非、肯尼亚三国为主，毛里求斯、津巴布韦、塞舌尔、坦桑尼亚、突尼斯等新兴旅游目的国也逐步发展起来。2009年，中国大陆公民首站到访非洲 38.1 万人次，非洲来华旅游 40.1 万人次，到 2012 年，我国到非洲旅游人数达到 87 万人次，较 2009 年增长 128.35%。而中国 2015 年赴拉美国家旅游人数已超过 30 万，近年来呈现 20% 的增长幅度。中国企业还参与在境外开设旅行社、餐馆，参与酒店建设、管理等。欧美学者对于旅游者赴非洲国家导致埃及或曼氏血吸虫病群体感染的事件报道较多，认为绝大多数游客和外籍人士暴露于感染环境的机会是偶然的和短暂的，主要是娱乐休闲方式如游泳、漂流等水上活动引起感染，随着中国游客出境旅游热情的持续升温，感染血吸虫病等传染性疾病的风险也逐渐增加，对于出境前的安全健康宣传和旅行后的健康监测显得尤为重要。

四、防控现状

目前我国出入境人员主要依据国家质量监督检验检疫总局制定的《国际旅行人员健康检查记录》的要求项目进行出入境体检，主要检测 HIV 抗体、梅毒、乙肝、丙肝、肺结核等传染病项目，并对传染病检出者进行流行病学调查和处置，在健康教育等方面也重点关注艾滋病、梅毒、乙肝等传染病，在寄生虫病领域仅重点关注疟疾，未包含对血吸虫病的检测和防控。从输入性疟疾的监测可以看出，虽然我国本地疟疾病例逐年减少，但来自非洲及东南亚等疟疾高流行区的输入性疟疾居高不下，一些地区如广西上林还发生了群体聚集性输入性疟疾疫情。从全球疟疾和血吸虫病流行情况看出，疟疾流行区往往与血吸虫病的流行区重合，这从一个侧面反映我出境劳务人员感染境外输入性血吸虫病的风险。

近些年来，我国逐步加强了国外输入传染病的防控。2005 年，卫生部、铁道部、交通部、质检总局、民航总局即联合印发了《关于加强预防控制传染病境外传入和通过交通工具传播的通知》；原卫生部 2005 年印发的《全国血吸虫病监测方案》及由中国疾病预防控制中心印发的《全国血吸虫病监测方案（2014 年版）》，均已明确将国外输入性血吸虫病纳入监测内容，提高了监测的效率和质量，如 2014 年和 2015 年发现的国外输入性血吸虫病病例均进行了传染病网络直报。

中国疾病预防控制中心于 2012 年 6 月在北京与 WHO 联合举办了输入性寄生虫病防治远程培训，全国 3000 多名医疗卫生人员和劳务管理机构人员参加培训，提高了医疗卫生人员防治输入性寄生虫病能力，同时编印了输入性寄生虫病健康教育材料。

中国疾病预防控制中心于 2011—2012 年，先后派员到中国铁建股份有限公司、中国中铁股份有限公司会商，就外派人员输入性寄生虫病防控工作商议对策，如建立健全外派人员卫生防病长效机制，落实防治知识培训和宣传教育，建立外派人员驻地和回国人员寄生虫病检查制度等。赴非企业和劳务派遣机构也采取了一些防控措施。如中国铁建股份有限公司、中国中铁股份有限公司逐步开展了以下方面工作：①对外派人员进行出国前健康安全培训；②印发健康教育材料；③在境外项目部设立医疗室，做好境外防治工作；④组织回国人员进行体检，及时发现感染者。

五、面临的挑战

（一）病例分散，流动频繁，缺乏有效的监测管理

从现有掌握资料分析，我国境外输入性血吸虫病多为曼氏和埃及血吸虫病，尚未见间

插和湄公血吸虫病病例报道。病例所涉及的感染地区主要集中在非洲地区，且这些感染地区与非洲疟疾的流行地区绝大部分重合。由于境外输入性血吸虫病的患者主要为国内各地赴境外的劳务人员，以及部分来华留学人员等，这些国内人员原居住地分散，感染者输入国内后，也多呈全国性的散在分布，且流动性极强。如2011年湖南报告的一起涉及184例的群体输入性病例中，患者为来自国内18个省份的劳务输出人员。另外，我国目前针对境外输入性血吸虫病尚缺乏系统而完善的监测和防治管理体系，医疗卫生机构对该病的防控意识也不强，因此给境外输入性血吸虫病的诊断、治疗、防控以及管理等带来一定的困难。

（二）临床表现较轻，漏报率高

我国境外务工或旅游人员由于接触疫水的机会和暴露时间都比较少，且曼氏、埃及、间插和湄公血吸虫病感染者的临床表现较日本血吸虫病轻，因此大多轻度感染者一般无明显症状，故就诊率不高，即使就诊，也因对该病认知的匮乏而被临床医生所忽视、所误诊，所以目前掌握的报告病例数，与实际的感染人数相差甚远。另一方面，从2005年以来的数据分析显示，通过全国传染病报告信息管理系统上报的境外输入性血吸虫病病例数仅为实际已发现病例数的13.44%，漏报率高达86.56%。已有数据表明，我国已累计向160多个国家和地区派遣劳务人员600多万人次，仅在非洲地区的劳务人员已超过100万人，由此推测，每年境外回归人员中的血吸虫感染者，远非目前我们所掌握的这些人数，其实际感染人数不可低估。而且由于病人难以得到及时有效的血吸虫病病原学治疗，在很大程度上增加了传染源对环境污染的概率，从而加大了血吸虫病传播流行的风险。

（三）缺乏诊断标准，漏误诊率高

数据分析显示，国内输入性血吸虫病的诊断存在较高的漏误诊率，患者往往因误诊而未能得到及时诊治，导致病程延长，给患者带来较大的痛苦和损失。造成这些误诊的原因，一方面是因为国内临床医生对于输入性血吸虫病了解甚少、缺乏诊治经验，另一方面国内也缺少诊断标准。从收集到的292例埃及血吸虫病病例数据分析，仅有38.01%的病例是通过在尿液中发现血吸虫虫卵而确诊，而其余病例均为通过流行病学史或免疫学检查而诊断的疑似病例。目前，国内尚无适用于输入性血吸虫病的免疫学诊断试剂盒供应，来自国外的试剂盒也仅有少量储存于国家级血吸虫病诊断参比实验室用于研究目的，普通医疗机构难以获得。据了解，以上收集的病例资料中所报道的免疫学诊断试剂多为国内用于日本血吸虫病免疫诊断试剂，而这类试剂用于输入性血吸虫病的诊断显然不够敏感和特异，对疾病诊断的准确性也会有较大的影响。这些因素也是国内输入性血吸虫病诊断方面存在的薄弱环节之一。

（四）缺乏系统的科学研究

我国各级各类科研机构对所流行的日本血吸虫的研究处于世界领先水平，研究内容和研究体系较完善，对现场防治工作和疫情的控制起到了科学指导作用，但对境外输入性曼氏、埃及、间插和湄公血吸虫由于受现场和样本的限制，涉及的研究甚少，科研工作缺乏系统性、连续性和全面性，仅在输入性病例报道、风险防控、诊断技术、治疗和预防药物等方面做了相关工作，仍有大量基础性和应用性科研有待进一步突破，以有助于促进现场防治工作的科学开展。例如，既往已有报道非洲埃及和曼氏血吸虫感染者中出现对吡喹酮敏感性下降或经标准剂量吡喹酮难以治愈的病例，鉴于境外输入性血吸虫病病例的不确定性、流动性、隐蔽性及对吡喹酮抗药性产生的可能性，增加了传染源控制的复杂性和难度，通过系统研究了解吡喹酮抗性株诱导的机制，对下一步风险预警监测、新型药物的筛选等有积极意义。

（五）出入境管理存在薄弱环节，部门间缺乏联防机制

一是出入境检疫部门和国境旅行卫生保健机构与地方部门之间沟通和协作机制不完善，缺乏地方卫生医疗机构的监测数据补充，无法及时获知疾病的疫情变化趋势；二是检测手段和指标较单一，仅靠体温监测等手段在旅客过境的短时间内难以排查出可疑对象；三是旅客自行申报制度的作用有待进一步提高；四是根据《外国人入境出境管理法实施细则》规定，申请外国人居留证的外籍人士才需提交健康证明书，入境人员监测体检未能做到全覆盖；五是在疫情处理时的分工协作机制尚未建立，容易造成部门间相互推诿，影响防控工作。

六、今后对策

鉴于我国赴境外劳务或旅游、来华工作或旅游等人员不断增多，各级疾控机构和相关出入境管理部门应积极采取措施，加强对输入性血吸虫病防控管理，以减少疾病对他们身体健康的损害，同时降低输入性血吸虫病在国内的传播风险。

（一）做好援外人员血吸虫病预防

赴境外务工、经商和旅游出境人员除了要注意人身安全，也要注意避免感染血吸虫病。根据血吸虫病中间宿主只生活在水中的特点、境外血吸虫病流行区水利建设和局部战争对血吸虫病流行的影响，有针对性开展境外输入性血吸虫病防治健康教育和健康咨询等服务：①出发前，用工单位或旅行组织方需对赴境外人员进行健康教育，尤其注意对将长期停留于非洲、南美洲、西亚和东南亚等血吸虫病流行区务工人员的健康教育，使其了解目的地血吸虫病的流行现状、危害、感染途径及预防措施等相关知识，提高防范意识，改变不良生活习惯，避免接触疫水。②在外工作人员，因工作需要难以避免接触疫水，可在施工前，提前对该水域进行化学灭蚴，或者个人涂防护膏、穿胶鞋、穿防护水裤、戴手套等防护措施，避免皮肤直接暴露于水中。③在疫区用水，可将水煮沸至少 1 分钟，静置水 2~3 天，或者用氯对水进行消毒处理，此可有效杀灭水中血吸虫。④赴境外救援人员或工作人员在紧急情况下难以避免接触疫水，可联合服用吡喹酮和青蒿琥酯，治疗和预防血吸虫感染。⑤用人单位定期组织工作人员到当地有专业资质和检测能力的医疗机构进行身体检查，做到早发现早治疗。对归国人员，应与国境旅行卫生保健中心、旅游、商务、人社、劳务公司等加强联络，加强对高危地区入境归国人员的血吸虫病查治及监测，出入境检验检疫部门应把输入性血吸虫病作为传染病监测、防控知识咨询的重要内容。

（二）建立和完善输入性血吸虫病的监测管理制度

血吸虫病在我国属于乙类传染病，是法定报告病种。本地感染和境外输入的血吸虫病均应依法报告。中国疾病预防控制中心寄生虫病预防控制所编印的《全国血吸虫病监测方案（2014 年版）操作手册》中，具体明确了境外输入的血吸虫病，重点是曼氏和埃及血吸虫病应参照国内血吸虫病疫情报告制度执行。应充分利用现有血吸虫病监测技术，及时收集赴境外人员在境外工作环境、活动区域等的血吸虫病流行情况，以及对可能造成感染危险的因素进行综合评估和预测，并采取适当的方式，及时对相关机构、企业和个人等发布相关预警和告示信息。同时，加强对这些赴境外人员的健康教育、医学提醒等服务，并采取相应级别的防控行动，以防范和控制血吸虫病的危害。

（三）建立和健全输入性血吸虫病防控机制

由于我国出入境人员分布来源广，出境人员和劳务组织派遣机构对境外流行的血吸虫病防控意识不强，一些医务人员对境外输入性血吸虫病不熟悉和诊治能力缺乏等原因，我国输入性血吸虫病防控还是薄弱环节。当前我国正处在从血吸虫病传播控制走向传播阻断和消除的转折时期，在做好国内血吸虫病控制和消除工作的同时，防控境外输入性血吸虫病已提到了重要议事日程。我们应借助已有的传染病报告信息管理系统和血吸虫病监测网络，进一步规范和加强对赴境外劳务、经商和旅游观光等人员动态信息管理，加强对该人群的国际旅行卫生保健、国际疫情咨询、疾病防治知识等健康教育活动，以及回归后的健康监测和管理工作，充分发挥综合防控的多重效果。

（四）提高输入性血吸虫病的诊治水平

通过加强对医疗机构和疾病预防控制专业人员的培训，特别是在医学教育寄生虫学教材编写和教学内容安排方面，适当增加境外输入性寄生虫病内容，提高医务人员对输入性血吸虫病的诊治意识和水平，掌握诊治要点，尽可能减少漏诊、误诊，防止患者因延误诊治而病情恶化，降低疾病负担。另一方面，通过加强与WHO以及其他相关国际研究机构或组织的联系与合作，规范和完善国内对境外输入性血吸虫病等的诊治规范，同时根据不同血吸虫生活史特点和综合考虑诊断目的、经济能力、实验室条件等，积极研发适合针对输入性血吸虫病筛查的诊断技术和产品，配合相关技术培训，提高血吸虫病感染者的发现率。

（五）加强输入性血吸虫病在我国传播风险的研究

鉴于已在广东部分水域发现双脐螺分布，宜以深圳为中心建立监测哨点，继续开展曼氏血吸虫病中间宿主双脐螺分布调查及其感染性试验，摸清贝类种类、分布、密度及其与周围环境的关系，并对发现的有螺孳生地实施灭螺措施，以减少中间宿主的繁殖和扩散。开展对赴境外归国人员血吸虫感染情况筛查，对该类人群血吸虫病患病率、传播途径、感染方式等进行全面综合分析，评估其对我国潜在传播危险性，提出相应的预防和预警策略、措施，防范境外输入性血吸虫病在国内可能存在的传播与流行风险。加强境外输入性血吸虫对吡喹酮抗性的检测与监测，一旦发现吡喹酮敏感性下降或抗性产生，应立即换用其他抗血吸虫药物，以便及时有效治疗病人，并使抗性虫株快速从血吸虫种群中移出，从而有效控制抗性基因在流行区扩散和蔓延。

参 考 文 献

1. Coley DG, Bustinduy AL, Secor WE, et al. Human Schistosomiasis. Lancet, 2014, 383 (9936): 2253-2264.

2. Peter J Hotez, Aruna Kamath. Negleccted tropical diseases in sub-Saharan Africa: review of the prevalence, distribution, and disease burden. PLos neglected tropical diseases, 2009, 3 (8): e412.

3. Elbaz T, Esmat T. Hepatic and intestinal Schistosomiasis: review. J Adv Res, 2013, 4 (5): 445-452.

4. Odiere MR, Rawago FO, Ombok M, et al. High prevalence of Schistosomiasis in Mbita and Its adjacent islands of Lake Victoria, western Kenya. Parasit Vectors, 2012, 5:278.

5. Anto F, Asoala V, Adjuik M, et al. Water contact activities and prevalence of Schistosomiasis infection among school-age children in communities along an irrigation scheme in rural Northern Ghana. J Bacteriol Parasitol, 2013, 4:177.

6. Ahmed AM, El Tash LA, Mohamed EY, et al. High levels of *Schistosoma mansoni* infections among schoolchildren in central Sudan one year after treatment with praziquantel. J Helminthol, 2012, 86 (2): 228-232.

7. Babiker SM, Blankespoor HD, Wassila M, et al.Transmission of *Schistosoma haematobium* in North Gezira, Sudan. J Trop Med Hyg, 1985, 88(2): 65–73.

8. Barakat RM.Epidemiology of Schistosomiasis in Egypt: Travel through Time: Review.J Adv Res, 2013, 4(5): 425–432.

9. El-Khoby T, Galal N, Fenwick A, et al.The epidemiology of Schistosomiasis in Egypt: summary findings in nine governorates .Am J Trop Med Hyg, 2000, 62(2 Suppl): 88–99.

10. Hodges M, Dada N, Wamsley A, et al.Improved mapping strategy to better inform policy on the control of Schistosomiasis and soil–transmitted helminthiasis in Sierra Leone .Parasit Vectors, 2011, 4: 97.

11. Knopp S, Person B, Ame SM, et al.Elimination of Schistosomiasis transmission in Zanzibar: baseline findings before the onset of a randomized intervention trial .PLo S Negl Trop Dis, 2013, 7(10): e2474.

12. Loroni-Lakwo T, Odongo-Aginya El, Schweigmann U, et al.Transmission of *Schistosoma mansoni* in Rhino Camp, Uganda.East Afr Med J, 1994, 71(3): 165–166.

13. Midzi N, Mduluza T, Chimbari MJ, et al.Distribution of Schistosomiasis and soil transmitted helminthiasis in Zimbabwe: towards a national plan of action for control and elimination.PLo S Negl Trop Dis, 2014, 8(8): e3014.

14. Ouldabdallahi M, Ouldbezei M, Diop C, et al.Epidemiology of Human Schistosomiasis in Mauritania.The right bank of the Senegal River as model.Bull Soc Pathol Exot, 2010, 103(5): 317–322.

15. Urbani C, Toure A, Hamed AO, et al.Intestinal parasitic infections and Schistosomiasis in the valley of the Senegal river in the Islamic Republic of Mauritania .Med Trop(Mars), 1997, 57(2): 157–160.

16. C.Urbani, M.Sinoun, D.Socheat, et al.Epidemiology and control of *mekongi Schistosomiasis*.Acta Tropica, 2002, 82: 157–168.

17. Stephen W.Attwood, Farrah A.Fatih, Ian Campbell, et al.The distribution of Mekong Schistosomiasis, past and future: Preliminary indications from an analysis of genetic variation in the intermediate host.Parasitology International, 2008, 57: 256–270.

18. Hiroshi Ohmae, Muth Sinuon, Masashi Kirinoki, et al.*Schistosomiasis mekongi*: from discovery to control. Parasitology International, 2004, 53: 135–142.

19. M.Sinuon, R.Tsuyuoka, D.Socheat, et al.Control of *Schistosoma mekongi* in Cambodia: results of eight years of control activities in the two endemic provinces.Transactions of the Royal Society of Tropical Medicine and Hygiene, 2007, 101: 34–39.

20. 王辰囡 . 湄公河流域血吸虫病现状调查及其中间宿主基因组测序 .2014(硕士论文). 佳木斯大学 .

21. Logan OT.A Case of dysentery in Hunan province, caused by the trematoda, *Schistosoma japonicum*.The China Medical Missionary Journal, 1905, 19: 243–245.

22. 王万里 . 东南亚地区血吸虫病防治研究情况 . 国外医学(寄生虫病分册), 1986, 3.

23. 吴晓华, 许静, 郑江, 等 . 中国血吸虫病传播控制与阻断地区面临的挑战与对策 . 中国血吸虫病防治杂志, 2004, 16, 1–3.

24. 中华人民共和国卫生部地方病防治司 . 血吸虫病防治手册 . 第 3 版 . 上海: 科学技术出版社, 2000, 258–261.

25. 郑岗 . 新中国预防医学历史经验 . 第 3 卷 . 疾病防治 . 北京: 人民卫生出版社, 1988, 239–284.

26. 雷正龙, 张利娟, 徐志敏, 等 .2014 年全国血吸虫病舆情通报 . 中国血吸虫病防治杂志, 2015, 27(6): 563–569.

27. B.L.Blas.The Schistosomiasis problem in the Philippines: a review, Parasitol.Int, 2004, 53, 127–134.

28. L.R.Leonardo.Difficulties and strategies in the control of Schistosomiasis in the Philippines, Acta Trop.2002, 82, 295–299.

29. M.R.Tarafder.A cross–sectional study of the prevalence of intensity of infection with *Schistosoma japonicum* in

50 irrigated and rain-fed villages in Samar Province, the Philippines.BMC Public Health,2006,6:1-10.

30. 陈名刚.菲律宾-日本血吸虫病研究与防制联合会议记录.国外医学(寄生虫病分册),1980,6.

31. 陈名刚.WHO 西太平洋地区(WPR)与东南亚地区(SEAR)血吸虫病流行及防治概况.中国血吸虫病防治杂志,1998,10(5):318-319.

32. L.Leonardo,P.Rivera,O.Saniel,et al.A national baseline prevalence survey of Schistosomiasis in the Philippines using stratified two-step systematic cluster sampling design,J.Trop.Med,2012,(2012):936128.

33. L.R.Leonardo,P.Riven,O.Saniel,et al.Prevalence survey of Schistosomiasis in Mindanao and the Visayas,The Philippines,Parasitol.Int,2008,57:246-251.

34. Allen G.P.Ross,Remigio M.Olveda,Luz Acosta,et al.Road to the elimination of Schistosomiasis from Asia: the journey is far from ove.Microbes and Infection,2013,15:858-865.

35. David Rollinson,Stefanie Knopp,Sarah Levitz,et al.Time to set the agenda for Schistosomiasis elimination.Acta Tropia,2012.128:423-440.

36. Proceedings of the Philippine-Japan joint conference on Schistosomiasis research and control.Japan International Cooperation Agency,1980.

37. King C.H.,Dickman K.,Tisch D.J.Reassessment of the cost of chronic helmintic infection: a meta-analysis of disability-related outcomes in endemic Schistosomiasis.Lancet,2005,365:1561-1569.

38. 任光辉,梁幼生.非洲血吸虫病学.北京:人民卫生出版社,2015.

39. Fenwick A,Webster JP,Bosque-Oliva E,et al.The Schistosomiasis Control Initiative(SCI):rationale, development and implementation from 2002-2008.Parasitology,2009,136(13):1719-1730.

40. Savioli L,Gabrielli AF,Montresor A,et al.Schistosomiasis control in Africa:8 years after World Health Assembly Resolution.Parasitology,2009,136(13):1677-1681.

41. Wang W,Dai JR,Li HJ,et al.Is there reduced susceptibility to praziquantel in *Schistosoma japonicum*? Evidence from China.Parasitology,2010,137(13):1905-1912.

42. Muth S,Sayasone S,Odermatt-Biays S, et al.*Schistosoma mekongi* in Cambodia and Lao People's emocratic Republic.Adv Parasitol,2010,72:179-203.

43. Clerinx J,Van Gompel A.Schistosomiasis in travellers and migrants.Travel Med Infect Dis,2011,9(1):6-24.

44. King CH,Olbrych SK,Soon M,et al.Utility of repeated praziquantel dosing in the treatment of Schistosomiasis in high-risk communities in Africa:a systematic review.PLoS Negl Trop Dis,2011,5(9):e1321.

45. http://www.who.int/neglected_diseases/mediacentre/WHA_65.21_Eng.pdf

46. Salawu O T,Odaibo AB.Schistosomiasis among pregnant women in rural communities in Nigeria.Int J Gynecol Obstet,2013,122(1):1-4.

47. Rollinson D,Knopp S,Levitz S,et al.Time to set the agenda for Schistosomiasis elimination.Acta Trop,2013, 128(2):423-440.

48. 梁幼生,汪伟,洪青标,等.非洲输入性血吸虫病在中国的传播风险及其应对措施.中国血吸虫病防治杂志,2013,25(3):221-225.

49. 徐小林,朱蓉,张利娟,等.日本 埃及和曼氏血吸虫病的寄生虫学特征及防治措施.中国血吸虫病防治杂志,2013,25(3):302-306.

50. Reta B,Erko B.Efficacy and side effects of praziquantel in the treatment for *Schistosoma mansoni* infection in school children in Senbete Town,northeastern Ethiopia.Trop Med Int Health,2013,8(11):1338-1343.

51. Mekonnen A,Legesse M,Belay M,et al.Efficacy of Praziquantel against *Schistosoma haematobium* in Dulshatalo village,western Ethiopia.BMC Res Notes,2013,6:392.

52. Musuva RM,Awiti A,Omedo M,et al.Community knowledge,attitudes and practices on Schistosomiasis in western Kenya-The SCORE project.Am J Trop Med Hyg,2014,90(4):646-652.

53. Muhumuza S,Olsen A,Katahoire A,et al.Effectiveness of a pre-treatment snack on the uptake of mass treatment

for Schistosomiasis in Uganda：A Cluster Randomized Trial.PLoS Med,2014,11（5）：1–10.

54. Colley DG,Bustinduy AL,Secor WE,et al.Human Schistosomiasis.Lancet,2014,383（9936）：2253–2264.

55. 朱蓉,许静.我国境外输入性血吸虫病的疫情现状与防控思考.中国血吸虫病防治杂志,2014,26（2）：111-114.

56. Fenwick A,Jourdan P.Schistosomiasis elimination by 2020 or 2030? Int J Parasitol,2016,46（7）：385–388.

57. 李启扬.入世10年境外输入性寄生虫病状况与防控策略.安徽预防医学杂志,2015,21（6）：435–438.

58. 杨亚,周艺彪,潘翔,等.中国与非洲血吸虫病流行特征及防治策略对比分析.中国血吸虫病防治杂志,2015,27（3）：328–331.

59. 王磊,谷俊朝.被忽视的热带病在撒哈拉以南非洲的流行、分布及危害.中国热带医学,2010,10（3）：312–313,332.

60. 许炽熛,陈名刚,王槐,等.曼氏血吸虫病67例临床观察.中国医学科学院学报,1979,1（2）：127–130.

61. 刘建,甘绍伯.曼氏血吸虫病患者的远期随访观察.中国人兽共患病杂志,2001,17（2）：69.

62. 陆权素,许祖钵.埃及血吸虫病15例小结.北京医学院学报,1980,22（3）：215–216.

63. 冯斌,刘延龄,韩秀珍.埃及血吸虫病2例报告.陕西新医药,1984,13（2）：38–39.

64. 吴梓涛,阿学静,王爱霞.埃及血吸虫病22例报告.中国医学科学院学报,1988,10（4）：306–307.

65. 曾桃英,蔡岳华.膀胱埃及血吸虫病一例.铁道医学,1991,28（6）：382–383,395.

66. 金立群,易世红,刘忠,等.埃及血吸虫病1例报告.中国寄生虫病防治杂志,1992,5（3）：245,243.

67. 郝秀华.二例援外人员感染埃及血吸虫病案调查.中国国境卫生检疫杂志,1992,13（6）：340–341.

68. 黄礼松.中国援外人员21例埃及血吸虫病病例报告.中国血吸虫病防治杂志,1992,3（6）：355.

69. 钱翠英,李艳志,徐国余.吡喹酮治疗埃及血吸虫病1例尿液虫卵定量观察.中国血吸虫病防治杂志,2005,17（6）：466–467,487.

70. 雷俊川,刘忠湘,黄豫晓.在安哥拉感染埃及血吸虫的输入性病例1例.中国寄生虫学与寄生虫病杂志,2007,25（1）：81.

71. 邹洋,齐志群,冯曼玲,等.输入性曼氏血吸虫病临床分析.中国热带医学,2011,11（2）：250–252.

72. 周平波,周瑞红,曹春莲.28例埃及血吸虫病患者的临床观察与护理.当代护士（专科版）,2010,3（8）：37–38.

73. Wang ZQ,Wang Y,Jia LJ,et al.Schistosoma haematobium infection in workers returning from Africa to China.J Travel Med,2013,20（4）：256–258.

74. 易平,袁里平,王璋华,等.184例疑似输入性埃及血吸虫病病例回顾性调查.中国血吸虫病防治杂志,2011,23（4）：441–442,470.

75. 谢汉国,林陈鑫,江典伟,等.福建省首例输入性埃及血吸虫病病例报道.中国血吸虫病防治杂志,2013,25（3）：329.

76. 柴志武,徐乾成,徐春梅.埃及血吸虫病误诊为泌尿系统感染1例.中国血吸虫病防治杂志,2014,26（1）：I0001.

77. 华海涌,曹国群.1例输入性埃及血吸虫病的诊治.中国血吸虫病防治杂志,2013,23（3）：274,290.

78. 张剑锋,闻礼永,朱蓉,等.浙江省首例输入性曼氏血吸虫病.中国寄生虫学与寄生虫病杂志,2014,32（3）：F0002.

79. Morgan JA,Dejong RJ,Snyder SD,et al.Schistosoma mansoni and Biomphalaria：past history and future trends.Parasitol,2001,123（Suppl）：S211–228.

80. 刘月英,张文珍,王耀先.医学贝类学.北京：海洋出版社,1993,18–19,101.

81. Meier-Brook C.A snail intermediate host of Schistosoma mansoni introduced into Hong Kong.Bull,wOrld Health Organ,1974,51（6）：661.

82. 刘月英,王耀先,张文珍.曼氏血吸虫中间宿主–藁杆双脐螺 Biomphalaria straminea（Dunker）在我国的发现.动物分类学报,1982,7（3）：256.

83. 陈佩玑,潘世定,杨碧霞,等.我国大陆首次发现曼氏血吸虫病中间宿主藁杆双脐螺的调查报告.广东卫生防疫资料,1981,1(3):67-69.

84. 潘世定,陈佩玑,容寿铭,等.深圳市曼氏血吸虫中间宿主藁杆双脐螺的调查分析.广东卫生防疫资料,1983,7(3):70-76.

85. 高世同,李晓恒,黄少玉,等.深圳市大沙河、观澜河藁杆双脐螺分布及其生态环境调查.热带医学杂志,2013,13(3):313-317.

86. 李晓恒,高世同 谢旭,等.深圳市盐田河、葵涌河藁杆双脐螺分布状况及其生态学研究.热带医学杂志,2013,13(10):1276-1278.

87. 吴观陵.人体寄生虫学.第3版.北京:人民卫生出版社,2004,324.

88. Webster BL,Southgate VR,Tchuem Tchuente LA.Isoenzyme analysis of *Schistosoma haematobium*, *S.intercalatum* and their hybrids and occurrences of natural hybridization in Cameroon.J Helminthol,2003, 77(3):269-274.

89. 金齐,王宏权,牛文博,等.2010~2012年锦州口岸出入境人员疾病监测结果分析.中国国境卫生检疫杂志,2013,36(6):365-368.

90. 宋凌浩,丁建松,张嵘,等.我国出入境人员疟疾防控存在问题和对策研究.江苏预防医学,2013,24(5):64-65.

91. 丰俊,夏志贵.2004~2013年中国疟疾发病情况及趋势分析.中国病原生物学杂志,2014,9(5):442-446.

92. 黑维清.创造性介入:中国新型援非战略的渐进转型.理论观察,2013,12:70-72.

93. 曹令军.优化和完善中国援非政策的思考.中原工学院学报,2014,25(2):11-14.

94. 中华人民共和国国务院新闻办公室.《中国与非洲的经贸合作》白皮书[EB/OL].[2010-12].http://www.chinanews.com/gn/2010/12-23/2742448.shtml.

95. 中华人民共和国国务院新闻办公室.《中国与非洲的经贸合作(2013)》白皮书[EB/OL].[2013-8].http://www.china.com.cn/news/world/2013-08/29/content_29860036.html.

96. 楼世洲.从援助走向合作:基于"中非大学20+20合作计划"的分析.比较教育研究.2014,5:1-5.

97. 商务部.中国服务贸易发展报告2010(综述篇)[EB/OL].[2012-4].http://tradeinservices.mofcom.gov.cn/c/2012-04-06/97777.shtml.

98. 商务部.2010年我国派出各类劳务人员按省市区排名[EB/OL].[2011-3].http://tradeinservices.mofcom.gov.cn/c/2011-03-22/89598.shtml.

99. 商务部.2011年我国对外承包工程和劳务合作业务派出各类劳务人员分省市区排序表.[EB/OL].[2012-4].http://tradeinservices.mofcom.gov.cn/c/2012-04-06/97774.shtml.

100. 商务部.《中国服务贸易统计》2008.[EB/OL].[2008-11].http://tradeinservices.mofcom.gov.cn/c/2008-11-28/63624.shtml.

101. 商务部.《中国服务贸易统计》2010.[EB/OL].[2011-6].http://tradeinservices.mofcom.gov.cn/c/2011-06-20/90562.shtml.

102. 李磊,刘福奎,丛雪芹,等.中国外派非洲劳务人员健康危害因素及预防措施.旅行医学科学,2010,4:93-95.

103. 李安山.中国援外医疗队的历史、规模及其影响.外交评论,2009,1:25-45.

104. 付建华,薛群慧,邓永进.中国非洲旅游研究50年回顾与展望.旅游研究,2014,6(3):90-94.

105. 潘翔,周艺彪,杨亚,等.非洲血吸虫病的流行特征及其对赴非人员的安全启示.中国血吸虫病防治杂志,2015,27(4):436-439.

106. 高扬,尹亮,施建军,等.扬州市输入性恶性疟防控体系的建立与运用.中国血吸虫病防治杂志,2013,23(5):524-527,532.

107. 高菊兴,姚远,赵艳艳,等.山东省临沂市1例输入性埃及血吸虫病报道.国际医学寄生虫病杂志,2015,42(5):294,301.

108. 朱素娟,王衡,徐卫民,等.浙江省首例境外输入性埃及血吸虫病病例报告.预防医学,2016,28(10):1021–1022.

109. 蒋智华,唐雯茜,林源,等.广西壮族自治区首例输入性埃及血吸虫病病例报告.中国血吸虫病防治杂志,2015,27(5):560–561.

110. 中国旅游研究院.中国出境旅游发展年度报告 2018.北京:旅游教育出版社,2018.

111. 刘中民,舒梦.中阿合作论坛框架下的中阿关系.西亚非洲,2014,3:30–47.

112. 刘青建.当前中拉合作的成效与深化合作的战略意义.拉丁美洲研究,2015,5:28–33.

113. 王飞,吴缙嘉.中国和巴西经贸关系的现状、机遇与挑战.国际论坛,2014,4:52–58.

114. 商务部.2014 年我国对外承包工程和劳务合作业务派出人数分省市区情况表[EB/OL].[2015–2].http://hzs.mofcom.gov.cn/article/date/201502/20150200887787.shtml.

115. 商务部.中国服务贸易发展报告 2012.北京:中国商务出版社,2012,184.

116. 张善纲,赵育新,姚国庆,等.新时期对外医疗援助的意义及应对.解放军医院管理杂志,2013,20(10):963–965.

117. 翟自立,肖树华,陈名刚,等.一个令人担忧的问题:血吸虫对吡喹酮产生抗性?中国血吸虫病防治杂志,1999,11(2):121–123.

118. 邹洋,王磊,李小丽,等.北京市 6 例输入性曼氏血吸虫病临床特点分析.中国血吸虫病防治杂志,2017,29(2):150–154.

119. 李燕榕,谢汉国,陈朱云,等.1 例输入性埃及血吸虫病的诊治.中国血吸虫病防治杂志,2017,29(1):108–110.

120. 徐芸,龚志红,宁安,等.输入性血吸虫病临床分析.当代医学,2017,23(22):1–5.

121. 莫利才,蔡仙国,王秋鹏,等.埃及血吸虫病误诊为膀胱肿瘤两例报道并文献复习.中国全科医学,2017,20(8):1005–1008.

122. 郑巧飞,褚邦勇,陈玉宇,等.浙江省台州市首例输入性埃及血吸虫病病例报道.中国寄生虫学与寄生虫病杂志,2017,35(1):17–18.

123. 来如意,何玉,李丽乐,等.埃及血吸虫病患者负性情绪个性化心理干预效果观察.热带病与寄生虫学,2016,14(2):106–107.

124. 易琳,李晓恒,陈劲松,等.深圳环境因素对曼氏血吸虫中间宿主藁杆双脐螺的分布影响.中国热带医学,2017,17(4):362–366.

125. 李晓恒,易琳,高世同,等.基于 GIS 空间自相关的深圳藁杆双脐螺分布特征.热带医学杂志,2017,17(10):1411–1415,1428.

126. 官威,李石柱,许静.非洲主要血吸虫病诊断技术研究进展.国际医学寄生虫病杂志,2014,41(2):99–104.

127. 邓维成,白定华,李志坚,等.非洲输入性血吸虫诊治要点.中国血吸虫病防治杂志,2016,28(4):472–474.

128. 曹淳力,郭家钢.“一带一路”建设中重要寄生虫病防控面临的挑战与对策.中国血吸虫病防治杂志,2018,30(2):111–116.

129. 张玺,姜鹏,刘若丹,等.“一带一路”背景下增加输入性寄生虫病教学内容的建议.中国病原生物学杂志,2018,13(3):322–326.

130. 孔子学院总部/国家汉办.关于孔子学院/课堂[EB/OL].[2017–12].http://www.hanban.edu.cn/confuciousinstitutes/node_10961.html.

131. 中华人民共和国教育部.2016 年度我国来华留学生情况统计[EB/OL].[2017–3].http://www.moe.edu.cn/jyb_xwfb/xw_fbh/moe_2069/xwfbh_2017n/xwfb_170301/170301_sjtj/201703/t20170301_297677.html.

第二章 曼氏血吸虫病

第一节 病原生物学

一、生活史

曼氏血吸虫的生活史分为在终宿主人和哺乳类动物体内的有性生殖世代和在中间宿主双脐螺体内的无性生殖世代，其过程包括成虫、虫卵、毛蚴、母胞蚴、子胞蚴、尾蚴、童虫7个阶段。成虫寄生于终宿主肠系膜静脉中，雌雄合抱，交配产卵，虫卵随宿主粪便排出体外。虫卵遇水孵化出毛蚴，毛蚴在合适条件下侵入中间宿主双脐螺体内，4周内在螺宿主体内经母胞蚴、子胞蚴阶段产生大量尾蚴。尾蚴从螺体逸出后到水体中，遇到终宿主即钻入皮肤，脱去尾叉后成为童虫。童虫在终宿主体内经移行最后发育为成虫（图2-1）。

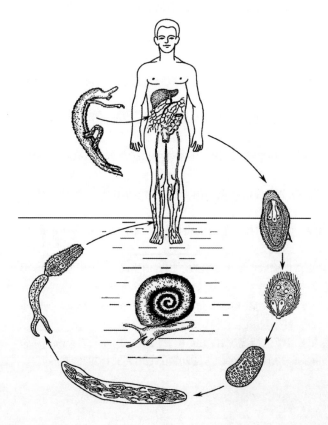

图 2-1 曼氏血吸虫生活史

二、形态

(一) 成虫

曼氏血吸虫比日本血吸虫和埃及血吸虫均小。雌、雄异体，在终宿主体内常呈雌雄合抱结伴状，雌虫多居于雄虫的抱雌沟内。曼氏血吸虫成虫无体腔，但消化系统有口、食管和肠，管肠在腹吸盘前背侧分为两支，并向后延伸至虫体前部即汇合，终止于虫体盲端。成虫吸食宿主血液，其肠管常因充满被消化或半消化的血红蛋白。肠内容物经口排至宿主血液。神经系统包括一个前脑和神经干，神经干从大脑顺着虫体延伸并有许多神经分支。

曼氏血吸虫的成虫寿命大多为 2.7~4.5 年，平均寿命为 3.5 年。个别最多可达 26~30 年。成虫主要寄生于终宿主的结肠、盲肠和肠系膜静脉中，借吸盘吸附于血管壁，以血液为营养。合抱的雌雄虫体通常逆血流移行至肠黏膜下层小静脉的末梢产卵。产卵时雌虫可离开或半离开抱雌沟。所产生的虫卵大部分透过肠壁，并随粪便排出宿主机体，小部分随血液回流并沉积在肝脏，逐渐形成肉芽肿。

成虫体壁和肠道是血吸虫吸收营养的两个界面。每个界面对所吸收的物质具有选择性，体壁主要摄取单糖和若干种氨基酸。虫体通过口部不断吞食红细胞，在肠中蛋白质分解酶的作用下，红细胞被降解为血红蛋白，并进一步降解成多肽和游离氨基酸，供虫体利用。

1. 雄虫　曼氏血吸虫雄虫体长 6.6~12.0mm，宽约 1.0mm。虫体具有口吸盘和腹吸盘，用以进行吸附定位。腹吸盘大而有力。腹吸盘前的体部呈圆筒状，后的体部张开呈扁平状，由虫体两侧向腹部中线卷曲而形成一条抱雌沟。在雄虫口吸盘及腹吸盘的内壁存在许多尖锐的小棘，且在吸盘的边缘生长许多感觉器。雄虫全身表面布满隆起的圆凸，其上长着许多小棘，小棘数目随圆凸的大小而异，每个圆凸上约有 50~250 个小棘。一般雄虫体背部的圆凸较大，在抱雌褶两侧的略小。在体后端的圆凸之间通常还生长许多体棘。虫体的内部构造除充满支持各种器官的实质组织外，尚有肌肉、消化、生殖、排泄及神经等 5 个系统。消化系统包括口、短的食管、两支肠管延伸至虫体中段之前汇合成一个盲管，从盲管至虫体尾端的平均距离为 292μm，无肛孔。雄虫睾丸 6~9 个，呈圆形，柱状或团块状排列，位于腹吸盘下方靠近体的背部。输精管与每个睾丸相通，从腹侧进入贮精囊，生殖孔开口于紧靠腹吸盘的下方。

2. 雌虫　雌虫体长 7.0~17.0mm，宽约 0.25mm，较雄虫细长而软弱。居于抱雌沟内的雌虫，外形呈圆筒状。雌虫的口吸盘和腹吸盘细小，无力。在雌虫表面无圆凸构造，但在体后端密生着许多尖端向前的倒向小棘。雌虫的生殖器官包括卵巢、输卵管、卵黄腺、卵黄管、卵 – 卵黄会合管、卵模、梅氏管、子宫及生殖孔。卵巢位于体中段之前，略呈长椭圆形或其上端稍于螺旋形，大小为（316.6~481.3）μm ×（82.5~144.3）μm。曼氏血吸虫雌虫子宫很短，子宫内的卵为单个产生，其内通常只含 1~3 个卵，这是曼氏血吸虫独有的特点，每天的产卵量为 300 个左右，仅为日本血吸虫产卵量的 1/10。

(二) 虫卵

随宿主粪便排出体外的成熟曼氏血吸虫虫卵呈长椭圆形，无卵盖，棕黄色，具有一个显眼的侧刺（图 2-2）。卵内含发育的胚胎或成熟的毛蚴。卵的大小随发育程度及宿主种类而略有变异。一般长 112~175μm，宽 45~68μm，侧刺长 20μm。卵壳表面粗糙，呈双层结构，厚约 0.7~1.2μm，由电子密度非常高的内层和中等电子致密的外层所构成。在卵壳外侧表面布满棘状的微棘，平均大小为（0.2~0.3）μm×.0.05μm。每 μm² 的微棘数目为 120~140 根。在卵壳上具有直径平均为 100nm 的微孔构造。沉积在终宿主肝、肠的虫卵细胞经过初产期、空泡期和胚胎期发育至成熟期的毛蚴。成熟毛蚴分泌物可透过卵壳，使周围组织发炎坏死，破坏血管壁。其中沉积于肠组织的虫卵由于肠蠕动、腹内压和血管内压等作用，可随坏死的组织溃破而进入肠

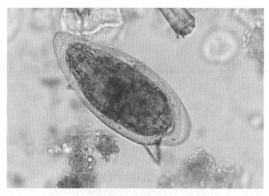

图 2-2　曼氏血吸虫虫卵（×400）

腔，并随粪便排出终宿主体外。不能排出的虫卵则在毛蚴形成 2 周左右逐渐死亡、钙化。

（三）毛蚴

曼氏血吸虫毛蚴呈梨形或长椭圆形。长 150~180μm，宽 70~80μm，外部表皮被纤毛覆盖。顶突位于前端，呈嘴突起状。毛蚴体内前部中央为呈袋状的顶腺，两侧是呈长梨形的单细胞侧腺。腺体分泌物中的可溶性虫卵抗原，在毛蚴未孵出前可经卵壳的微管道释出。体后部有许多胚细胞。毛蚴没有肠道，在侵入中间宿主双脐螺体之前，其能量来自于体内储存的糖原，因此孵化后的毛蚴随时间推迟，其感染性降低，在 4~6 小时后可失去感染性。毛蚴的排泄系统由一对前焰细胞和一对后焰细胞组成。其拥有神经系统，并连接各感觉器官。这些结构使得毛蚴能适应环境变化，并迅速靠近它的螺蛳宿主体内。曼氏血吸虫的毛蚴阶段已出现了性别分化，雌、雄毛蚴分别只能发育成相应的雌、雄虫体。曼氏血吸虫毛蚴和日本血吸虫毛蚴一样，具有向光性（毛蚴含有光感受器）、向上性（可背离重力影响向上游动）和探知中间宿主螺的特性，这些特性使得毛蚴在中间宿主存在的地方，可以更好地利用其化学感受器探测到由螺宿主释放的脂肪酸和一些胺类分泌物，并向含有这些物质的地方移动，从而使得毛蚴可有更多的机会感染中间宿主螺类。

成熟虫卵须在水中并借助低渗透压的作用，才能孵化出毛蚴。在水中，水分经卵壳的微管进入卵内，使卵壳发生膨胀，出现裂隙，使毛蚴孵出。毛蚴在接近中间宿主双脐螺时，受螺宿主释放的毛蚴松的作用，加速与之接触，并迅速侵入螺体内。

（四）胞蚴

曼氏血吸虫毛蚴钻入中间宿主双脐螺体后，通过无性繁殖可产生成千上万条尾蚴。毛蚴接触到双脐螺后，顶突立刻固定于螺软体表面，顶和侧腺分泌物沿着顶突流入双脐螺组织，起到黏附、锐化、溶解细胞的作用。之后经过一系列移动经被溶解的组织到达螺足前部的外侧边缘，穿透螺的皮肤，毛蚴表皮板的纤毛随即脱落，肌肉层消失，进入初级胞蚴阶段。此时，胚细胞分裂，在螺头足部及内脏等部位形成母胞蚴。母胞蚴体内的胚细胞经过分裂、增殖形成许多长袋状的子胞蚴。子胞蚴具有运动性，发育成熟后的子胞蚴自母胞蚴逸出，并移行至螺体消化腺和生殖腺组织中继续发育。子胞蚴体内的胚细胞经胚球阶段不断发育，并产生大量尾蚴。成熟尾蚴从子胞蚴体前端破裂处进入螺体组织，在头腺分泌物的作用下，从螺体内逸出。同时，许多胚细胞继续形成胚球，故可持续产生尾蚴。

（五）尾蚴

曼氏血吸虫尾蚴为叉尾型，长约 280~360μm，分体部和尾部，尾部又分尾干和尾叉。体部前端为头器，内有一单细胞头腺。口孔位于尾蚴前端正腹面，腹吸盘位于体部后 1/3 处，由发达的肌肉组成，具有较强的吸附能力。腹吸盘周围有 5 对左右对称排列的单细胞腺体，称钻腺。位于腹吸盘前的 2 对称为前钻腺，腹吸盘后的 3 对称为后钻腺。前、后钻腺分别由 5 对腺管向体前端分左右 2 束开口于头器顶端。曼氏血吸虫尾蚴从螺体内逸出的最适温度为 20~25℃，4℃以下无尾蚴逸出。全黑暗时也无尾蚴逸出。在自然条件下，曼氏血吸虫尾蚴从双脐螺体内的逸出高峰时间为 11~14 时。尾蚴从螺宿主体内逸出后在水中的生存时间及其感染力随环境温度、水的性质以及逸出后的时间长短有关。环境温度愈高寿命越短，逸出时间越长其感染能力愈差。在最佳条件下，其感染活性可保持 5~8 小时。曼氏血吸虫尾蚴在水体中分布不同于日本血吸虫，一般混悬于水体中，可自主游动。

（六）童虫

曼氏血吸虫尾蚴钻入宿主皮肤脱去尾部，转化为童虫。脱去尾部的尾蚴在数小时内，其表面的大部分糖被也随之脱落，取代之的是新成虫类型的表皮，并在生化和结构上都发生了改变，如新表皮有两层脂双层膜。尾蚴穿透终宿主表皮通常时间很短，进入真皮后才能成为童虫。其进入宿主真皮后穿透表皮的基底膜往往需要 1~2 天的时间。进入真皮后的 10 小时，童虫移行进入血管或淋巴管，进入静脉系统，随血液循环，经右心至肺，成为肺型童虫，在肺部进一步发育。之后童虫由左心室进入体循环，到达肠系膜上下动脉，经毛细血管到肝静脉中寄生，即为肝门型童虫。到达肝脏后，曼氏血吸虫童虫即开始了真正的生长，开始摄食红细胞，逐渐完成肠管和性腺的发育。性成熟后，雌雄虫体配对，沿肝门静脉逆血流循环迁移到肠系膜分支寄生、交配、产卵。从曼氏血吸虫尾蚴感染宿主后，经 25~28 天移行到门静脉 – 肠系膜静脉发育为成虫，30~35 天可产卵。

第二节 流行病学

曼氏血吸虫病呈广泛性流行，目前主要流行于非洲、中东地区、加勒比海地区、巴西、委内瑞拉和苏里南。在非洲，主要流行于埃及、苏丹、埃塞俄比亚、肯尼亚、坦桑尼亚、莫桑比克、津巴布韦、赞比亚、刚果等 45 个国家。在南美洲主要流行于巴西、圭亚那、多米尼加、加勒比海等 9 个国家和地区。在亚洲的也门、阿曼和沙特阿拉伯亦有曼氏血吸虫病的流行。另外，拉丁美洲和加勒比海的圣马丁岛、蒙特塞拉特岛和以色列也曾流行曼氏血吸虫病，但目前均已消除。

一、流行环节

曼氏血吸虫是寄生在人体痔静脉丛、肠系膜上下静脉的血吸虫。成虫交配产卵，虫卵随大便排出体外，合并泌尿系统异位损害时虫卵可从尿中排出，然后在水中孵出毛蚴，毛蚴进入中间宿主双脐螺体内（光滑双脐螺、亚氏双脐螺、浦氏双脐螺等）进行无性繁殖，逐步发育成母胞蚴、子胞蚴和尾蚴，从螺体内逸出的尾蚴侵入终末宿主，在宿主体内发育成童虫，并最终移行到寄生部位。

（一）传染源

曼氏血吸虫病的传染源为能够从粪便中排出虫卵的人和哺乳类动物。目前已证实，有29属40种哺乳动物有曼氏血吸虫自然感染，分隶7目：食虫目、啮齿目、灵长目、肉食目、偶蹄目、贫齿目和有袋目。其中非洲有5目22属，拉丁美洲有6目13属，主要动物宿主有家鼠、野鼠、狒狒、长尾猴、绵羊等。曼氏血吸虫尾蚴钻入宿主皮肤后即变成童虫，在皮肤内停留2~3天并移行至肺，8天后移行至肝脏，第28天抵达肝内门脉，雌、雄虫形成合抱至发育成熟并移行至远端肠系膜静脉，并由雌虫产虫卵。尾蚴侵入宿主体内不再增殖，仅半数发育为成虫。从尾蚴侵入皮肤至粪中查到虫卵大约为34天。曼氏血吸虫在人体内平均寿命为3.5年。

曼氏血吸虫病传染源的作用大小与宿主排出虫卵数量及排出的虫卵进入螺蛳孳生地的几率有关。在同样的暴露条件下，初次感染者排出虫卵量要高于重复感染者。研究显示10~14岁儿童曼氏血吸虫感染后其排出的虫卵量显著高于其他年龄组成员的虫卵排出量。而查不到虫卵仅免疫血清试验阳性的患者属非传染源。

（二）传播途径

传播途径是指病原体从传染源排出后、侵入新的易感宿主之前，在外界环境所经历的全部过程。曼氏血吸虫从传染源排出到侵入新的易感终宿主之前，依次经历虫卵、毛蚴、胞蚴和尾蚴4个生活阶段，其中胞蚴是在中间宿主螺蛳体内完成。

1. 虫卵　曼氏血吸虫虫卵主要随宿主粪便排出体外，未排出的虫卵在宿主体内2~3周内死亡。虫卵被排出体外后，在自然界存活时间的长短受温度等周围环境的影响。将含有曼氏血吸虫虫卵的粪便置于冰箱2~8℃冷藏，虫卵可存活一周以上。

2. 毛蚴　毛蚴必须虫卵有入水的机会才能孵出，适宜孵化水温为20~30℃，孵出毛蚴在水中不停地游动。曼氏血吸虫毛蚴侵入中间宿主螺蛳并无选择性，但对不同种类的中间宿主成功率不同，侵入光滑双脐螺的成功率约为31%~70%，而侵入菲氏双脐螺的成功率可达100%。

3. 胞蚴　毛蚴钻入中间宿主双脐螺体内，经过母胞蚴及子胞蚴二代无性生殖，可陆续发育成数万条尾蚴。曼氏血吸虫的中间宿主为双脐螺，凡有曼氏血吸虫病流行的地方，必有双脐螺孳生。然而有双脐螺的地方不一定流行血吸虫病。1988年，Kloos等（1990）调查发现，在埃塞俄比亚海拔2200m处双脐螺分布广泛，但当地未发生曼氏血吸虫病流行。近年来，在我国南方广州、深圳等地发现了从国外输入的双脐螺，且孳生面积呈进一步扩大态势，已引起了研究者的高度关注。

4. 尾蚴　温度和光照对尾蚴从螺体逸出有明显的影响。白昼有利于尾蚴逸出，尾蚴逸出的适宜温度为20~25℃。据观察，5℃条件下曼氏血吸虫尾蚴最长存活时间长达204小时，25℃时仅能存活23小时。尾蚴钻入易感者的皮肤与黏膜必需在有水的条件下完成，但水量不需要很多，即使皮肤上尚有一层未曾抹去的水膜，尾蚴也能在其中摆动其尾作钻入皮肤的动作，再加上钻腺分泌物的溶组织作用，尾蚴可在10秒内钻入宿主的皮肤。

暴露于含有尾蚴的疫水是血吸虫感染与流行的必要环节。人们接触疫水的行为影响着血吸虫的感染与传播。1988年塞内加尔Ndombo地区曼氏血吸虫病感染率为0，而1992年感染率飙升至75%~100%。Sow等（2011）对当地居民接触疫水的行为进行长达2年的观察记录，发现当地平均每人每天接触疫水0.42次，平均每人每天接触疫水4.3分钟，这可能与当地的曼氏血吸虫病暴发有关。

（三）易感者

曼氏血吸虫病的传播与流行，除了有传染源和适宜的传播途径，还需要有易感人群的存在，才能产生新的感染者和传播者。研究显示，在非洲10岁以下儿童经治疗后获得再感染的程度高于10岁以上者。少数成年人也有再感染，但其感染度较低。在相同暴露条件下，再感染的感染度随年龄的增长而降低。据此有学者提出了缓慢形成获得性免疫（*Slowly acquired immunity*）的假说，即随年龄的增长，人体对曼氏血吸虫缓慢形成获得性免疫。疫区存在着"易感"与"非易感"两组人群，低年龄组人群暴露少而再感染率高，而高年龄组人群暴露多而再感染率低。说明儿童和青少年是曼氏血吸虫主要易感者，应列为重点关注和保护对象。

二、流行因素

（一）自然因素

曼氏血吸虫中间宿主双脐螺为水生软体动物，它的孳生与气温、水分、光照、植被等因素密切相关。而血吸虫虫卵、毛蚴和尾蚴在环境中短暂的自由生活阶段，虫卵的孵化及尾蚴的逸出除了与水有关之外，还受到温度、光照等条件的影响。

1. 温度 温度能影响血吸虫毛蚴的生存能力和感染力。实验显示，曼氏血吸虫毛蚴在18~30℃时生存时间较长；当温度超过40℃或低于10℃时毛蚴活力下降，死亡率显著上升；在适宜温度内随着温度的上升，毛蚴感染能力逐渐增强。

温度还能影响曼氏血吸虫尾蚴的逸出，一般认为在15~30℃，光照强度逐渐上升的条件下，曼氏血吸虫尾蚴1~2小时后逸出，2~4小时达到逸出高峰。另外，曼氏血吸虫在雨季和干冷季节，早上9~11点是曼氏血吸虫尾蚴从双脐螺中逸出高峰期；在干热季节11~15点是尾蚴逸出高峰。

持续或频繁的热浪可能导致原低感染率或零感染率的地区暴发血吸虫病，如在乌干达西部一个海拔1487~1682m的火山口形成的深湖，原本调查没有发现曼氏血吸虫病流行，但John等（2008）于2008年调查发现，该地区平均曼氏血吸虫病感染率达到了27.8%。

2. 水 血吸虫生活史中的许多阶段都是在有水的条件下完成的。在非洲热带地区，旱季水源枯竭，河床干枯，血吸虫病的传播因此停止，然而血吸虫胞蚴能在螺蛳中休眠等待雨季的到来。在雨季开始时，宿主螺蛳产卵数量出现不规则的暴涨，并随水扩散。特别是洪水爆发之后，血吸虫新病例激增，且常有急性血吸虫病病例，甚至有成批的急性感染发生。

（二）社会因素

影响血吸虫病的传播与流行社会因素包括人口社会特征、接触疫水行为、人口流动、水利建设、社会制度等。

1. 人口社会特征 在曼氏血吸虫病流行区，从事水上作业的人群感染血吸虫病的危险性要大大高于其他职业人群。Korte等报道，教育程度对血吸虫的感染率并无显著性影响，但宗教可能极大地影响用水模式，从而影响血吸虫感染率。

2. 接触疫水行为 接触含有血吸虫尾蚴的疫水是血吸虫病传播的必要环节。在波多黎各对当地居民洗澡、涉水等行为设置了"日常疫水接触指数"，研究结果显示，当该指数从 0 增至 3 次每天时，曼氏血吸虫的感染率增至 86%。非洲部分国家信奉穆斯林，两性接触疫水的方式也明显不同，因此在河中游泳戏水绝大多数为男性，人群接触疫水的年龄高峰在 10~19 岁组。

3. 人口流动　在非洲，农民大量涌入城市，改变了城市周围的生态，带来了血吸虫病传染源，使城市和其周围地区成为血吸虫的传播区域。难民的流动可改变血吸虫病的流行区分布。据 Mott 报道，在一个有 27 000 人口的难民营，其中 72% 的人感染了曼氏血吸虫。另外，自非疫区到非洲的旅行者，由于缺乏对血吸虫的免疫力，回国后诊断为急性血吸虫感染者亦多有报道。

4. 水利建设　埃及阿斯旺高坝的建设扩大了该地区的灌溉面积，把季节性灌溉变为常年灌溉，使得曼氏血吸虫的中间宿主双脐螺成为了当地的优势种，血吸虫病的传播因此由季节性传播变为常年性。喀麦隆因灌溉的发展使曼氏血吸虫病发病率从 1950 年的 15% 增加到 60 年代初期的 30%。到了 70 年代末发病率为 40%。

5. 社会制度　社会因素中社会制度是起着决定性的作用，一旦社会制度有所改变，血吸虫病流行的态势有可能随之改变。据 WHO 报道，1976 年前埃及的血吸虫病流行率约为 40%。1976 年埃及政府通过了国家血吸虫病控制项目（NSCP），经过几十年的国家关注和各方努力，2001 年，据 Fenwick 等报道曼氏血吸虫病的流行率从 16.4% 降至 1.6%。

三、流行特点

（一）地方性

曼氏血吸虫病和其他螺传疾病一样，具有较强的地方性，这与中间宿主双脐螺的分布范围及扩散能力密切相关，无双脐螺孳生地区固然不可能有曼氏血吸虫病的流行。曼氏血吸虫病的地理分布和中间宿主双脐螺的分布一致，有严格的地方性。

全球曼氏血吸虫病主要集中在非洲和南美洲。据估计，38 个撒哈拉以南非洲国家曼氏血吸虫病流行国家，平均感染率为 18%。刚果民主共和国、坦桑尼亚、肯尼亚等部分地区曼氏血吸虫病感染率高达 50%~100%，对当地居民造成严重的疾病负担（图 2-3）。

（二）人群分布

曼氏血吸虫感染在人群性别、年龄和职业上的分布，与生活、生产和地方的风俗习惯及疫水接触的机会密切相关。

1. 年龄分布　曼氏血吸虫病的高感染率人群年龄段为 10~24 岁年龄组。曼氏血吸虫病感染度最重的主要集中在 10~14 岁年龄组，而且有较高比例的患病儿童每克粪便中含有超过 800 个虫卵，并伴有肝脾肿大等症状。另据肯尼亚调查，当地 40 岁以下人群曼氏血吸虫病的患病率高于 80%，40~49 岁年龄组患病率降至 60%。

2. 性别分布　男女感染率的差别主要由于两性生产劳动方式及生活习惯的不同所造成。当地感染率的性别差异亦可能是因为战争导致男性人口锐减，也可能是选择偏倚所致。据 Meurs（2012）等对塞内加尔某地区调查发现，受调查男性中 30.1%（91/302）同时感染曼氏和埃及血吸虫，女性 33.0%（98/297）同时感染曼氏和埃及血吸虫，男女性别感染率差异不大。

（三）季节分布

曼氏血吸虫感染机会的季节性是由多方面因素造成的。主要是人与疫水接触的机会、

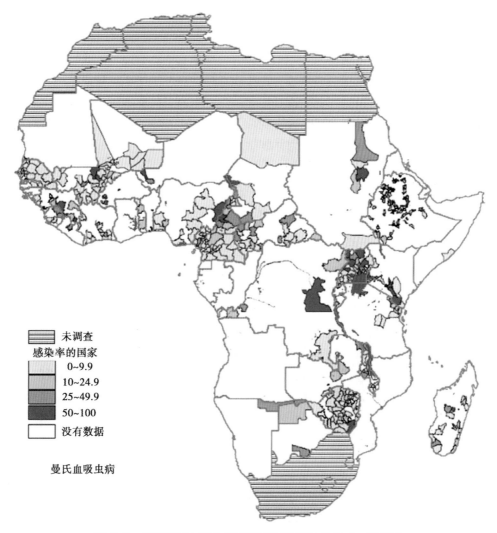

图 2-3 非洲曼氏血吸虫病感染率地区分布（Werf, 2003）

时间、次数、方式等密切相关。在旱季，感染性螺蛳的逸蚴机会减少，螺体内累积的尾蚴数量增多，一旦下雨得水于是大量逸蚴，故雨季开始时最易发生感染。在雨季，螺蛳的自然感染率较低或尾蚴尚在发育阶段，加上水量迅速上升的稀释作用，水中尾蚴相对较少，发生急性感染的可能性较小，但是随着水位上涨，将导致发生居民血吸虫病感染的范围扩大。

第三节 致病机制

曼氏血吸虫虫卵肉芽肿的形成机制认为主要是细胞介导的免疫反应。曼氏血吸虫虫卵肉芽肿较日本血吸虫为少、体积亦小，虫卵在黏膜下层产出后 6 天左右毛蚴成熟，分泌 SEA，致敏 T 淋巴细胞，当后者再与虫卵抗原接触时，释放出多种淋巴因子，在虫卵周围产生炎症反应，有大量嗜酸性粒细胞、巨噬细胞和淋巴细胞浸润，形成虫卵肉芽肿，重者形成嗜酸性脓肿。本病病理变化取决于组织中虫卵数和虫卵周围炎症反应的程度与范围。

随着虫卵中毛蚴死亡与宿主抑制性 T 细胞与抗独特型抗体的调控作用，虫卵肉芽肿缩小，最后形成瘢痕。

本病的病理改变与日本血吸虫病相似但较轻。肠道病变以直肠与乙状结肠为主，肠黏膜虫卵肉芽肿坏死脱落后形成浅表溃疡，产生脓血便。肠黏膜增生可形成息肉。虫卵不断经门静脉进入肝脏可引起肝内门脉周围纤维化、门脉阻塞与门脉高压，导致门 - 腔侧支循环形成，尤以食管下端和胃底静脉曲张为多见，脾脏因被动充血而肿大，晚期可出现腹水。本病中枢神经系统损害很少见，虫卵肉芽肿压迫脊髓较多，日本血吸虫病则与之相反。

曼氏血吸虫轻度感染者多数人可无症状或仅有腹痛、短暂的腹泻或血便，仅有 10% 左右的感染者发展为肝脾疾病，体现为肝脾肿大、腹水、门脉高压和食管与胃底静脉曲张。

一、肝脾病变

曼氏血吸虫病所引起的肝脾病理变化的基础是肝脏门脉血管的炎性及纤维性阻塞，宿主对血吸虫虫卵所发生的肉芽肿性炎症反应（延迟型细胞免疫应答）则是这一病变的主要始动病因。曼氏血吸虫虫卵不易钙化，门静脉管道被纤维组织所代替，从而导致窦前性堵塞、肝大、门脉高压、脾和食管胃底静脉曲张，即所谓肝脾型血吸虫病综合征，在血吸虫病病期分类中大致相当于晚期日本血吸虫病。超声检查可见门静脉回声增加，表明静脉壁增厚，沿着门静脉及其分支有纤维带。在肝脾型血吸虫病中，相当部分病例出现门脉高压。巨脾病例门脉血流增加，因为肿大的脾需要较多的血供，由于窦前阻塞，又会增加门静脉压力。

二、肠道病变

血吸虫对肠道的损害会波及小肠和大肠，但大多数的病变都发生在大肠。因为成虫常栖息于肠系膜下静脉和直肠上静脉，更多的虫卵沉积在大肠，特别是在直肠、乙状结肠和降结肠。疾病的程度与感染度和时间有关。

1. 急性期　黏膜红肿，外观凹凸不平，部分黏膜表面呈细颗粒状隆起，似沙砾，灰褐色。以后部分黏膜溃破形成浅小溃疡，大量虫卵由此排入肠腔，此时粪便检查虫卵为阳性。镜下，肠壁各层均有急性虫卵结节，尤以黏膜下层为明显。结节中央部分可坏死，向肠腔溃破。患者可出现腹痛、腹泻和黏液血便等症状。

2. 慢性期　当虫卵沉着在人的肠壁组织中，其周围出现细胞浸润，形成虫卵肉芽肿，引起黏膜下层增厚。肉芽肿的发展与虫卵的发育过程一致，开始局部渗出与增殖反应逐渐增强，虫卵变性死亡后，肉芽肿开始退化，形成纤维瘢痕组织，最终钙化。肉芽肿反应可破坏宿主正常组织，不断生成的虫卵肉芽肿形成相互连接的瘢痕，导致肠壁纤维化等系列病变，可能伴随着溃疡、出血、息肉等。大肠是血吸虫虫卵排出的通道，亦同时为病变累及较重的脏器，肠壁黏膜下沉积的虫卵形成与结核类似的肉芽肿并引起钙化、肠壁增厚和管腔狭窄。慢性感染也会导致出现憩室、克罗恩病、癌症类似的症状。此外，有报告认为曼氏血吸虫感染与结、直肠癌的发生相关，但也有不同意见，学术界尚未取得一致意见。

三、肾脏病变

曼氏血吸虫病肾脏病损最早报告于 20 世纪 60 年代。研究表明，血吸虫病患者中肾小球发生疾病的几率是 5%~6%，而肝脾型血吸虫病中肾小球疾病发生率则提高到 15% 左右。进一步研究表明，伴有门静脉高压的肝病是肾小球变化发展的先决条件。门静脉系统侧支循环使通常被肝脏及其库普弗细胞清除的血吸虫免疫复合物改道，随后免疫复合物陷入肾小球毛细管壁，激活补体，导致肾小球损害。目前几乎可以肯定，血吸虫性肾小球病变是由肾小球免疫复合物沉积所引起。一些研究者通过直接或间接的免疫荧光技术，在感染动物和曼氏血吸虫感染的肝脾型血吸虫病患者的活检或尸检材料中，证明了 IgM、IgG、IgA、IgE、C1q 及 C3 和纤维原的肾小球沉积物。

在曼氏血吸虫感染中，来自成虫或虫卵的循环抗原可在机体的各种体液中发现，肾脏在处理这些循环抗原时发挥作用，因此持续递呈血吸虫抗原到肾脏和肾小球病变之间有着密切的联系。在肝脾型血吸虫病中，门脉血液的分流运送大部分抗原到体循环中并至肾脏是主要的机制。肾小球病变和蛋白尿的程度可能与肝巨噬细胞功能的损坏有关。曼氏血吸虫感染所引起的肾小球主要的组织学变化见于系膜和基底膜，表现为膜性增殖性肾小球肾炎或灶性肾小球肾炎。肾小球系膜肥大由细胞增生和系膜基质增多组成，白细胞轻度浸润或缺如，毛细血管基底膜变化不显著，但也有报告基底膜增厚、断裂伴毛细血管壁塌陷。肾小球变化的程度和范围随病例而异，通常可见节段性变化。电镜研究已证明在肾小球系膜区和沿基底膜有电子致密沉积物，虽然淀粉样物也见于肾小管周围、肾血管或间质内，但主要在系膜。

四、肺部病变

在曼氏血吸虫病急性期，患者肝脏明显充血、肿大，门静脉内刚产出的游离单细胞期虫卵由于体积较小，故常可通过极度扩大的肝窦而随血流经过小叶中央静脉、肝静脉、下腔静脉及右心而进入肺部沉积，这是肺内虫卵的主要来源。

1. 童虫肺炎　是在感染早期，血吸虫童虫从肺部到肝脏的微血管中移行时所引起的过敏反应。可出现低烧、咳嗽，偶有咯血。胸部检查可有散在的哮鸣音和啰音。胸部造影显示有基底动脉斑块。周围血嗜酸性粒细胞增多，但可在 2~4 周内消失。移动的虫体很少会在肺部产生严重的病变。

2. 反应性肺炎　通常在严重感染病例化疗后所发生的一种类似 Loeffler 综合征的肺炎。可能是由于死亡的成虫突然释放大量抗原，从而致敏肺部的免疫细胞而引起的过敏反应。在外周血内会出现大量的嗜酸性粒细胞。通常在停止抗血吸虫治疗后症状会自动消失。

3. 肺源性心脏病　由曼氏血吸虫虫卵沉积所致的肺动脉炎引起的肺循环高压和肺源性心脏病。已有不少文献记载，且较埃及血吸虫感染、日本血吸虫感染所引起的远为多见。在肺部前毛细血管，肉芽肿形成和肝纤维化发生后，虫卵容易在肺循环中移动导致动脉内膜炎和闭塞性脉管炎，结果导致弥漫性的血管内膜小动脉增殖、肥大、肺动脉的过早动脉粥样硬化。表现为动脉瘤样扩张，临床上造成动脉高压，增大了右侧心脏的压力、右心室肥厚，发展为肺源性心脏病。这种病例亦见于急性期的肺部有严重虫卵病变的患者。肝纤维化和门静脉高压患者的侧支循环为虫卵提供了到达肺的直接通道。尽管尸检中，伴有门腔静脉广泛侧支分流且经常发现虫卵沉积在肺的日本血吸虫病与此有相同的机制，但肺循环高压和肺源性心脏病的报告较曼氏血吸虫病的要少得多。在曼氏血吸虫病中，侧支循环是使虫卵到达肺部并发展成肺源性心脏病的先决条件。这种假设是根据肺部损害通常出现在肝纤维化和门–体侧支循环建立以后这一事实。但是，在曼氏血吸虫感染中肺动脉炎却不常见。

五、异位病变

在门静脉属支以外血管内有血吸虫成虫寄生，称为血吸虫的异位寄生，但相应部位的组织常无明显病变发生。而虫卵寄生在门静脉及其属支以外血管所属脏器内沉积所引发的病变，称为血吸虫病的异位损害。异位寄生与异位损害多发生在大量尾蚴感染的急性期，但慢性期患者也可出现。常见的异位血吸虫病变多见于脑和肺。此外也有报道在胰腺、皮肤、睾丸鞘膜、阴囊、膀胱、宫颈黏膜等寄生发现血吸虫虫卵。血吸虫虫卵进入脑和脊髓产生异位损害，可导致严重的神经系统并发症，经侧支循环进入肺的虫卵可引起肺动脉炎，甚至肺源性心脏病。

1. 中枢神经系统　目前对中枢神经系统血吸虫病的致病机制有两种推断，一种为"虫卵栓塞学说"，认为血吸虫虫卵经过动脉或静脉逆行经由缺乏瓣膜的脊髓巴特森丛，并沉积在其行经血流的任何地方，引起脊髓型血吸虫病；另一种为"直接产卵学说"，即血吸虫成虫异常迁移到脑或脊髓产卵而致病。在许多患者的脑或脊髓中散在发现稀少的虫卵沉积的现象支持第一种学说；而偶尔在患者的软脊膜静脉中发现血吸虫成虫，并在相应的区域出现血吸虫虫卵沉积，后者常有类肿瘤样表现则支持第二种假说。多数学者认为，脊髓型血吸虫病多由曼氏或埃及血吸虫虫卵引起，而日本血吸虫则易致脑型血吸虫病。通过虫卵沉积，成熟的胚胎分泌和释放抗原性或免疫原性物质，导致血液、脑脊液中细胞因子尤其是白细胞介素明显升高，出现全身反应和虫卵周围肉芽肿反应，大量的虫卵及肉芽肿在脊髓沉积导致邻近神经组织的炎性反应和占位效应。中枢神经系统血吸虫病的主要症状有头痛、视觉障碍、谵妄、癫痫、运动障碍、共济失调、下肢肌肉无力、感觉丧失、下肢瘫痪和膀胱功能障碍等。

2. 生殖系统　曼氏血吸虫病的生殖器官病变并不罕见。在埃及尸检发现的全部曼氏血吸虫虫卵，24% 在泌尿生殖器官内。另一研究表明曼氏血吸虫感染占全部女性生殖器官血吸虫病的 4%，其余部分则为埃及血吸虫感染所致。首例胎盘血吸虫病病例于 1978 年在巴西报道，发现胎盘内曼氏血吸虫虫卵肉芽肿和子宫胎盘静脉内一对合抱的曼氏血吸虫成虫。粪便检查也证明了曼氏血吸虫虫卵。亦有 1 例报道睾丸内广泛肉芽肿反应伴曼氏血吸虫成虫及大量虫卵沉积，睾丸肿大，最大直径为 9cm，伴坚硬结节病损，手术前疑为恶性睾丸肿瘤。切除的肿瘤检查发现大块虫卵肉芽肿，且在蔓状静脉丛内发现 3 对曼氏血吸虫成虫。另 2 例睾丸血吸虫病也从术后睾丸肿块内发现曼氏血吸虫虫卵肉芽肿而得到证实。伴局部大量曼氏血吸虫虫卵沉积的前列腺癌也有报道。

3. 皮肤　由曼氏血吸虫虫卵异位沉积所引起的皮肤损害极为少见。最常见的部位是在生殖系统皮肤，其中结节性病变发生在阴囊皮肤、阴茎、外阴。早期病损表现为多个小的圆形或卵圆形丘疹，通常没有症状，无压痛、无瘙痒、无溃疡，或可有轻度瘙痒。较陈旧的病损，表现为颗粒状外观，聚集成结节。罕见的有脐、上肩胛骨和肩部异位虫卵沉积。

第四节　临床表现

曼氏血吸虫病临床表现与日本血吸虫病相似但病变程度较之为轻，其成虫主要寄生于人体肠系膜下静脉、痔静脉丛，偶可寄生于肠系膜上静脉及肝内门静脉系统，主要病变在结肠与肝脏，虫卵起着极其重要的作用。临床表现多无特异性，轻者可无自觉症状，重者需要住院治疗，甚至死亡。根据疾病的发病方式不同，将其分为急性期与慢性期两种。

一、急性期阶段

这一阶段自尾蚴穿透皮肤开始至症状消失为止，亦称为毒血症期。多见于初次感染者，慢性患者再次大量感染尾蚴后亦可发生。病程较急性日本血吸虫病短，病情亦较轻，很少有死亡病例。一般在接触疫水感染尾蚴后 20~30 天（3~7 周）发病，也有文献报道在感染后 2~8 周发病。通常表现为 3 种类型：①速发型过敏反应；②以咳嗽和一过性肺部浸润为特征的过敏性局限性肺炎；③感染后 4~6 周出现发热反应，持续数天至数周，即所谓的 Katayama 发热综合征，但较少发生。由于速发型过敏反应，这一阶段可以出现器官肉芽肿反应引起相应器官肿大，肝穿刺活检可显示出与此一致的组织病理学改变。

临床上主要表现为发热，体温波动在 37~39℃，呈间歇性发热，持续月余，有时也可持续 2 个月，偶伴谵妄状态。寒战和多汗（sudoresis）反复发作尤以后者更加明显，咳嗽伴有支气管痉挛，部分病例表现为哮喘发作和支气管肺炎，肺部听诊可闻及干、湿啰音和（或）哮鸣音。可出现毒血症、虚弱乏力、头痛、恶心、呕吐、腹泻、厌食、腹痛、消瘦、肌肉关节疼痛、水肿、荨麻疹、肝脾肿大等，并伴有显著的白细胞和嗜酸性粒细胞增多。其中，最常见的症状为头痛（约占 60%）、发热（约占 50%）、伴有腹泻和体重下降（两者约占 40%）。其他还有颜面水肿（约占 30%），荨麻疹和尾蚴性皮炎（两者约占 10%）。

研究资料显示：在巴西伯南布哥（Pernambuco）州、东部的塞尔希培（Sergipe）州和米纳斯吉拉斯（Minas Gerais）州，人们感染曼氏血吸虫后，在急性期出现上述临床表现的频率波动范围较大，头痛出现频率为 33%~87%，发热为 50%~90%，咳嗽为 30%~91%，腹痛为 30%~90%，腹泻为 25%~81%，肝大为 35%~86%，转氨酶增高为 38%，荨麻疹为 0.8%~10%，尾蚴性皮炎为 10%。

尾蚴穿透皮肤 3~7 天后发育为童虫，经静脉系统到达肺部，穿过肺部毛细血管床，进入动脉系统。由于童虫在肺内移行过程中所产生的机械性损伤和人体对童虫代谢产物的反应，引起过敏性局限性肺炎和短暂性嗜酸性粒细胞增多症，伴随有弛张热或低热，少数有高热、咳嗽、咳痰、痰中带血、胸痛或哮喘，也可有腹痛，皮肤瘙痒、荨麻疹等过敏症状。症状常持续 1~2 周，当童虫完成肺部迁徙以后症状自然缓解。

感染尾蚴 1~3 个月后进入急性毒血症阶段，主要表现为 Katayama 发热综合征，此时虫体发育成熟并大量产卵，出现虫卵沉积，可引起严重过敏反应。主要表现为发热、荨麻疹、支气管哮喘、血管神经性水肿、淋巴结肿大等。可有干咳、气促、哮喘、胸痛、咳血痰或脓血痰。肺部听诊可闻及干、湿啰音和（或）哮鸣音。部分病例虫卵周围有急性脓肿形成，伴随恶心、呕吐、腹痛、腹泻等腹部症状，持久的腹泻是由于虫卵对肠黏膜刺激所致。胸部 X 线照片表现为肺部弥散分布的浸润病灶，这与免疫介导的复合物反应和虫卵在肺部的沉积有关。

在幼虫发育为成虫的过程中，交叉反应表位刺激机体产生大量抗体，引起新的卵细胞沉积，导致循环抗原过剩，形成免疫复合物，这些早期抗体反应能够优先识别各自的糖类抗原。Rocha 等报道在曼氏血吸虫感染的急性阶段会出现阳性皮肤反应和非特异性的嗜酸性粒细胞增多。嗜酸性粒细胞绝对计数波动在（0.4~0.6）× 10^9/L。嗜酸性粒细胞在血吸虫病免疫病理过程中的确切作用并不十分清楚。离体实验证明针对血吸虫童虫感染，人体嗜酸性粒细胞表达的 IgE 受体参与 IL-5 依赖、抗体依赖的细胞介导细胞毒性反应。嗜酸性粒细胞亦对血吸虫毛蚴和虫卵产生毁损作用，实验研究显示嗜酸性粒细胞增多主要由 Ⅱ 类细胞因子 IL-5 诱导产生，其中包括 IL-4、IL-9、IL-13。嗜酸性粒细胞增多被认为是曼氏血吸虫病急性期的一个致病因子，嗜酸性粒细胞颗粒含有几种特异性的阳离子型蛋白比如碱性蛋白质（major basic protein，MBP），并能产生高活性氧自由基，能够对成虫、童虫和虫卵产生杀伤作用，控制急性肉芽肿的细胞浸润，与此同时这些来源于嗜酸性粒细胞的分子产物能够对宿主组织产生直接破坏作用，例如会引起心内膜损伤和肺部纤维化，但这并不影响到嗜酸性粒细胞在调节血吸虫感染、减轻宿主对血吸虫的免疫应答反应中起重要作用。

Pereira 等报道血浆 IgE 水平与曼氏血吸虫病的发病率相关。曼氏血吸虫急性期患者血浆 IgE 和一氧化氮（Nitric oxide，NO）水平增高，NO 作为免疫系统的一种重要细胞毒性因子和多功能信使将产生一种抗炎和促炎效应。更多的直接和间接证据表明，NO 是一种抗血吸虫和抗寄生虫的分子，由人体白细胞产生，能够杀灭血吸虫幼虫。曼氏血吸虫病的实验研究表明，NO 抑制剂可以引起恶病质并且能够加重肝脏的病理学损害，提示 NO 能够减轻肝细胞的损伤。

从免疫学观点来看，曼氏血吸虫感染的急性阶段以体液免疫和细胞免疫异常为特征。淋巴细胞亚群分析显示 T_4 和 T_8 亚群升高。Hiatt 等研究显示血清 IgG、IgM、IgE 等抗体滴度增高，IgA 水平正常，提示急性期患者体内发生了较强的免疫反应。IgE 水平的高低与感染的强度相关，De Jesus 等研究显示 IgE 水平在曼氏血吸虫病患者急性期和慢性期中并没有显著性差异。Caldas 等研究显示，急性期患者针对虫卵抗原的特异性 IgG、IgM、IgE 与慢性期患者并不相同。Nash 等报告可用血吸虫特异抗原血清反应区分急性期和慢性期患者，与健康人相比较，急性期患者可见较高 IgM 抗体和较低 IgG 抗体水平；而慢性期患者则相反，表现为相对较低的 IgM 抗体和较高的 IgG 抗体水平。

值得注意的是，在高流行区，当地居民感染曼氏血吸虫后，在感染起始阶段并不会产生超敏反应，急性期常无症状而被忽略，通常没有肝脾肿大，但以成虫抗原做皮肤试验阳性率可达 50%，部分病例嗜酸性粒细胞升高。散发急性期病例多见于非疫区年轻男性在休闲活动中（河中洗澡、游泳、戏水等）初次感染者，或那些在战争期间或军事演习中接触了疫水的士兵。

急性期临床表现可不典型，可能散在出现或完全隐匿。其临床表现的轻重与感染的虫荷、器官的免疫状态及重复感染有关。急性期的结束并不意味着排泄物里的虫卵数会减少。

二、慢性期阶段

当急性感染临床表现消失以后，患者可无任何症状进入慢性期，成虫和虫卵在体内不断产生抗原类物质是慢性期病变的基础。此外，成虫和卵细胞的死亡亦能产生抗原而促进免疫反应发生，从而引起靶器官的损伤。抗原的产生以及引起病变的严重程度，与感染的强度密切相关。慢性期感染者多见于流行区无症状居民，由于这些患者从小暴露于疫水而感染的环境中，获得对再次感染的部分免疫力，因而缺乏对曼氏血吸虫的显著超敏反应。当重复感染时，并不能表现出急性期临床综合征等症候群。

（一）临床分型

依据临床表现与病理变化，可将慢性期曼氏血吸虫病分为肠型、肝肠型、肝型、肝脾型和脾型。虽然有些病例其中之一可能占优势，但在任何曼氏血吸虫感染中，肠和肝的病理变化总是同时存在。

1. 肠型／肝肠型　肠型、肝肠型曼氏血吸虫病并无严格的界限区分，以轻症和无症状者多见。腹泻为最常见的症状，呈周期性发作持续数天，伴有黏液血便及里急后重感，有时腹泻与便秘交替出现。严重的血样腹泻可引起缺铁性贫血、低蛋白血症和低血钾，患者可表现为面色苍白、消瘦乏力、杵状指、双下肢水肿、腹水等。另有部分患者表现为腹痛、消化不良、恶心、呕吐、胃肠胀气、失眠、虚弱、困倦（特别是饭后）、肌痛等。少部分患者伴有头晕、头痛、心悸、气短、厌食、体重下降、四肢末梢冰冷、多汗等。许多感染者可能没有症状，但症状随时都有可能突然发作。

肝脏通常肿大、质地变硬。超声检查显示肝大及典型的 Symmers 肝纤维化，不伴有门静脉高压、脾大。血液检查嗜酸性粒细胞增多但低于急性期水平及大细胞性贫血，肝功能正常。直肠乙状结肠镜检查，几乎半数患者肠黏膜正常，半数表现为肠腔阻塞、肠黏膜充血、点状出血和易出血倾向。放射学检查表现为结肠痉挛、黏膜水肿和小肠弛缓征。

曼氏血吸虫病发生结肠息肉的几率很高，且多发于 30 岁左右的年轻男性。息肉最常见的部位为乙状结肠，然后依次为直肠、降结肠、横结肠和升结肠。病变部位的结肠壁可呈弥漫性增厚，严重者可致肠腔局部狭窄并伴有不同程度的肠梗阻，息肉黏膜和黏膜下层通常能发现大量曼氏血吸虫虫卵。曼氏血吸虫感染可引起嗜酸性粒细胞胃肠炎，表现为缓慢失血导致的缺铁性贫血。Hesdoffer 和 Ziady 等报道 1 例曼氏血吸虫感染引起的嗜酸性粒细胞胃肠炎，临床上表现为缺铁性贫血，胃十二指肠黏膜活检提示嗜酸性粒细胞浸润。有作者曾在 1 例伴有嗜酸性粒细胞浸润的患者直肠、乙状结肠黏膜内查到曼氏血吸虫虫卵。有文献报道曾对 17 例有活动性曼氏血吸虫感染的苏丹人用 Crosby 囊做空肠活检，发现肠绒毛结构有明显的组织学变化，表现为绒毛明显缩短与绒毛间距增宽并伴有嗜酸性粒细胞浸润。但作者认为曼氏血吸虫虫卵沉积不可能严重影响营养吸收，因为虫卵累及的小肠范围较小，不足以影响整个小肠的营养吸收功能。严重感染可引起吸收障碍综合征，有学者报道 1 例津巴布韦男孩患者表现为吸收障碍综合征，有腹泻、贫血、低蛋白血症、消瘦和周围水肿等临床表现，经空肠、直肠和肝脏活检证实为曼氏血吸虫感染。

2. 肝型／肝脾型／脾型　患者具有肝脏晚期损害及门脉高压伴有脾大时称为肝脾型曼氏血吸虫病，其病理变化与临床表现相当于晚期日本血吸虫病腹水型和巨脾型。早期肝大，以左叶更明显，表面光滑，质较硬，触诊时无压痛。儿童的肝大与感染度相关，随着持续的感染和病理学的演变，至 10 岁或 20 多岁，临床可触到明显肿大的肝脏，在病情发展到后期或发生呕血前可以没有症状。随着病情的进展，肝质地坚硬并形成结节，肝脏体积缩小即形成肝硬化。根据肝脏病变的情况，可分为肝功能代偿期和失代偿期两个阶段。

（1）肝功能代偿期：患者一般情况尚可，主要表现为消化系统症状，伴有或不伴有脾大，肝功能大多正常，蛋白质代谢正常，无腹水。

（2）肝功能失代偿期：除一般胃肠道症状外，可表现为腹水、脾大、脾功能亢进、门脉高压和（或）上消化道出血，严重者可危及生命。消化道出血特别是呕血是最重要的临床表现，出血程度与门脉高压相一致，可伴随发热、黑便。多以无力、上腹不适为先兆，出血常可突然发生，大出血时，脾脏可见缩小。也有部分患者仅有黑便或同时伴有肠出血，浅表侧支循环散在出现或者缺乏，少数患者出现轻度黄疸。下肢水肿较常见，蜘蛛痣与肝掌少见。曼氏血吸虫病并发肝性脑病并不常见，死于肝衰竭也属罕见，但合并病毒性肝炎者则除外。有些患者可并发门静脉血栓形成，表现为显著腹痛、腹胀和腹水，甚至没有症状而未被觉察。儿童期反复感染者可能会出现生长发育迟滞，表现为肝脾肿大、身材矮小及性器官发育不良。

（二）器官损害

1. 结肠与小肠　由于曼氏血吸虫成虫多寄居于肠系膜下静脉属支，其虫卵大部分释放进入肠道，故虫卵最常见的沉积部位为结肠尤其是直肠和乙状结肠，小肠受累较少，胃部病变极少。虫卵沉积后肠道局部产生炎症反应和肉芽肿，引起间歇性腹痛、腹泻、便血等。由于肠道病理学检查的困难以及一些其他的肠道疾病也可出现类似的症状和体征，肠道血吸虫病的发生频率难以量化。

肠道血吸虫病临床上具有显著的特征，表现为腹部绞痛、痢疾、水电解质代谢紊乱、缺铁性贫血、维生素吸收异常等。在肠道黏膜会出现类结核样的炎症反应，病变区域肠黏膜充血、点状出血和肠绒毛萎缩。这些病变在急性感染病例表现明显，尤其是重症感染病例，当然慢性隐匿性感染者亦可发生。

2. 肝脏与脾脏　大量曼氏血吸虫虫卵可以栓塞肝脏，慢性肉芽肿反应可产生窦状隙前的炎症反应和干线型肝纤维化（pipe stem fibrosis）。大约 4%~8% 的病例会出现干线型肝纤维化，其危险因素是肝脏的肉芽肿反应和门静脉周围组织的纤维变性。干线型肝纤维化是唯一由血吸虫感染引起的肝脏病变，初期在含虫卵肉芽肿的门静脉分支周围有弥漫性炎症和嗜酸性粒细胞浸润，以后在受影响的汇管区发生纤维化并扩大，较小的门静脉分支被虫卵肉芽肿堵塞，以后逐渐累及较大的门静脉分支，虫卵肉芽肿聚集在被阻塞的组织，进一步引起门静脉扩张，甚至出现血管瘤样改变，但肝脏的结构和肝细胞的功能一般不受影响。当发生重度感染时，门静脉周围发生广泛纤维化，以致肝切面上出现许多似陶制烟斗管样纤维插入肝小叶周围，故名干线型肝纤维化。当病变继续发展，可出现肝脏体积缩小，表面凹凸不平，有大小不等的结节。沿门静脉增生的纤维组织呈树枝状分布，附近有虫卵结节，肝细胞索受压，营养不良而萎缩，但无明显坏死或再生，肝小叶结构完整。

脾大是由于门静脉循环被动性静脉充血以及抗原刺激引起网状内皮系统增生所致。但脾脏并非大量虫卵沉积的部位，脾脏虫卵肉芽肿偶有发现。多数病例肝脾肿大呈进行性发展，巨脾患者常常伴有脾功能亢进。Borojevic 等分析了 15 例 16~57 岁严重慢性期曼氏血吸虫病患者的脾病变，并同死于其他疾患患者的脾标本作了比较，采用标准组织学方法和超微结构技术在光镜及电镜下进行观察，结果发现血吸虫引起的病脾结缔组织及其细胞外基质的变化尤为突出。由于脾大与脾功能亢进相一致，不仅脾被膜及脾小梁结构增厚，而且脾内血压亦升高。在较年轻的患者中，血吸虫病脾的白髓增多，而在较年长的患者中则相反。通过电镜观察发现，脾髓内胶原沉积物常与血管周围的网状细胞及窦状小管周围肌内皮细胞的基底膜相联系，脾髓内血管周围胶原沉积物的分布呈明显梯度。在红髓内，弹性硬蛋白的变化较胶原的少得多，它们参与血管周围小泡基质沉积物的形成。

曼氏血吸虫病脾纤维化的方式可分为两种：一是由于脾髓中及静脉窦周围延伸的银染纤维连续网络的形成，红髓内产生弥散的纤维；二是由于血管周围的剧烈纤维反应，大大改变了局部组织的正常结构。作为反应的直接结果，首先是血细胞通过脾髓的通路发生变化，此与血吸虫病脾大的血液学一致，其次是由于渗透性明显降低，红髓中血管周围区域大循环途径改变了。血吸虫病脾内常见有出血斑，可能是这一改变的结果。动物实验证明，用曼氏血吸虫反复感染同系交配的 CBA/J 小鼠，经过急性阶段以后，20% 的小鼠会出现特征性的巨脾综合征（hypersplenomegally syndrome，HSS），表现为巨脾、肝纤维化、腹水、贫血。类似于伴有门脉高压和侧支分流的人肝脾型曼氏血吸虫病的临床表现。其余会进展为与慢性感染相一致的病变程度较轻的脾肿大综合征（moderate splenomegally syndrome，MSS）。与 MSS 相比，具有 HSS 表现的实验小鼠其 T 淋巴细胞和 B 淋巴细胞被大量激活，导致 TNFα 水平增加，IL-10 合成减少。提示具有不同临床表现的两组实验小鼠之间存在着不同的免疫调节通路。

3. 门脉高压症与消化道出血　血吸虫病肝纤维化时由于肝内组织结构被破坏与重建，使肝内血管床受压、扭曲、变形、狭窄和改道，导致肝内血管床和血流量减少。而肝静脉血管壁较薄，其血管床及血流量最易受累，门静脉次之，肝动脉受影响最晚。急性上消化道出血为曼氏血吸虫病常见的严重并发症，常可危及患者生命。出血的根本原因在于干线型肝硬化导致门静脉血流障碍及门脉高压症引起脾脏淤血肿大，食管下静脉、直肠上静脉和脐周静脉丛曲张等侧支循环开放；其次为门脉高压症引起胃肠黏膜病变即所谓的门脉高压性胃肠病。出血机制是由于严重的血吸虫感染导致缓慢进展的门脉血流瘀滞阻塞，大量虫卵在肝内小静脉和汇管区沉积，刺激纤维组织增生，肝内门静脉系统受到挤压，进而引起门脉压力增高，门脉侧支循环的属支胃底食管静脉曲张破裂引起急性上消化道出血，如系直肠静脉丛曲张破裂则引起急性便血。另外，肝硬化时，凝血因子合成减少，消耗过多，原发性纤维蛋白溶解以及血小板质量的改变也是影响出血不可忽视的因素。钡餐和胃镜检查发现 80% 的肝脾型曼氏血吸虫病患者有胃底食管静脉曲张，曲张的部位最常发生于食管下 1/3 段，常常伴有脾脏明显肿大。出血前可无任何先兆，常表现为呕血或黑便，伴有虚弱乏力、上腹不适、胀痛、食欲明显下降。如表现为呕血，则失血量较大，肿大的脾脏可有一定程度的缩小，严重者出现失血性休克而致命。出血后血氨轻度升高或正常，发生肝性脑病的几率较低，这与晚期日本血吸虫病并不相同。出血 24 小时内网织红细胞即见升高，至出血后 4~7 天，可达 5%~15%，以后逐渐下降至正常，如出血不止，网织红细胞可持续升高。上消化道大出血 2~4 小时，白细胞可升高到（10~20）× 10⁹/L，出血停止后 2~3 天恢复正常，但合并脾功能亢进者，白细胞计数可不增高。

4. 门脉高压症与腹水　腹水是肝硬化由代偿期转化为失代偿期的一个重要标志，其形成机制比较复杂，与多因素有关。正常人的门静脉压力波动范围较大，为 7.4~11.0mmHg，高出下腔静脉压 11mmHg 以上时，便可诊断为门静脉高压症。仅有门脉高压症的肝脾型曼氏血吸虫病患者合并干线型肝硬化并不一定引起腹水，多半合并低蛋白血症。由于肝纤维化，肝细胞合成白蛋白功能障碍，引起血浆胶体渗透压下降，Starling 平衡被破坏，致使体液积聚于腹腔，形成腹水。当门静脉压力 < 12mmHg 时，由于脾脏淤血肿大及侧支循环

的开放，产生一定程度的缓冲作用，很少形成腹水。但是，随着病变的进展，门静脉压力逐渐升高＞30mmHg时，腹腔内脏毛细血管床静水压增高，组织液回吸收减少而漏入腹腔形成腹水。当然，肝肠型曼氏血吸虫病患者由于严重的腹泻，尤其是血样腹泻，消化道症状显著时，可致营养吸收障碍，引起缺铁性贫血和低蛋白血症，即使没有门静脉压力的升高，也可以发生腹水。腹水的发生与血吸虫病的关系在不同地区有明显差异。在埃及，血吸虫病是引起腹水最常见的原因。但在巴西，腹水通常出现于上消化道出血以后，出血后可见腹水出现或迅速增加且腹水治疗效果良好。在农村社区曼氏血吸虫病患者腹水发病率很低，文献报道肝型曼氏血吸虫病患者腹水的发生率15%~45%。提示不同地域的成虫病株和变异可能会影响到疾病的表现和发病率。

临床上，将腹水分为3型。

Ⅰ型：初发小量腹水。经休息、限钠、停利尿剂，在数天至2周内自发性利尿，腹水消退。此型患者的血钠＞130mmol/L，尿钠50~90mmol/24h，尿钠/尿钾＞2，自由水清除率＞1ml/min，肾小球滤过率（GFR）和肾血浆流量（RPF）均正常。治疗时不必严格控制水的摄入，而醛固酮类利尿剂可加速腹水消退。

Ⅱ型：多为中量腹水，经上述处理并无自发性利尿发生。此型患者的血钠＞130mmol/L，尿钠40~50mmol/24h。1＜尿钠/尿钾比值＜2，自由水清除率＞1ml/min，GFR和RPF均正常。多数病例对抗醛固酮类利尿剂，或联合使用排钠类利尿剂有效，利尿期间不必严格限制饮水。

Ⅲ型：多为大量腹水持续3个月以上，即所谓顽固性腹水，是肝功能失代偿早、中期转化为晚期的重要表现。按国际腹水协会定义，难治性腹水是指药物治疗后腹水消退不满意或经排放腹水等治疗后用药物不能有效防止腹水早期复发，分为两种亚型：①利尿剂抵抗性腹水：对限制钠盐饮食（50mmol/d）和强大的利尿剂（螺内酯400mg、呋塞米160mg）缺乏反应，以致腹水不能消除或不能防止短期内复发。②利尿剂难治性腹水：在使用利尿剂时出现并发症，妨碍了利尿剂的有效剂量，以致腹水难以消除。此型患者血钠＜130mmol/L，尿钠＜10mmol/24h，尿钠/尿钾＜1，自由水清除率＜1ml/min，GFR和RPF均低于正常。患者对水、钠均不能耐受，是腹水中一种较严重的类型。此型腹水患者具有明显的循环功能降低，尽管内脏血管床显著淤血，但心排血量、有效血容量及RPF均减少，如继续使用呋塞米（速尿）等强利尿剂，非但利尿效果不佳，而且往往使GFR和RPF更为减少，可导致肝肾综合征及严重电解质紊乱，危及生命。

5. 肉芽肿　肉芽肿是由于虫卵沉积于组织中所引起的炎症反应，是对活性虫卵分泌的抗原呈递的CD4+、αβ、组织相容性抗原–Ⅱ（MHC–Ⅱ）所依赖的T细胞免疫应答反应。虫卵在门静脉系统所属的肠道毛细血管中大量产生，并且活卵细胞促进组织屏障的破坏进入内脏产生炎症反应。虫卵释放的活卵细胞促进自身进入血管内皮细胞，在对照实验中已经观察到虫卵在小静脉中的沉积会使血流瘀滞，引起血管壁的坏死，从而使虫卵进入内脏组织内。但是大量虫卵并没有穿透小静脉血管壁，而是通过静脉回流到肝脏、双肺和其他脏器。卵内毛蚴通过卵壳微孔分泌可溶性虫卵抗原（soluble egg antigen，SEA）等过敏性抗原物质，SEA是一种含有多种蛋白质、糖蛋白、碳水化合物和糖脂的异种蛋白，这些抗原物质将会持续释放2~4周，诱导宿主致敏，巨噬细胞、淋巴细胞、巨细胞、纤维母细胞和大量嗜酸性粒细胞参与宿主肉芽肿炎症反应。虫卵死亡后就会停止分泌这类抗原性物质，约经 6 周左右出现纤维组织沉积、肉芽肿形成。肉芽肿反应在功能上可以帮助破坏卵细胞、阻止虫卵分泌损伤宿主组织的潜在性毒性物质。实验动物中，狒狒出现肝脏肉芽肿的比例不到 10%，而小鼠将近达到 50%。动物实验证明，小鼠感染曼氏血吸虫后引起肉芽肿反应的病理过程与人类较为相似。在东非，灵长类动物狒狒是曼氏血吸虫的自然宿主，与鼠科动物血吸虫不同，它能更好地反映曼氏血吸虫在人体中的病理过程，虫卵分布的模式、肉芽肿的形成、纤维变性和免疫反应过程与人类基本一致。但是，对人体曼氏血吸虫病虫卵肉芽肿形成的免疫机制至今尚未完全阐明。

曼氏血吸虫感染小鼠后约经 4~5 周开始出现虫卵沉积，6 周左右可检测到虫卵肉芽肿，8~10 周虫卵肉芽肿体积增大到高峰。这一急性阶段肉芽肿以致密的细胞结构和大量的细胞因子产物为特征。感染后大约 16~20 周，随着纤维化的进展加重，肉芽肿的体积将有所缩小，致密的细胞结构和细胞因子产物会有所减轻。尽管 8 周后单个虫卵周围的胶原水平下降，但是肝脏的胶原水平在感染后 52 周浓度最高。在这种慢性感染小鼠实验模型中，已经证明来源于肉芽肿的残余胶原将会形成纤维条索而进展为肝硬化。

(三)异位损害

当急性期过后或由于肺部小量童虫反复感染和长期侵袭，进入慢性期形成肺血吸虫病。可表现为血吸虫性慢性支气管炎、反复发作的过敏性肺炎、支气管扩张、胸膜炎等。严重者可引起弥漫性、闭塞性肺小动脉炎，导致肺动脉高压、慢性肺心病及心力衰竭等所谓类似原发性肺动脉高压综合征（Ayerza 病）的表现，后果较为严重。并可合并许多其他器官的异位损害，包括中枢神经系统损害、肾病等并发症。异位损害的发生与曼氏血吸虫病缓慢进展的自然病程具有相关性。

第五节　实验室检查

一、病原学检查

从粪便内检查血吸虫虫卵和毛蚴以及肠黏膜活体组织检查虫卵是确诊曼氏血吸虫病的依据。常用的粪检方法有改良 Kato-Katz 法、尼龙绢集卵孵化法、塑料杯顶管孵化法等 3 种方法，其中前两者主要用于人群查病，后者用于家畜查病。改良 Kato-Katz 法作为血吸虫虫卵定量检查的方法，以其简便、快速的特点而得到广泛应用，是 WHO 推荐的血吸虫虫卵计数的标准方法。

慢性期血吸虫病患者肠壁组织增厚，虫卵排出受阻，故粪便中不易查获虫卵，可通过直肠镜或乙状结肠镜自距肛门 10cm 左右的病变部位钳取小量结肠黏膜组织，进行压片，置显微镜下检查，可发现沉积的虫卵。同时，纤维结肠镜检查时，可观察到在病变的肠道黏膜部位出现类结核样的炎症反应，病变区域肠黏膜充血水肿、浅表溃疡、点状出血和肠绒毛萎缩。对有出血倾向，或有严重痔疮、肛裂及极度虚弱的患者，不宜行此检查。

二、免疫学检查

常采用敏感性高、特异性强的免疫学检查方法，包括酶联免疫吸附试验（ELISA）、间接红细胞凝集试验（IHA）等检测血清中特异性抗体，以弥补粪检带来的不足，为诊断提供依据。血清 IgG、IgM、IgE 等抗体滴度增高，IgA 正常，IgE 滴度的高低与感染的强度相关。曼氏血吸虫病患者急性期，异嗜抗体反应（paul-bunnel reaction）可能阳性。

三、血常规检查

急性期以白细胞升高和嗜酸性粒细胞显著增多为特点，白细胞总数可达 50×10^9/L，嗜酸性粒细胞比率升高各家报道不一，一般多在 10%~75% 间波动，嗜酸性粒细胞绝对计数多达（0.4~0.6）$\times 10^9$/L。淋巴细胞可以轻度增高，中性粒细胞、单核细胞基本正常。多数患者红细胞、红细胞比积无明显变化，除急性消化道出血时网织红细胞可见升高外，大约 12% 的患者表现为缺铁性贫血时亦可引起网织红细胞增多。进入慢性期合并脾功能亢进时，血常规则表现为血细胞"三系"减少。

四、血沉检查

血沉高于正常，急性期显著高于慢性期并与粪便虫卵计数（EPG）呈正相关，与肠型血吸虫病相比，肝型血吸虫病患者血沉明显升高。

五、肝功能检查

早期肝功能无明显改变，ALT、AST、γ-GT 与正常参考值相似，提示肝细胞功能没有损伤或轻度受累。肝肠型患者肝功能往往正常，而肝脾型患者肝功能显示蛋白质代谢紊乱。一般而言，当肝细胞损害时会引起 ALT、AST 升高，但曼氏血吸虫感染引起肝损害并不如此。另一方面，γ-GT 升高是由于肝细胞微粒体部分受到慢性刺激所致并表现为胆汁淤积，Martins 和 Borges 认为微粒体的慢性刺激仅仅在肝脾型患者发生，Kardorff 等观察到 γ-GT 升高仅仅见于曼氏血吸虫病患者出现严重门脉周围纤维化、肝脏形态和质地改变以及出现侧支循环的病例。肝功能进入失代偿期则血清白蛋白降低、球蛋白增高、白蛋白 / 球蛋白比值倒置，并出现胆红素代谢紊乱、电解质代谢紊乱等。肝功能损害严重者，出凝血时间和凝血酶原时间延长。

六、腹水常规检查

常为漏出液，表现为淡黄色不凝固透明液体，Rivalta 试验阴性，蛋白定量 < 25g/L，细胞总数 < 300×10^6/L，以淋巴细胞为主，细菌培养阴性。当并发自发性腹膜炎时，则可表现为渗出液的改变。

七、超声检查

腹部 B 超是诊断曼氏血吸虫病的补充手段，可发现粪检阴性与免疫学检查阴性的血吸虫病肝纤维化患者。主要用于协助诊断慢性感染引起的肝脏损伤，可用于流行区的现场流行病学调查。曼氏血吸虫病是以门脉周围纤维化改变为主，图像特征为环状、圆点、管状改变，伴门脉管壁增厚，如合并腹水则表现为无回声图像。但对急性期曼氏血吸虫病的超声影像研究资料一直很少，急性患者可以出现肝脾肿大，其 B 超特征为门静脉周围淋巴结肿大，呈圆形边界清晰低回声区域（图 2-4）。此外，尚可观察到一个显著超声特征，在门静脉周围的起始部位出现超声波回声增强，类似 I 级纤维化（图 2-5）。

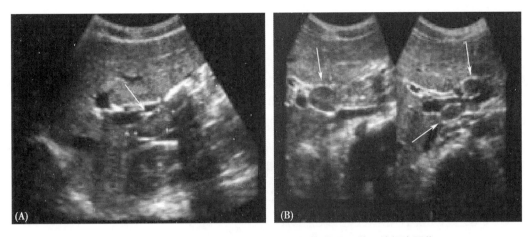

图 2-4 曼氏血吸虫病患者急性期典型门静脉周围淋巴结超声图像

（A）箭头所示为呈卵圆形肿大的淋巴结 （B）箭头所示为围绕低回声区域的光晕

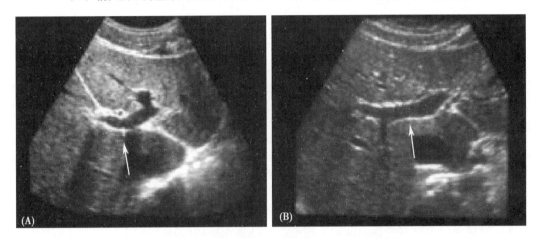

图 2-5 曼氏血吸虫病患者急性期肝脏典型超声图像

（A）箭头所示为门静脉起始部周围回声增强区域 （B）箭头所示为正常人门静脉起始部
周围无回声增强区域

八、X线检查

急性期患者进行胸部 X 线照片检查，主要表现为以肺部弥散分布的浸润病灶为特征的过敏性局限性肺炎，呈斑点状、斑片状或云絮状阴影、大片状或不规则状阴影、小结节阴影。部分病例出现肺部游走性过敏性浸润病灶。慢性期少数病例由于病变引起弥漫性、闭塞性肺小动脉内膜炎及炎性肉芽肿病变引起肺动脉和肺毛细血管进展性损害及广泛性闭塞，导致肺实质的纤维化，可引起肺动脉高压及右心室肥厚的 X 线表现。

第六节　诊断

曼氏血吸虫病诊断的金标准是应用显微镜在患者粪便样本中查出虫卵，但该检查方法也有可能导致假阴性结果，特别是对慢性感染者和低虫荷或排卵前的新近感染者。血吸虫循环抗原检测是一种免疫诊断方法，但其敏感性较差。较敏感的方法是检测血吸虫感染者血清中的特异性抗体。

在急性感染的早期阶段，大便中并不能找到曼氏血吸虫虫卵，加之非特异性的临床表现，给诊断带来困难。腹部 B 超检查是诊断曼氏血吸虫病的一种有效补充手段，主要表现为肝脏非特异性肿大、门静脉周围起始部回声增强、在门静脉周围区域可发现淋巴结肿大，肝脏组织病理学检查证实门静脉周围起始部回声增强的区域，是由血吸虫引起的炎性渗出物所致，经奥沙尼喹（oxamniquine）治疗后炎性渗出即可消失。肝穿刺组织学检查是一种有创检查而很少采用。由于急性病毒性肝炎和其他病毒感染可以引起肝、脾、淋巴结肿大，因此单凭肝、脾、淋巴结的超声特征不能诊断曼氏血吸虫病。

一、曼氏血吸虫病急性期诊断依据

1. 流行病学资料　发病前 2 周至 2 个月内有疫水接触史。
2. 临床表现　有发热、头痛、恶心、呕吐、腹痛、咳嗽、尾蚴性皮炎等临床症状，检查发现肝脾肿大伴有肝区压痛、贫血、周围血嗜酸性粒细胞增多，肝脏 B 超有影像学改变等。
3. 免疫学检查　采用 ELISA、IHA 等免疫学方法检测血清中特异性抗体阳性。
4. 病原学检查　粪检查出虫卵或孵出毛蚴。
具备 1、2 者为疑似病例；具备 1、2、3 者为临床诊断病例；具备 1、2、4 或 1、2、3、4 者为确诊病例。

二、曼氏血吸虫病慢性期诊断依据

1. 流行病学资料　既往有疫水接触史或有明确的曼氏血吸虫病史。
2. 临床表现　间歇性腹泻、腹痛、黏液血便伴有里急后重、贫血、消瘦、肝大或缩小、脾大、结肠增厚或伴有结肠肉芽肿、腹水、脾功能亢进、门脉高压和（或）上消化道出血等表现。
3. 免疫学检查　采用 ELISA、IHA 等免疫学方法检测血清中特异性抗体阳性。
4. 病原学检查　粪检查出虫卵或孵出毛蚴，无治疗史者肠黏膜活检发现虫卵，有治疗史者发现活卵或近期变性虫卵。
具备 1、2 者为疑似病例；具备 1、2、3 者为临床诊断病例；具备 1、2、4 或 1、2、3、4 者为确诊病例。

第七节　鉴别诊断

曼氏血吸虫病非特异性的临床表现，特别是急性期粪检虫卵阴性时，症状会与其他疾病相混淆，如日本血吸虫病、埃及血吸虫病、伤寒、疟疾、内脏利什曼病、单核细胞增多症、急性粟粒性肺结核、支气管疾病、肺炎等，应注意加以鉴别。

1. 日本血吸虫病　日本血吸虫病主要在亚洲流行。急性日本血吸虫病患者症状重，高热、大汗、转氨酶高、B 超显示肝左叶肿大，不及时治疗可死亡，而曼氏血吸虫病急性期则病程较短，以轻症或无症状者占多数；慢性日本血吸虫病主要表现为消化道症状及肝病表现，可发生门脉高压致脾大、腹水、胃底食管静脉曲张破裂出血、肝性脑病等，中晚期肝功能损害明显，B超显示肝实质损害为主要特征，光带呈网状结构，似"鱼鳞""蛛网""龟背"样图像，门脉增宽、巨脾、腹水、胆囊壁无变化，而曼氏血吸虫病慢性期主要为腹痛腹泻，B超显示门脉周围纤维化为特征，门脉及分支呈"圆形""环状""管状"光斑样图案，肝脾肿大较日本血吸虫病少且轻，胆囊壁增厚，少数可发生类似晚期日本血吸虫病症状但较轻，常表现为胃底食管静脉曲张，肝脾型有肝功能损害但较日本血吸虫病轻，脑型患者可有但较少。血吸虫病患者可在粪便检查或直肠镜检中发现虫卵，是鉴别日本血吸虫和曼氏血吸虫的主要依据。

2. 埃及血吸虫病　非洲除流行曼氏血吸虫病外，还存在埃及血吸虫病，主要侵犯泌尿系统，临床上以终末血尿、膀胱刺激征和尿路梗阻为主要特征，其鉴别诊断的主要依据是尿检或者膀胱黏膜活检找到埃及血吸虫虫卵。埃及血吸虫病可见膀胱息肉，肝脏的病变少且轻。也有文献报道埃及血吸虫可异位寄生于肠道黏膜，临床表现以腹痛、腹泻为首发症状，与曼氏血吸虫病临床表现相似，尤其是尿检或粪检找不到血吸虫虫卵时容易误诊，故肠黏膜活检找到血吸虫虫卵并鉴定虫种在临床诊断上非常重要，是确诊及鉴别的依据。

3. 伤寒　是由伤寒杆菌引起的急性肠道传染病。患者的特点为持续高热，表情淡漠，相对缓脉。起病第2周胸腹壁出现少量斑丘疹（玫瑰疹）。白细胞计数减少及嗜酸性粒细胞百分比减低甚至降至零。早期血细菌培养、后期尿及粪培养可获伤寒杆菌。骨髓培养阳性率较血培养高，尤其适合于已用抗生素治疗且培养阴性的患者。曼氏血吸虫病患者血液中嗜酸性粒细胞常显著增多，有助于鉴别诊断。

4. 疟疾　疟疾是由疟原虫经雌按蚊叮咬或输入带疟原虫患者的血液而感染所引起的传染病。不同的疟原虫分别引起间日疟、三日疟、恶性疟及卵圆疟。多发于夏秋季节，在热带及亚热带地区一年四季均可发病，并且容易流行。疟疾患者有间歇性发热及大量出汗的症状，但大多数疟疾患者有寒战；间歇型发热可每日发作，但多为隔日发作；肝脏肿大不明显；疟疾患者白细胞计数往往正常或减少，嗜酸性粒细胞百分比不增高而曼氏血吸虫病患者白细胞计数往往增多，嗜酸性粒细胞百分比明显增高；疟疾患者血液检查可找到疟原虫，用有效抗疟药治疗迅速退热，抗生素治疗无效。

5. 内脏利什曼病　又称黑热病，是由杜氏利什曼原虫（*Leishmania donovani*）所引起的慢性地方性传染病。传染源是患者和病犬（俗称癞皮狗），通过白蛉传播，主要宿主为脊椎动物。本病常见的症状有发热，典型者呈双峰热型，也可呈弛张热型或稽留热型，常伴有出汗、疲乏、全身不适及无力、全身淋巴结轻度肿大及肝脾肿大，后者尤为明显。其临床表现与曼氏血吸虫病容易混淆，鉴别要点是流行病学史及病原学检查，骨髓穿刺涂片镜检最为常用，原虫检出率为80%~90%。

6. 传染性单核细胞增多症　由EB病毒感染引起的急性传染性疾病，好发于儿童和青壮年。其临床特点为发热、咽峡炎、淋巴结肿大三联征。实验室检查特点为血液中淋巴细胞增多，并出现变异淋巴细胞。检测血清抗EBV-IgM阳性可确认。一般不需要特殊治疗，急性期间应卧床休息，主要为对症处理，预后良好。

7. 急性粟粒性肺结核　由大量的结核杆菌一次侵入机体，沿血液循环进入肺内而形成。最典型的粟粒型肺结核呈现三均匀征象，即粟粒状阴影大小均匀、肺野分布均匀、阴影密度均匀，也有人称之为"三均匀综合征"。主要表现为发病急、高热、寒战、头痛、食欲不振、嗜睡、盗汗等。胸部 X 线或 CT 检查常对鉴别诊断起决定作用，肺部 CT 扫描可见大小（1~3mm）、密度（中度）、分布（全肺）一致的阴影、部分病灶有融合，可疑者应行病原学检查及血清抗结核抗体检测。

8. 慢性支气管炎　慢性支气管炎是气管、支气管黏膜及周围组织的慢性非特异性炎症。临床以咳嗽、咳痰为主要症状，每年发病持续 3 个月，连续 2 年或 2 年以上。缓慢起病，病程长，反复急性发作而病情加重。主要症状为咳嗽、咳痰，或伴有喘息。急性加重系指咳嗽、咳痰、喘息等症状突然加重，主要原因是呼吸道感染，病原体可以是病毒、细菌、支原体和衣原体等。

9. 支气管哮喘　由多种细胞和细胞组分参与的气道慢性炎症性疾病，这种慢性炎症与气道高反应性相关，通常出现广泛而多变的可逆性气流受限，导致反复发作的喘息、气促、胸闷和（或）咳嗽等症状，多在夜间和（或）清晨发作、加剧，症状通常是发作性的，多数患者可自行缓解或经治疗后缓解。发病的危险因素包括宿主因素（遗传因素）和环境因素两个方面，可与之相鉴别。

10. 小叶性肺炎　儿童尤其是婴幼儿常见的感染性疾病，2 岁以内发病率最高，由细菌或病毒引起，故又分别称为细菌性支气管肺炎和病毒性支气管肺炎。细菌性肺炎主要因肺炎球菌所致，患者白细胞总数大多增高，一般可达 $15~30 \times 10^9$/L，中性粒细胞达 60%~90%，但在重症金黄色葡萄球菌或革兰阴性杆菌肺炎，白细胞可不高或降低。病毒性肺炎主要由腺病毒引起，患者白细胞总数低下。根据病史、临床表现和流行病学史多可与曼氏血吸虫病肺部病变进行鉴别。

第八节　治疗

一、病原学治疗

（一）吡喹酮

吡喹酮（praziquantel）是治疗人体血吸虫病的首选药物，对各种血吸虫均有杀灭作用。血吸虫与药物接触后立刻发生痉挛性麻痹，迅速转移至肝脏。该药对血吸虫皮层产生显著损伤，使表皮细胞肿胀突起，继而出现许多球状或泡状物，溃破、糜烂与剥落，白细胞吸附其上，并侵入虫体，从而引起虫体死亡。但该药对移行期童虫无杀灭作用。口服吡喹酮后，80% 药物从肠道迅速吸收。血药浓度于 2 小时左右达高峰。血清中生物半衰期为 1~1.5 小时。门静脉血药浓度较外周血液高 10 倍以上。吡喹酮主要在肝内代谢，与葡萄糖醛酸或硫酸结合，其代谢产物无杀虫作用。吡喹酮代谢产物大部分于 24 小时内从肾脏排泄，在体内无积蓄作用。吡喹酮毒性低，治疗剂量对心血管系统、肝、肾、造血器官与神经组织均无损害，且证实其无致突变、致畸与致癌作用。

1. 剂量与方法　治疗曼氏血吸虫病急性期和慢性期患者使用剂量基本一致，无严格区分。按总剂量 60mg/kg 顿服，或 1~2 天内 2~3 次分服（间隔时间 6 小时）；儿童剂量可增加 10%~20%。急性期治疗后如出现症状改善不明显或粪检仍查到虫卵，则 1 个月内需复治一次。在流行区现场大规模治疗中，一般采用总剂量为 40mg/kg 顿服或分 2 次口服。

治疗代偿肝脾型慢性期曼氏血吸虫病患者建议采用 60mg/kg 3 天疗法，每天量 3 次分服；或总剂量 90mg/kg 6 天疗法；失代偿肝脾型慢性期患者不主张病原治疗。

2. 疗程与效果　吡喹酮 40mg/kg 单剂疗法治疗曼氏、埃及、日本、间插和湄公血吸虫病，疗效较为满意，治愈率一般为 60%~90%，未治愈者虫卵减少率多数为 90%~95%。

在国外，近年来有不少地区采用总剂量 60mg/kg 2 次分服（间隔 6 小时）的 1 天疗法。例如在埃及两个血吸虫病重度流行地区农村，对 1588 例 5~50 岁的村民及儿童开展吡喹酮治疗曼氏血吸虫病的疗效观察。治疗前两村曼氏血吸虫感染率分别为 57.9% 和 69.0%，分别应用 40mg/kg 单剂顿服和 60mg/kg 2 次分服的 1 天疗法。治疗后 8~10 周采用 Kato-Katz 法粪检考核疗效，结果两种疗法虫卵阴转率分别为 85.5% 和 95.9%。因此，建议对个体治疗，可采用 60mg/kg 2 次分服的 1 天疗法，以保证较高的治疗效果。

用上述两种剂量在塞内加尔治疗曼氏血吸虫重度感染的儿童。两组受治对象粪检克粪虫卵数（EPG）> 1000 者分别占 95% 和 80%，EPG > 4000 者分别占 49% 和 40%。治疗后 6 周复查，40mg/kg 单剂组粪检虫卵阴转率为 34%，60mg/kg 2 次分服 1 天疗法组粪检虫卵阴转率为 44%，以后者为高；但两组粪检的 EPG 几何均数均较治疗前减少了 99%。

在象牙海岸一个曼氏血吸虫病重度流行地区，采用吡喹酮总剂量 60mg/kg 2 次分服 1 天疗法治疗 253 例学校儿童，治疗后 4 周连续 4 天用 Kato-Katz 法粪检复查，虫卵阴转率和虫卵减少率分别为 72% 和 80%。治愈率与感染度密切相关，感染度低者治愈率高。

在埃塞俄比亚一个曼氏血吸虫病重度流行地区（人群感染率为 51%），对 10~14 岁学校儿童采用 40mg/kg 吡喹酮单剂治疗后，粪检虫卵阴转率为 94%（139/148），虫卵减少率为 97%。

另有报告一英国人去肯尼亚湖区旅行回国后在伦敦热带病医院发现曼氏血吸虫感染，其指标为特异性免疫学反应强阳性。用吡喹酮 40mg/kg 治疗 3 次，每次间隔 1 年左右。末次治毕 1 年后仍有腹部不适、粪便不成形等症状，血液检查嗜酸性粒细胞增高。纤维结肠镜检查发现直肠与结肠斑块性炎症，活检发现含曼氏血吸虫虫卵的肉芽肿。此例患者虽经多次治疗，尽管没有再感染，仍未能治愈。后以吡喹酮 40mg/kg 连服 3 天治疗，而后症状消失，血嗜酸性粒细胞恢复正常，特异性免疫反应强度显著减弱。

无论采用 40mg/kg 或 60mg/kg 吡喹酮治疗血吸虫感染患者，一般成人疗效均高于学龄前儿童或学校儿童，这与国内应用吡喹酮治疗日本血吸虫感染的观察结果一致。

3. 不良反应　吡喹酮治疗曼氏血吸虫重度感染者药物反应较重，粪检阴转率低。在塞内加尔一重度流行区，居民粪检虫卵阳性率高达 91%，其中 EPG > 1000 的重度感染者占 41%。采用 40mg/kg 吡喹酮单剂治疗后 12 周病原学治愈率仅 18%，但 EPG > 1000 者的比例数则显著降低，仅占粪便虫卵阳性者的 5%，粪便虫卵阳性者平均 EPG 较治疗前减少了 86%。药物不良反应与 EPG 成正比，较重的不良反应有腹痛、呕吐、荨麻疹与水肿等，但均较为短暂。在乌干达一个曼氏血吸虫病重度流行地区，采用吡喹酮治疗亦获得类似结果。吡喹酮 1 次治疗后粪检阴转率仅为 41.9%，6 周后重复给药 1 次才达到 69.1%。感染度愈高者粪检阴转率愈低。但第 1、2 次化疗后感染度分别下降 97.7% 与 99.6%。药物不良反应包括腹痛、腹泻等，患者均可以耐受，依从性较高。

在肯尼亚对感染曼氏血吸虫的 436 名学生，进行了系统的、有安慰剂对照的吡喹酮药物不良反应观察，其中 320 例给予 40mg/kg 吡喹酮治疗，116 例给予安慰剂。结果主要的不良反应有腹痛（36%）、头痛（35%）、恶心（13%），其次为头昏（10%）、发热（8%）；罕见的不良反应为荨麻疹与血性腹泻，均不严重，且持续时间短暂，无严重后果。另外，在马达加斯加重度感染率地区对从未接受过化疗的人群给予吡喹酮治疗后，发现吡喹酮药物不良反应轻微，其发生率及反应程度与患者感染度密切相关。血吸虫病急性期患者用吡喹酮治疗后部分患者会出现高热，一般持续 1~2 天，曾有 1 例儿童高热延长至 6 天，伴明显胃肠道反应，病情有所恶化，但最终均恢复。曼氏血吸虫病用吡喹酮治疗后有少数病例出现便血、伴腹绞痛的报道。

（二）奥沙尼喹

奥沙尼喹（oxamniquine）对曼氏血吸虫成虫具有较强的杀灭作用，但对其他人体血吸虫无显著疗效。奥沙尼喹对治疗曼氏血吸虫病疗效佳、毒性低、使用方便，是曼氏血吸虫病病原学治疗的主要药物之一，但不同地区曼氏血吸虫对奥沙尼喹敏感性存在差异。

感染曼氏血吸虫小鼠给予 60mg/kg 3 天灌胃治疗后，可达到完全治愈的效果。雄虫对该药的敏感性高于雌虫，但体外实验未见明显差异。感染曼氏血吸虫卷尾猴给予 15~20mg/kg 奥沙尼喹灌胃给药后可完全抑制排卵，而感染曼氏血吸虫绿猴需要给予 75~100mg/kg 奥沙尼喹治疗后才能实现抑制排卵的效果。奥沙尼喹还具有杀灭曼氏血吸虫幼虫的作用。小鼠感染曼氏血吸虫前 3 小时给予 200mg/kg 奥沙尼喹肌注给药可杀死全部童虫，但于尾蚴攻击感染前 24 小时给药仅能杀死部分童虫。奥沙尼喹对 7 天龄以下童虫的作用较杀成虫效果强，但该药并不干扰尾蚴发育为童虫的过程，而是作用于皮肤内的童虫及肺期以前的童虫。仓鼠在接种曼氏血吸虫尾蚴前给予奥沙尼喹单次灌胃给药，具有较好的预防感染效果。

曼氏血吸虫感染小鼠给予奥沙尼喹给药后，雄虫较早出现明显变化，虫体实质稀疏，细胞间隙不规则，皮层中度损伤。雌虫变化为卵黄腺与卵巢退行性病变，肠管色素减少。给予高剂量奥沙尼喹（750mg/kg 连续 30 天）治疗后，小鼠可出现肝脏形态学改变，红细胞、白细胞和血红蛋白值下降。但由于奥沙尼喹可提高小鼠肝、脾、肾及膀胱内的 β - 葡萄糖醛酸酸甙酶活性，增加尿中该酶含量，故认为该药可能与膀胱癌发生有关。

由于不同地区曼氏血吸虫对奥沙尼喹敏感性存在差异，在巴西治疗方案为 15~20mg/kg 单剂量口服。在西非采用 15~20mg/kg 单剂量治疗曼氏血吸虫感染，治愈率为 81.5%~100%。在东非治疗方案为 40mg/kg 2 天疗法；而在南非、埃及与苏丹则需用 60mg/kg 3 天疗法才能获得 80%~90% 虫卵转阴率。采用 7.5mg/kg 奥沙尼喹 1 次肌注治疗时，在巴西和肯尼亚治愈率可达 77%~100%，但对津巴布韦感染儿童则无治疗效果。

药物不良反应主要为头晕、头痛、恶心、呕吐、腹泻等，程度较轻。个别患者服药后出现发热，持续 1~3 天，自行消退；少数患者出现血清 AST 升高，以及在尿沉渣中查见红细胞。

临床上已发现经标准剂量奥沙尼喹治疗无效的曼氏血吸虫病患者。从治疗无效的感染者体内收集血吸虫虫卵，孵化毛蚴感染宿主螺，逸出尾蚴感染小鼠，对感染鼠采用奥沙尼喹进行治疗，疗效亦较差。感染曼氏血吸虫小鼠采用亚治疗剂量奥沙尼喹治疗，连续 4 代，可诱导曼氏血吸虫对奥沙尼喹产生抗药性。

二、一般治疗

外科治疗主要针对门脉高压症所致的巨脾、食管静脉曲张和（或）出血等需外科处理的并发症，采用如巨脾切除术和（或）断流、分流术或套扎等治疗。

肝功能损伤者应予以护肝等对症治疗；腹水患者可以利尿，并加强支持治疗；食管静脉曲张和（或）出血者可以采用降门压、止血等综合治疗；合并感染者可酌情使用抗生素；腹泻者可以止泻治疗，必要时中药灌肠。

三、疗效判断

临床治愈：临床症状体征消失，无并发症或经治疗痊愈，免疫学试验阴转，粪检 EPG 阴转。

临床好转：临床症状体征明显好转，但时有反复，粪检 EPG 明显减少。

第九节　预防控制

20 世纪 80 年代中期，根据全球血吸虫病流行状况及防治进展，WHO 提出全球控制血吸虫病的新策略，以病情控制取代过去的传播阻断作为新防治目标，即以减少有症状及重度感染患者、减少后期并发症及死亡率为工作目标。防治措施的重点也从中间宿主螺控制（灭螺）为主转为以健康教育与化疗为主。健康教育重在预防，而化疗兼有治疗与预防双重功能。化疗作为病情控制中病原学治疗的主要手段，其目的是通过杀灭感染者体内的虫体，减少感染者组织内虫卵沉积量，从而减少重感染人数及临床发病率。同时，化疗使感染者中止排虫卵或降低排卵量，减少感染人群排出虫卵量对环境的污染，从而达到减少疾病传播的作用。

一、群体化疗

血吸虫病化疗一般可分为个体化疗和群体化疗两种。个体化疗的目的是治愈患者，提高个体健康水平。个体化疗的对象是血吸虫病粪检阳性者或是疑似患者。而群体化疗虽有个体化疗的上述目的，但主要是为了消灭传染源，减少传染源的粪便污染，从而达到降低患病率的目的。因此，群体化疗是血吸虫病控制措施的一个重要组成部分。高效低毒的化疗药物吡喹酮为群体化疗提供了有利条件。

（一）化疗形式

采用较多的有 4 种方式：全民化疗（mass chemotherapy），又称群体化疗，即不经过检查、治疗疫区全部人口中无禁忌证者；选择性人群化疗（selective population chemotherapy），即治疗人群中经检查确定的感染者，亦称选择性化疗；选择性群组化疗（selective group chemotherapy），即治疗高危年龄组或高危职业人群中的感染者或全部进行化疗；分阶段化疗（phased chemotherapy），即在不同的防治阶段选择有关化疗方案。

（二）选择原则

化疗方式的选择首先要考虑血吸虫感染率的高低。一般来说，全民化疗只宜用于高感染率地区。WHO 推荐方案是根据 7~14 岁儿童粪便检查结果，感染率＞50% 的地区，给予全民化疗；感染率在 20%~50% 的地区，给予 5~19 岁人群化疗；感染率＜20% 的地区，仅治疗粪检阳性者。

化疗的选择还应考虑费用 – 效益问题，即要考虑经过筛查治疗感染者所花的费用与不经过筛查给予治疗两者的费用及效果，进行比较分析后进行选择。在感染率高的地方，采用全民化疗是值得的。如果在感染率低的地区，采用全民化疗不仅会造成药物浪费，受治率也会大大下降，应采取选择性人群化疗或选择性群组化疗。

化疗选择还应考虑伦理因素。化疗药物吡喹酮虽然安全、方便，但在大规模群体化疗中仍会出现一些不良反应，因此要尽可能地减少不需服药而服药的人数。

（三）化疗效果

巴西流行曼氏血吸虫病，从 1976 年开始实施一个防治血吸虫病的特别规划项目，目标是将人群血吸虫感染率降至 4%，其中化疗是最主要的措施。总目标除了降低感染率外，着重于控制疾病、减轻病情、降低死亡率。其化疗策略为：在原发的重流行区，当 7~12 岁儿童感染率＞50% 时，每年全民化疗 2 次；当儿童感染率在 25%~50% 时，对 2~14 岁儿童开展选择性人群化疗；在儿童感染率＜25% 的地区，仅选择性治疗人群中粪检阳性感染者。同时进行化学药物灭螺以及改善基础卫生条件。对已采取防治措施的流行区，当居民人数＜1000 人时，检查 20% 居民；＞1000 人时，检查 10% 居民。根据居民感染率的高低，按上述方案进行化疗。在实施以化疗为主控制血吸虫病的特别规划项目后，1977—1979 年流行区居民血吸虫感染率很快从 23.3% 下降至 9.0%。以后下降较慢，至 1989 年降为 5.5%。1990 年后感染率有所上升和波动，1993—1995 年感染率高达 11.1%~11.6%。以后又逐步下降，至 2002 年降为 5.4%。

大规模奥沙尼喹与吡喹酮群体和个体化疗，结合在流行病学重要传播点周期性地使用杀螺药物，在降低人群感染率和感染者感染度的同时，患病率和死亡率也大幅度减少，因血吸虫病住院者也显著减少。

（四）面临问题

群体化疗对降低人群血吸虫感染率和感染度有很好效果，一般经几次覆盖面较大的化疗，2~3 年即可使感染率大幅度下降。但当感染率降至 5% 后，要进一步使感染率下降十分困难，需要花费较长的时间。因为传染源减少可降低污染，致使感染螺密度降低，但感染性螺密度下降远较人群感染率下降为慢，因此化疗效果不易巩固。为巩固化疗效果，还应结合社会经济发展，改造环境控制螺；加强健康教育，以减少再感染。

在曼氏血吸虫病流行国家中，已有 26 个国家开始实施大规模群体化疗，目标是使血吸虫病流行高危社区中至少 75% 的学龄儿童接受治疗。在一些国家，部分高危社区的成人也是化疗的目标人群。但在 26 个实施化疗策略的国家中，只有 8 个国家直接针对血吸虫病采取化疗或结合其他被忽略的热带病进行服药，目前已有更多的项目正在结合其他被忽略的热带病开展。尽管在 2006—2012 年期间，26 个国家的化疗项目明显增多，但多数国家因化疗覆盖率低，仍不足以控制血吸虫病病情。少数国家，如布基纳法索、尼日尔以及乌干达通过化疗实现了血吸虫病病情控制。据估计，2009 年 1.3 亿学龄儿童中，约有 25% 儿童接受了化疗，成人接受化疗只有 10%。

在曼氏血吸虫病流行国家和地区，采用吡喹酮化疗仍面临诸多困难。近 10 年来，一方面诸多曼氏血吸虫病流行国家仍缺乏足够资金购买吡喹酮；另一方面全球因生产吡喹酮所需原料的不足，导致吡喹酮生产量较低，使得一些没有资金问题的国家也难以获得足够量的吡喹酮。据 WHO 估计，2012 年非洲地区仅有 9.5% 的血吸虫病患者获得了吡喹酮治疗。此外，在一些地区由于社会文化信仰、对服药不良反应恐惧等原因，吡喹酮服药依从性较低；因为缺乏资金，难以开展社区宣传及动员来提高服药率；一些非洲国家虽有吡喹酮，但因缺乏工作经费使得大规模群体化疗难以展开；而由于条件限制，吡喹酮的及时运输与合理贮存对于一些曼氏血吸虫病流行国家也是一大挑战。其他一些常见挑战还包括医疗卫生系统内部缺乏协调、国界或边界冲突、地区政局不稳定以及社区卫生工作者缺乏奖励机制等。长期持续化疗有可能导致血吸虫对吡喹酮产生抗药性问题，同样是对大规模群体化疗措施的一大威胁，但目前既无针对抗药性的预警系统，也无可用于指导各国开展吡喹酮抗药性预防的指导方针。

二、健康教育

基于人类在生产、生活过程中多种不卫生行为造成了血吸虫虫卵的污染，是曼氏血吸虫病流行的最主要原因。近年来，WHO提出了新的血吸虫病防治策略，建议以病情控制代替过去的传播阻断的防治目标，控制措施着眼于人及人的行为，将健康教育列为主要干预措施之一，促使流行区居民关注自己的生活劳动行为、用水方式、粪便管理和治疗依从性等自身行为在血吸虫病控制中的意义。WHO制订的病情控制策略除了使用药物治疗外，主要干预措施是健康教育和安全用水。因此，开展健康教育，普及卫生知识，提高人群的自我保健意识、能力和卫生素质是预防血吸虫感染最经济、最有效的对策之一。

血吸虫病的传播是由人的行为引起。沿湖居住靠近疫水的人群，单纯治疗措施后因接触疫水行为没改变，再感染现象普遍，尤其是低龄儿童感染率下降不明显。人群的迁徙或户外活动导致的血吸虫感染现象频频发生。血吸虫感染与人的行为密切相关，因而通过健康教育提高人群预防血吸虫病意识可以改变人的行为，从而避免或减少感染。针对血吸虫病预防知识知晓率低下的状况，实施健康教育干预措施，可以明显提高血吸虫病防治意识，是一种低成本的有效防治方法。在喀麦隆北部，依托当地基层社区初级卫生保健机构，开展健康教育结合血吸虫病查治的健康促进项目，干预后疫区居民参与血吸虫病查治依从性显著提高。巴西将"教师→学生→家庭→社区"的健康传播模式应用于当地学校，结果表明核心内容的健康教育可以使血吸虫病防治获得更为持久的效果，不仅使教师和学生掌握了血吸虫病防治知识和防护技能，而且提高了他们对自我改善健康状况能力的信心。

既往血吸虫病防治重点强调宿主螺的控制和降低传播的措施，而忽视了对公众开展血吸虫病危害的教育。但是，通过有针对性的健康教育让社会广泛认可病情控制的理念后，认识到人群行为改变对于疾病控制的利害关系后，对防治工作的益处就会得到明显增加。当前在实施血吸虫病控制项目的国家，健康教育的主要作用是鼓励受疾病威胁的人群接受血吸虫病筛查或治疗，尤其是获得学龄儿童的配合。同样，成年人群知晓了当前的控制措施后，可鼓励自己孩子参与校外的各项控制活动，从而提高化疗依从性。当前，主要是运用各类健康教育材料对当地人群开展健康教育活动，如特色电视节目、在社区卫生中心或其他场所的交流、幻灯片或录像等。在卫生人员中尤其是受过健康教育专业培训的人员是最佳健康教育工作者，如医生、护士、助产士、技术员和其他人员，在社区开展健康教育工作。让每个人了解疾病、血吸虫的生活史、治疗的优点和控制目标是重要的健康教育内容。

通过健康教育干预，首先提高人群的服药依从性，通过提高人群的服药依从性以降低病情和减少传播；其次，针对在有螺孳生环境生产生活的人群或船只集散地，实施健康教育干预，可以促进该地区人群减少接触疫水几率。通过健康教育，让流行区居民知晓安全用水与感染的关系，了解野外排粪在血吸虫病传播中的作用与螺类的传播作用具有同等危害。健康教育项目应选择阐述策略，拟定方法和干预措施，详细介绍项目内容；同时应全面说明和论述流行形势，强调社区参与人和地方有威望人士的责任，并且明确健康教育的作用与全体人群健康的关系。健康教育媒介载体的选用要仔细思考，必须认识到成人与儿童的教育资料的区别，需要开发和设计适合儿童的教育材料。可利用画片、电影、宣传画、广播和电视等通俗易懂具有显而易见的社会渗透力的资料。以粪便管理和药物治疗为核心信息的健康教育要在学校逐渐推广普及，让教师掌握核心信息并开展持续性教育对预防血吸虫病是非常有益的。

社区健康教育应与大规模人群化疗紧密相关，在扩大化疗期间，通过发放有关血吸虫病传播的印刷品和电子媒体，对学校和一般公众传播预防疾病和扩大化疗的知识。通过广播、电视等各种媒介传播信息，如社区采用社区扩音器，学校利用卡通小册子或戏剧，用当地语言编好教育资料和交流材料。

健康教育作为预防曼氏血吸虫感染的措施组成成分，是实现血吸虫病传播控制的重要策略之一，其目的是减少疾病传播风险、预防感染和再感染。这种干预在预防性化疗进行前和进行时完成，有利于迅速降低发病率和中断传播，但需要社会对疾病传播、预防、个体与社会行为改变的理解与支持。通过跨部门和跨行业合作开展的水资源开发和环境卫生改善，对健康教育的成功均起到至关重要的作用。国家血吸虫病防治重点应在相关部门和行业利用双边和多边的形式进行强化宣传，同时寻求合作伙伴以支持有效的健康教育干预措施。

健康教育强调个人和社会的作用，是为预防血吸虫感染而改变行为的需要。运用不同渠道将健康教育知识传达到高危人群，包括印刷品、电子宣传工具以及人际交流。同时通过部门间的合作将知识传送到高风险群体，如卫生部门努力与教育部门建立合作以便在学龄儿童中传播血吸虫病预防控制信息。良好的沟通策略，适当的渠道是进行行为改变必不可少。

对于曼氏血吸虫病流行严重的发展中国家来说，健康教育是一项低投入、高产出、高社会效益的重要防病措施。健康促进的理念就是要把健康教育和社会与自然环境结合起来。健康促进是健康教育的发展与扩大。在继续强调对目标人群健康教育和信息传播的同时，还强调了社区的发展、政策的支持、多部门的合作与参与，以及人文环境的改善和自然环境的改造。单纯的健康教育只能带来疫区居民娱乐性接触疫水行为的变化，而生产性接触疫水的行为改变不明显。健康教育与健康促进已经成为当前曼氏血吸虫病防治工作的主要和重要手段。

三、安全用水

安全用水是预防血吸虫感染的重要措施，提供清洁饮用水及安全生活用水，就可减少血吸虫感染的危险性，这一措施对于以生活方式为主感染血吸虫的人群至关重要。

但曼氏血吸虫病流行区的清洁水源使用情况不佳，约有3亿人民没有干净安全的水源。非洲地表水利用约占全球人口的3%，约有1.87亿人目前仍然使用地表水，其中94%是农村居民，主要集中在撒哈拉以南非洲地区。多数国家因天然水源被未经处理的含有排泄物的污水所污染，其中包括饮用水、生活用水、家畜饮用水、渔业和灌溉用水，甚至洗车用水，但令人担忧的是大多数国家根本无法满足所需的大幅增加的安全供水需求。因此，在大多数曼氏血吸虫病流行国家，含有血吸虫尾蚴的自然水源仍然为居民生活用水的唯一来源，高风险社区居民即便得到有效治疗仍无法避免再次感染。与此同时，很多非洲国家为了发展经济，在缺乏环境卫生学评估的前提下，兴建水坝、灌溉设施等大型水利工程使得疫水扩展，居民接触疫水危险性增加，导致了感染率上升。然而在非洲国家，由于水资源管理及卫生设施建设通常不属卫生部门管辖范围，提供安全用水成本较高，所以在过去各国卫生部门血吸虫病控制机构均未将太多精力放在这种成本很高的干预措施上，流行地区也没有为提高安全饮水意识积极追求跨部门合作，未将安全用水纳入到血吸虫病防治规划中。因而，在血吸虫病流行区应优先考虑水源改善。安全水源主要应该由政府和相关合作伙伴提供，并可通过部门间的协作和合作来实现。在血吸虫病流行区，一方面水资源开发利用项目在规划和实施前必须进行卫生学评价，充分考虑干预措施和目标人群居住环境；另一方面在规划控制血吸虫病的预防性化疗时，有必要重视正在实施或计划实施的水资源与卫生工程。安全用水具体目标为：①到2020年，在血吸虫病流行国家至少实现80%的安全用水覆盖率。②确保对所有水利工程建设项目实行恰当的卫生影响评估。

四、消灭宿主螺

淡水螺是血吸虫的中间宿主，血吸虫毛蚴感染中间宿主螺，毛蚴在螺体内发育为成熟尾蚴，成熟尾蚴从螺体中逸出，被释放到水中通过皮肤感染人。采用药物和环境改造的方法进行针对性灭螺，减少或消除水体中的中间宿主螺，切断血吸虫生活史，以实现控制血吸虫感染和阻断传播，因而，消灭双脐螺是预防和控制曼氏血吸虫病的重要措施。

扁卷螺科中的双脐螺（*Biomphalaria*）是曼氏血吸虫的中间宿主，目前已知的曼氏血吸虫中间宿主种类包括：①亚历山大双脐螺（*B.alexandrina*），分布于埃及、刚果、利比亚等地；②亚角形双脐螺（*B.angulosa*），分布于坦桑尼亚、赞比亚、南非等地；③波氏双脐螺（*B.boissys*），分布于埃及；④喀麦隆双脐螺（*B.camerunensis*），分布于喀麦隆、尼日利亚等地；⑤凹脐双脐螺（*B.choanomphala*），分布于维多利亚湖；⑥光滑双脐螺（*B.glabrata*），分布于巴西、多米尼加、波多黎各、圣马丁、安提瓜、瓜德罗普、马提尼克、圣卢西亚、委内瑞拉、苏里南等地；⑦菲氏双脐螺（*B.pfeifferi*），分布于撒哈拉以南的非洲、也门、沙特阿拉伯等地；⑧斯密斯双脐螺（*B.smithi*），分布于Edward湖；⑨斯坦莱双脐螺（*B.stamleyi*），分布于Albert湖；⑩藁杆双脐螺（*B.straminea*），分布于巴西、中国等地；⑪苏丹双脐螺（*B.sudanica*），分布于苏丹、乌干达、肯尼亚、坦桑尼亚、中非、加纳、扎伊尔等地；⑫浅栖双脐螺（*B.tenagophiea*），分布于巴西。

双脐螺属雌雄同体的专一性水生螺类，消灭双脐螺需要结合地理情况、农田水利建设、当地居民生产生活方式等影响因素，因地制宜采取措施。根据有螺水系分布特点，多采用以改造环境灭螺为主，药物灭螺为辅的方法。现场灭螺方法主要可分为药物灭螺、生物灭螺与环境治理灭螺三类。

（一）药物灭螺

由于其高效的灭螺效果，药物灭螺一直在血吸虫病防治中发挥着重要作用。在大型水体使用化学药物控制螺蛳对环境影响较大，且成功控制的可能性较低；只有小型、频繁使用且传播风险非常高的水体才实施药物灭螺。灭螺用药方式分为两种，即浸杀法和喷洒法。对于水生螺，通常采用浸杀法。

1. 化学灭螺药物　主要为氯硝柳胺，是WHO唯一推荐现场应用的化学灭螺剂。目前，在非洲用于杀灭曼氏血吸虫中间宿主双脐螺的化学药物一般为70%氯硝柳胺乙醇胺盐可湿性粉剂（WPN）。由于WPN生产成本高、对鱼类毒性大、分散性差、悬浮性低、在水体中容易形成沉淀，在一定程度上影响了杀螺效果。中国已研制开发出25%氯硝柳胺悬浮剂，该制剂提高了氯硝柳胺在水中的分散性和悬浮率，并已有商品化产品，可用于现场。实验室内采用氯硝柳胺浸杀亚历山大光滑双脐螺显示，24小时LC_{90}和LC_{50}值分别为0.77mg/L和0.175mg/L。氯硝柳胺现场灭螺效果与水体流动性有关，用3mg/L的药物在慢流速的河流灭螺，有效浸泡30~40分钟杀螺效果较好；如在更慢的水流中，1mg/L也能达到较好的杀螺作用；但在水流快、浸泡时间不足时则杀螺效果较差。在用药量低于LC_{50}剂量时，光滑双脐螺有逃逸出水体的现象，且逃出水体的螺均能存活。不同发育阶段的光滑双脐螺对氯硝柳胺的敏感性也不同，1~2个月龄的光滑双脐螺较11~12个月龄螺敏感；0.35~0.625mg/L氯硝柳胺能抑制亚历山大双脐螺发育。

2. 植物灭螺剂　植物灭螺剂灭螺是指采用从植物的根、茎、叶、花、果或籽等植物组织中提取具有杀螺作用的化学有效成分杀灭双脐螺。由于其具有低毒和易降解等优点，因此越来越受到WHO和各国关注。如从马埃萨杉木（*Maesa lanceolata*）干树皮中提炼出含有一种皂苷的混合物，剂量为1mg/L时，具备杀双脐螺活性。从黄果茄（*Solanum Xanthocarpum*）果实中提取有关成分能杀灭光滑双脐螺，用黄果茄乙醇提取物浸泡24小时后，杀光滑双脐螺的LC_{50}和LC_{90}值分别是163.85ppm和219.33ppm。研究显示，试验溶液的浓度在219.33mg/L与236.80mg/L暴露24小时后，可分别致使90%光滑双脐螺死亡。几内亚胡椒（*Piper Guineense*）果实提取物对菲氏双脐螺成螺有杀灭作用，果实的乙醇和水提取物对菲氏双脐螺的LC_{50}和LC_{90}值分别为0.10mg/L和0.9mg/L、5.0mg/L和8.5mg/L。植物拟芸香属结节（*Haplophyllum tuberculatum*）茎部的三氯甲烷提取物有杀亚历山大双脐螺作用，其致死浓度为20~25ppm。肯尼亚虎咬黄（*Glinus lotoides*）果实水溶剂对菲氏双脐螺的24小时与48小时LC_{50}值分别是47.1mg/L和44.1mg/L，LC_{90}值分别是56.96mg/L和51.0mg/L；其乙酸乙酯溶剂24小时与48小时LC_{50}值分别是66.1mg/L和59.6mg/L，LC_{90}值分别是77.2mg/L和70.0mg/L。

3. 灭螺范围　1975年，埃及卫生部制订的国家血吸虫病控制规划中，强调对局部重点区域开展灭螺，相关原则与方法包括：①对发现有血吸虫感染性螺的河宽度＞5m河流，灭螺范围在500m内；如果河宽度＜5m，则对全部水域进行灭螺。②辐射控制: a）疫点控制，疫点灭螺控制在发现感染性螺点延伸500m范围，即在居民区500m范围内灭螺，这是人群活动最频繁的地方，是局限性灭螺的最低限度；b）半径控制，感染性水体灭螺控制在距居民区500m半径范围内；c）毯式控制。③灭螺区域选择：要根据流行病学资料对高度流行区周围有中间宿主螺孳生的水体进行灭螺。④范围控制：在新开垦区的水渠发现宿主螺，不管是否发现感染性螺，均进行大面积的灭螺。⑤环境改造，主要包括改造水源、提供安全用水。在新开垦地区修建槽式水泥沟渠，通过泵站从尼罗河引水灌溉，一方面则解决垦区的缺水，另一方面则控制宿主螺的扩散。

（二）生物灭螺

生物灭螺也称生物控制，指通过螺类孳生环境中其他生物的生长与繁殖以达到控制目标螺生长和繁殖的目的。其他生物可包括竞争性生物、寄生虫、掠夺者如鱼、小龙虾、蛭类、鸟类等。形式可包括螺类之间的竞争降低宿主螺密度，如圣路西亚瘤拟黑螺（*Melanoides tuberculata*），作为竞存性螺蛳与光滑双脐螺（*B.glabrata*）的竞争，长期持续的高密度瘤拟黑螺使光滑双脐螺降至很低水平。在马提尼克（Martinique）用瘤拟黑螺作为竞存性螺蛳的抑制光滑双脐螺及藁秆双脐螺（ *B.straminea* ）。这些竞存性螺蛳的引入和大量繁殖，使马提尼克在可持续控制血吸虫传播媒介螺蛳方面取得成功，目前血吸虫病病例已很少见。生物之间的竞争降低宿主螺密度，如采用多哥棘口吸虫感染尚未成熟的菲氏双脐螺，使其不能产卵；养殖非洲肺鱼降低水塘中的法氏双脐螺及纳塔尔椎实螺密度；苏丹利用养殖中国的草鱼灭螺等。微生物寄生物的寄生控制降低宿主螺密度，即通过原生动物、水藻、真菌类、细菌等生物的寄生来控制螺蛳生长与繁殖。如 *Ribeiroia guadeloupensis* 吸虫能够使光滑双脐螺绝育；微孢子虫属可作为干扰寄生虫胞蚴阶段的一种方法，使血吸虫不在螺体内寄生。

（三）环境治理

由于在大型水体使用药物进行螺蛳控制对环境影响较大，且成功控制的可能性较低。因此，对于农田水利灌溉系统、大坝和池塘，可通过环境治理来消灭水生螺蛳，主要包括对水利灌溉系统改造即采用顶喷灌溉、高架喷灌、地下滴灌等新技术、沼泽地开垦、轮作、清除水生植物、沟渠衬砌硬化等物理的措施与方法。采用新的灌溉方式代替传统的沟渠灌溉，从而改变因灌溉而导致宿主螺孳生和扩散。灌溉沟渠对螺蛳的孳生起着重要作用，可通过将沟渠矫直，深化与内衬水泥硬化，使横向水流速度提高，减少沟渠中的水生植物量，形成不利于螺蛳孳生的环境。研究发现，当沟渠中的水流速度＞1m/s 时，几乎可以将包括双脐螺和小泡螺在内的所有螺冲走。Logan 在斯瓦茨兰比较了 3 个灌溉庄园农业工人的曼氏和埃及血吸虫感染状况，发现当地灌溉系统采用了水泥沟渠和顶喷装置后，人群患病率和感染度明显降低。同时，推进水改方案，去除大型水体边缘地带如娱乐场所和其他传播地带的植被，也可减少人接触疫水机会。

但目前，在曼氏血吸虫病流行区，因大型水体的灭螺影响面大，在项目实施前首先需要确认水体的感染性和人群接触频繁度，是否为血吸虫病传播风险较大的区域，采取针对性灭螺措施才能确保灭螺有的放矢。然而，由于缺乏技术和资金，缺乏可靠的螺情调查和疫情资料，缺乏必须的技术支持，许多国家尚未能掌握正确使用化学灭螺药物剂量和正确操作灭螺设备的方法。由于化学药物杀灭水生螺的持效短，必须反复进行，药物灭螺成本高，大多数国家难以负担以及环境问题等难以解决。因而，在曼氏血吸虫病流行区，采用化学药物或环境改造进行灭螺并不十分普遍。

五、改善卫生条件

曼氏血吸虫病流行区卫生设施非常落后，部分地区厕所覆盖率＜25%，特别是公共场所，如轮船码头、学校、卫生机构、教堂以及各类市场等均缺乏。由于人类排泄物随意排放，使得水源不断污染，恶劣的卫生条件是造成血吸虫病传播的重要因素之一，并导致很多血吸虫感染者经过化疗后虽已治愈，但很快又再次感染，削弱了全民化疗的作用。因此，要实现传播阻断必须改善卫生条件、加强粪便管理。

卫生条件的改善不仅有助于预防血吸虫病传播，而且有利于预防多种肠道传染病的暴发。粪便管理包括促进社区参与建设公共厕所，增加厕所覆盖及使用率，加强排泄物的安全处理，推动社区洗手行为和个人卫生习惯改变，包括学校、学院等，并加强跨行业和跨部门的协作，建立伙伴关系，确保卫生条件改善和相关行为改变的集约投资，包括支持和维护学校良好的卫生设施，在城市地区提供维护社区的卫生设施，加强公共中心厕所建设等。为了最大限度地减少传播，加强再感染预防，加强政府参与，跨行业和跨部门合作，合理配置有限资源，以确保卫生条件改善及相关行为改变的投入，是今后值得关注的重点工作。

第十节　案例分析

一、案例

1. 案例一　患者，男性，46岁，浙江省温州市人，赴尼日利亚卡诺省从事道路修筑工作。2013年5月初因工作原因下水2次。6月初无明显诱因出现水样腹泻，无脓血黏液便，有腹胀感，下腹部隐痛，伴发热（37.5~38.6℃），体重下降约10kg。非洲当地医院以"疟疾"予以抗疟治疗，患者体温恢复正常，腹泻有所减轻，但未完全好转。6月25日回国赴医院就诊，以"肠道感染，疟疾待排"入院。入院检查，体温36.7℃，腹部触诊无压痛和反跳痛，血常规示嗜酸性粒细胞67.5%，血检疟原虫阴性。大便隐血试验阳性。尿常规检查阴性。肝功能检查白球比例下降（0.9），碱性磷酸酶升高（185U/L），谷氨酰转肽酶升高（168U/L），乙肝三系HbeAb和HbcAb阳性。CT示两肺弥漫粟粒样结节影，肝硬化，脾大，乙状结肠、直肠壁增厚。乙状结肠镜活检黏膜组织病理切片呈慢性炎症改变，黏膜层可见数个虫卵，虫卵周围有嗜酸性粒细胞和中性粒细胞浸润。询问既往史，主诉有8年肝硬化病史。根据乙状结肠黏膜的病理检查结果，该患者疑似"日本血吸虫感染"，故给予吡喹酮60mg/（kg•d）2天疗法进行诊断性治疗，治后第1天出现短暂发热（38.0℃），予以护肝等支持治疗，腹泻好转病情平稳，医院即通过传染病网络专报系统报告疫情。后经省级血防专业机构采集患者尿液和血样，经曼氏血吸虫循环抗原诊断试剂盒检测均为阳性，肠镜病理图片经鉴定为曼氏血吸虫虫卵。根据患者临床表现、流行病学史和实验室检测结果，更改诊断为输入性曼氏血吸虫病急性期患者。

2. 案例二　患者，男性，22岁。于2008年10月~2009年7月20日赴埃塞俄比亚工作。2009年6月初在当地下水捕鱼。2009年6月22日开始发热，午后开始，体温在37.5~39℃之间，早晨缓解，服退热药后减轻，感乏力，伴头疼、肌肉酸痛，恶心无呕吐。有腹泻，伴腹部不适，每天4~5次，大便量少。于当地医院静滴左氧氟沙星后热退。7月12日再次发热，同上述症状，伴明显腹泻，每天6~7次，大便量少，偶有脓状物，持续5~6天，尿量及颜色正常，未做进一步检查，仍于当地医院静滴左氧氟沙星，热退后回国。2009年8月5日赴医院就诊，查血常规示白细胞12.86×10^9/L，淋巴细胞3.31×10^9/L，中性粒细胞2.58×10^9/L，嗜酸性粒细胞占51.3%，HGB为142g/L，PLT为246×10^9/L，谷丙转氨酶45U/L，碱性磷酸酶120U/L，乙肝和丙肝抗体均阴性，进一步查24小时尿沉渣未见血吸虫虫卵，结肠镜见肠道黏膜散在隆起性病变，周围充血水肿，行直肠黏膜活检可见血吸虫虫卵，经鉴定为曼氏血吸虫虫卵。

二、分析

尼日利亚和埃塞俄比亚都是曼氏血吸虫病重度流行区。患者在当地有明显的疫水接触史，且出现低热、腹痛、腹泻、肝脾肿大等急性期临床表现，嗜酸性粒细胞显著升高，血清循环抗原检测阳性，病原学检查发现曼氏血吸虫虫卵，临床确诊依据充分。曼氏血吸虫多寄生在门静脉与肠系膜下静脉，一般可在粪便中检出虫卵，但如果曼氏血吸虫成虫异位寄生于膀胱静脉丛，也可从尿中检出虫卵。由于这类患者有国外尤其是非洲的工作生活史，临床表现多不典型，首诊医生容易将其误诊为"伤寒""疟疾""肠道传染病"或其他细菌病毒感染疾病，错过曼氏血吸虫病急性期的最佳治疗时机，对肝脏造成不可逆性损伤。

中国目前虽无曼氏血吸虫病流行，但近年来随着与非洲建立并全面推进新型战略伙伴关系，中非之间人员的交流日益频繁，输入性曼氏血吸虫病患者时有发现。且中国南方部分地区已发现曼氏血吸虫中间宿主藁杆双脐螺，存在着曼氏血吸虫病传播的潜在风险。目前中国对非洲输入性曼氏血吸虫病及其相关宿主尚无系统的监测和检测体系，多数基层医疗和疾控机构在日常诊疗和防治过程中缺乏相关知识，也无相应的诊断试剂和检测技术，不了解曼氏血吸虫病的发病特点，无法正确鉴别病原体，常常造成误诊漏诊，无法早报告和早治疗。因此，对有境外劳务输出的国内重点地区和单位，亟需开展输入性血吸虫病感染情况调查，掌握赴非务工人群血吸虫病分布状况和影响因素；加强医疗和疾控机构业务技术培训，做好诊断试剂研发和物资储备；对赴非等重点人群开展健康教育，提高自我保护意识。

参 考 文 献

1. 毛守白. 血吸虫生物学与血吸虫病的防治. 北京：人民卫生出版社, 1990.

2. 周述龙, 林建银, 蒋明森. 血吸虫学。北京：科学出版社, 2001.

3. 汪世平. 医学寄生虫学. 北京：高等教育出版社, 2004.

4. 吴观陵. 人体寄生虫学. 第 4 版. 北京：人民卫生出版社, 2013.

5. 任光辉, 梁幼生. 非洲血吸虫病学. 北京：人民卫生出版社, 2015.

6. Mahmoud AA.Schistosomiasis.London: Imperial College Press, 2001.303–328

7. 王耀先, 张文珍. 曼氏血吸虫中间宿主——藁杆双脐螺. 动物学杂志, 1985, 06:18–20.

8. Wolmarans CT, de Kock KN, Strauss HD, et al.Daily emergence of *Schistosoma mansoni* and *S.haematobium* cercariae from naturally infected snails under field conditions.J Helminthol, 2002, 76(3):273–277.

9. Toledo R, Fried B.*Biomphalaria* Snails and Larval Trematodes.New York: Springer–Verlag New York, 2011.

10. 詹思延. 流行病学. 第 7 版. 北京：人民卫生出版社, 2012.

11. Muhumuza S, Olsen A, Katahoire A, et al.Effectiveness of a pre–treatment snack on the uptake of mass treatment for schistosomiasis in Uganda: a cluster randomized trial.PLoS Med, 2014, 11(5):e1001640.

12. Gouvras AN, Kariuki C, Koukounari A, et al.The impact of single versus mixed *Schistosoma haematobium* and *S.mansoni* infections on morbidity profiles amongst school–children in Taveta, Kenya.Acta Trop, 2013, 128(2):309–317.

13. Mangal TD, Paterson S, Fenton A.Predicting the impact of long–term temperature changes on the epidemiology and control of schistosomiasis: a mechanistic model.PLoS One, 2008, 3(1):e1438.

14. Simoonga C, Utzinger J, Brooker S, et al.Remote sensing, geographical information system and spatial analysis for schistosomiasis epidemiology and ecology in Africa.Parasitology, 2009, 136(13):1683–1693.

15. Woodhall DM, Wiegand RE, Wellman M, et al.Use of geospatial modeling to predict *Schistosoma mansoni* prevalence in Nyanza Province, Kenya.PLoS One, 2013, 8(8):e71635.

16. Nausch N, Dawson EM, Midzi N, et al.Field evaluation of a new antibody–based diagnostic for *Schistosoma haematobium* and *S.mansoni* at the point–of–care in northeast Zimbabwe.BMC Infect Dis, 2014, 14:165.

17. Espindola MS, Frantz FG, Soares LS, et al.Combined immunization using DNA–Sm14 and DNA–Hsp65 increases CD8+ memory T cells, reduces chronic pathology and decreases egg viability during *Schistosoma mansoni* infection.BMC Infect Dis, 2014, 14:263.

18. Gomes LI, Dos Santos Marques LH, Enk MJ, et al.Development and evaluation of a sensitive PCR–ELISA system

for detection of *Schistosoma* infection in feces.PLoS Negl Trop Dis,2010,4(4):e664.

19. Chen MG,Mott KE.Progress in assessment of morbidity due to *Schistosoma mansoni* infection: a review of recent literature.Trop Dis Bull,1988,85(10): R1–R56.

20. He YX,Chen L,Ramaswamy *K.Schistosoma mansoni*,*S.haematobium*,and *S.japonicum*: early events associated with penetration and migration of schistosomula through human skin.Exp Parasitol,2002,102: 99–108.

21. Gobert GNG,Chai M,McManus DP.Biology of the schistosome lung–stage schistosomulum.Parasitology,2007, 134: 453–460.

22. Hams E,Aviello G,Fallon PG.The *Schistosoma granuloma*: friend or foe? Frontiers in Immunology,2013,4: 1–8.

23. Madbouly KM,Senagore AJ,Mukerjee A,et al.Colorectal cancer in a population with endemic *Schistosoma mansoni*: is this an at–risk population? Int J Colorectal Dis,2007,22: 175–181.

24. van Marck EA,Deelder AM,Gigase PL.Effect of partial portal vein ligation on immune glomerular deposits in *Schistosoma mansoni*–infected mice.Br J Exp Pathol,1977,58: 412–417.

25. Moriearty PL,Brito E.Elution of renal antischistosome antibodies in human *Schistosomiasis mansoni*.Am J Trop Med Hyg,1977,26: 717–722.

26. El–Dosoky I,Van Marck EA,Deelder AM.Presence of *Schistosoma mansoni* antigens in liver,spleen and kidney of infected mice: a sequential study.Z Parasitenkd,1984,70: 491–497.

27. Hoshino–Shimizu S,De Brito T,Kanamura HY,et al.Human schistosomiasis: *Schistosoma mansoni* antigen detection in renal glomeruli.Trans R Soc Trop Med Hyg,1976,70: 492–496.

28. Sadigursky M,Andrade ZA.Pulmonary changes in schistosomal cor pulmonale.Am J Trop Med Hyg,1982,31: 779–784.

29. Brown G W,O'Brien *W.Schistosoma mansoni* infection with portal hypertension(Symmers' fibrosis).Proc R Soc Med,1974,67(10):1027–1028.

30. Coelho F F,Perini M V,Kruger J A,et al.Management of variceal hemorrhage: current concepts.Arq Bras Cir Dig,2014,27(2):138–144.

31. Lambertucci J R.Revisiting the concept of hepatosplenic schistosomiasis and its challenges using traditional and new tools.Rev Soc Bras Med Trop,2014,47(2):130–136.

32. Rakotonirina E J,Andrianjaka P,Rakotoarivelo R A,et al.Relation between *Schistosoma mansoni* and hepatosplenomegalies.Sante,2010,20(1):15–19.

33. Mudawi H,Ali Y,El T M.Prevalence of gastric varices and portal hypertensive gastropathy in patients with Symmers periportal fibrosis.Ann Saudi Med,2008,28(1):42–44.

34. de Cleva R,Herman P,D'Albuquerque L A,et al.Pre– and postoperative systemic hemodynamic evaluation in patients subjected to esophagogastric devascularization plus splenectomy and distal splenorenal shunt: a comparative study in schistomomal portal hypertension.World J Gastroenterol,2007,13(41):5471–5475.

35. Klotz F.Portal hypertension and schistosomiasis: "an originally killing entity".Bull Soc Pathol Exot,2003,96(3):191– 195.

36. Imbert P,Gerardin P,Ka A S,et al.Decompensated post–schistosomiasis portal hypertension in Richard –Toll, Senegal: first case treated by splenorenal anastomosis in Dakar.Bull Soc Pathol Exot Exot,2003,96(3):196– 199.

37. Conceicao M J,Argento C A,Vieira O M,et al.Surgical indication in *Schistosomiasis mansoni* portal hypertension: follow–up from 1985 to 2001.Mem Inst Oswaldo Cruz,2002,97 Suppl 1:165–166.

38. Brandt C T,Da M B M,Melo K L,et al.Surgical hepatosplenic mansonic schistosomiasis in adolescents: repercussions of the post–treatment schistosomotic burden on the hepatic functional reserve.Mem Inst Oswaldo Cruz,2001,96 Suppl:113–115.

39. Maurizio R,Eugenio C,Roberto P R.Results of sclerotherapy for bleeding esophageal varices in patients with

schistosomal liver disease.A retrospective study.Hepatogastroenterology,2000,47(32):424-428.

40. Raia S,Da S L,Gayotto L C,et al.Portal hypertension in schistosomiasis: a long-term follow-up of a randomized trial comparing three types of surgery.Hepatology,1994,20(2):398-403.

41. Rothman D.*Schistosoma* hepatic cirrhosis and bleeding esophageal varices.N J Med,1987,84(5):348-349.

42. Raia S,Mies S,Macedo A L.Portal hypertension in schistosomiasis.Clin Gastroenterol,1985,14(1): 57 -82.

43. Raia S,Mies S,Macedo A L.Surgical treatment of portal hypertension in schistosomiasis.World J Surg, 1984,8(5):738-752.

44. Obeid F N,Smith R F,Elliott J J,et al.Bilharzial portal hypertension.Arch Surg,1983,118(6):702-708.

45. Kager P A.Bleeding from esophageal varices in a patient with *Schistosoma mansoni* infection.Ned Tijdschr Geneeskd,1983,127(12):509-513.

46. Strauss E,Mittelstaedt W,Raia S.Results of spleno-renal anastomosis in the treatment of portal hyper tension due to mansoni schistosomiasis.Apropos of a review of the literature.Arq Gastroenterol,1980,17(2):81-87.

47. EI R R.Parasitic Diseases-Schistosomiasis.Croatia:Published by InTech,2013,98-112

48. Rocha MOCPedroso ERP,Greco DB,Lambertucci JR,et al.Pathogenetic factors of acute *schistosomiasis mansoni*: correlationof worm burden,IgE,blood eosinophilia and intensity of clinical manifestations.Tropical Medicine & International Health,1996,2:213-220.

49. Rocha MOCPedroso ERP,Neves J,Rocha RS,et al.Characterization of the non-apparent clinical form in the initial phase of *schistosomiasis mansoni*.Revista do lnstituto de Medicina Tropical de São Paulo,1993,35:247- 251.

50. Butterworth AE,Wassom DL,Gleich GJ,et al.Damage to schistosomula of *Schistosoma mansoni* induced by eosinophil major basic protein.Journal of Immunology,1979,122:221-229.

51. De Andres B,Rakasz E,Hagen M,et al.Lack of Fc-epsilon receptors on murine eosinophils: implications for the functional significance of elevated IgE and eosinophils in parasitic infections.Blood,1997,89: 3826 -3836.

52. Coura JR,Amaral RS.Epidemiological and control aspects of schistosomiasis in Brazilian endemic areas. Memórias do Instituto Oswaldo Cruz,2004,99:13-19.

53. Enk MJ,Amorim A,Schall VT.Acute Schistosomiasis Outbreak in the Metropolitan Area of Belo Horizonte, Minas Gerais: Alert about the Risk of Unnoticed Transmission Increased by Growing Rural Tourism.Memórias do Instituto Oswaldo Cruz,2003,98:745-750.

54. De Jesus AR,Silva A,Santana LB,et al.Clinical and immunologic evaluation of 31.patients with acute *schistosomiasis mansoni*.The Journal of Infectious Diseases,2002,185:98-105.

55. Martins RD,Borges DR.Ethanol challenge in non-alcoholic patients with schistosomiasis.Journal of Clinical Pathology,1993,46,250-253.

56. Gines P,Angeli P,Lenz K,et al.EASL clinical practice guidelines on the management of ascites spontaneous bacterial peritonitis,and hepatorenal syndrome in cirrhosis.J Hepatol,2010,53(3):397-417.

57. 黄一心,肖树华.抗蠕虫药吡喹酮的研究与应用.北京：人民卫生出版社,2008.

58. Jose Roberto Lambertucci.Acute *schitosmiasis mansoni*: revisited and reconsidered.Mem Inst Oswaldo Cruz,Rio de Janeiro,2010,105(4): 422-435.

59. 邓维成,白定华,李志坚,等.非洲输入性血吸虫病诊治要点.中国血吸虫病防治杂志,2016,28(4):472- 474.

60. 张剑锋,闻礼永,朱蓉,等.浙江省首例输入性曼氏血吸虫病.中国寄生虫学与寄生虫病杂志,2014,6(3): 封二.

61. 邹洋,齐志群,冯曼玲,等.输入性曼氏血吸虫病临床分析.中国热带医学,2011,11(2):250-252.

第三章 埃及血吸虫病

第一节 病原生物学

一、生活史

埃及血吸虫生活史包括两个阶段，即在终宿主（人或其他哺乳动物）体内完成的有性生殖世代和在中间宿主水泡螺体内完成的无性世代，经过成虫、虫卵、毛蚴、母胞蚴、子胞蚴、尾蚴及童虫7个阶段。埃及血吸虫生活史始于虫卵从感染的人或其他哺乳动物体内排至淡水中。虫卵孵化出毛蚴，毛蚴在水中自由游动，遇到合适的中间宿主水泡螺时，即利用纤毛的摆动、虫体的伸缩及头腺分泌和溶组织作用而钻入螺体内。毛蚴侵入水泡螺后，体表纤毛脱落，胚细胞分裂形成充满胚细胞的母胞蚴。母胞蚴体内的胚细胞再经过分裂、增殖进而形成子胞蚴。子胞蚴具有运动性，发育成熟后自母胞蚴内逸出，并移行至螺体各组织，后继续发育为尾蚴。尾蚴分批从水泡螺体内逸出。尾蚴自螺体内逸出后，常在水体表层自由游动，当人或其他哺乳动物与含有尾蚴的水体接触时，尾蚴利用其腹吸盘前后两组穿刺腺的分泌物及尾部的摆动和体部的伸缩，迅速钻入宿主皮肤并脱去尾部转为童虫。童虫侵入小静脉或淋巴管，随血流或淋巴液到右心，经右心、肺血管，最后到达肝脏。在肝内门静脉中发育成长，约经20天发育为性成熟成虫。成虫雌雄合抱逆血流移行至肠系膜下静脉、痔上静脉，有时停留在直肠静脉内，多数成虫通过痔静脉与会阴部静脉至膀胱静脉与盆腔静脉丛产卵，少数也可在直肠与肠系膜下静脉内产卵。所产的大部分虫卵主要沉积在膀胱壁、输尿管、睾丸鞘膜、附睾、阴囊、精索等泌尿和生殖器官的组织内，还有少量会沉积于肝脏及结肠等组织。虫卵成熟后，膀胱黏膜内的虫卵落入膀胱腔内随宿主尿液排出体外，不能排出的虫卵沉积在局部组织中逐渐死亡（图3-1）。与日本血吸虫和曼氏血吸虫相比，埃及血吸虫生长和发育较慢。埃及血吸虫尾蚴经皮肤感染仓鼠后，童虫在皮肤内停留3~4天，3~5天后移行至肺部；童虫在感染5~8天后开始摄食，9~10天移行至肝脏，18~22天在肠管汇合，24~25天器官发生，29~30天移行至静脉丛，28~31天雌雄合抱交配，45~57天卵壳形成，60天开始排卵。

二、形态

（一）成虫

埃及血吸虫成虫寄生终宿主体膀胱或盆腔静脉丛的血管中，雌雄异体，在终宿主体内

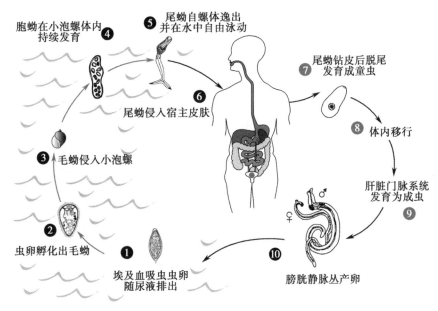

图 3-1 埃及血吸虫生活史

两性虫体呈合抱状态，雌虫居于雄虫抱雌沟中。从尾蚴侵入至成虫产卵约需 10~12 周。埃及血吸虫的平均寿命为 3~5 年，最长可达 30 年；感染者体内可容纳的虫体数为 10~1000 条。埃及血吸虫虫卵主要沉积在膀胱中；此外，阑尾、脑、肝、肺、直肠、脾、子宫及其附件均有虫卵发现。雌虫每日产卵 100~300 只。

1. 雄虫 埃及血吸虫雄虫长 7~14mm，腹吸盘前的体部呈圆筒状，腹吸盘后体两侧抱雌褶张开后呈扁平状，体宽 1mm。具有口吸盘和腹吸盘。口吸盘直径为 0.2~0.4mm，腹吸盘较大，直径为 0.25~0.53mm，壮而有力。在口吸盘及腹吸盘内壁分布许多尖锐的小棘，并在吸盘的边缘生长一些感觉器。雄虫全身表面丰满隆起的圆凸，在圆凸上长有许多小棘。在其抱雌沟边缘体壁上的圆凸形小，中央光滑缺小棘。在圆凸间的体壁呈明显而复杂的褶峰和凹窝，并分布着许多感觉器。虫体腹面的体壁布满细棘。雄性生殖系统包括睾丸、输精管、贮精囊及生殖孔。睾丸呈圆形，一般 4 或 5 个，位于腹吸盘下方靠近虫体的背部。在第 1 个睾丸的前方为贮精囊，内可贮大量成熟的精子。

2. 雌虫 雌虫较雄虫细长而软弱，长 16~20mm，宽 0.25~0.30mm。吸盘细小而无力。除虫体后端具有尖形小棘外，体表光滑，体壁一般具有明显的凹窝。在体前端的体表尚分布着许多含纤毛的感觉器，后端亦有许多感觉器。雌性生殖系统包括卵巢、输卵管、卵黄腺、卵黄管、卵模、梅氏管、子宫和生殖孔。卵巢长椭圆形，位于体中线之后，一般情况下子宫内虫卵数量＜50 个，通常为 10 个。

（二）虫卵

埃及血吸虫虫卵呈纺锤形，无卵盖，一端具有棘样小刺。从终宿主尿中排出的成熟虫卵，其内含有毛蚴。虫卵大小变异范围较大，长 80~185μm，大多数为 100~153μm；宽 40~70μm，大多数为 43~53μm。端刺长为 6.6~15μm（图 3-2）。在透射电镜下，卵壳呈双层结构，内外两层相互紧贴。内层薄，电子密度高度致密；外层厚，中等电子致密。在外层的表面有规则地分布着许多微棘，微棘平均大小为 0.22μm×0.05μm。偶尔在卵壳上可见微孔的结构。卵壳对 Ziechl–Neelson 抗酸染色呈阴性反应,这与其他人体血吸虫卵壳的阳性反应有着明显差异。此染色方法在同时混合流行有曼氏、埃及和间插血吸虫的非洲流行区,对虫卵形态易于混淆的几种血吸虫的临床诊断及确定它们的分布地域性有很大价值。

(三)毛蚴

埃及血吸虫毛蚴呈梨形,大小约(0.1~0.14)mm ×(0.05~0.065)mm。毛蚴体部覆有 4 排表皮板,除第 1 排表皮板外,其他各排的表皮板均由无纤毛堳所围绕。顶乳突似六边形,两侧径长约 0.01mm,背腹径约 0.008mm,其两侧均可见 1 个侧腺开口、2 个大的多毛感受器及 7 个较小的单

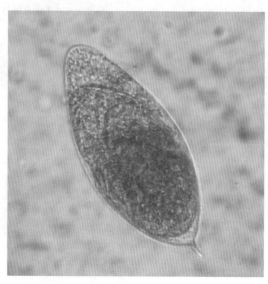

图 3-2 埃及血吸虫虫卵(×400)

毛感受器,共 16 个感受器。在前环堳内,除第 1 排表皮板下缘的凹处有 6 个单毛感受器外,尚可见多毛感受器 11~13 个,共 17~19 个感受器;在中环内有 17~19 个多毛感受器。

在实验室条件下,埃及血吸虫毛蚴可在水体中以 2mm/s 的速度游动 8~12 小时,直到耗尽体内的能量储备;4~6 小时后,毛蚴的感染力急剧下降。毛蚴可在淡水中存活 1~3 周。高温、紫外线照射、水体浑浊度增加、水流加速以及长期暴露于化学物质和其他刺激物均可加速毛蚴老化、死亡。新鲜孵化的毛蚴在水中直线运动,随后在水 – 基质界面运动增加,以增加向水生螺的蓄积。埃及血吸虫毛蚴的运动方向和方式随季节变化而有所不同,其主要受温度的影响。正常气温 18℃时,毛蚴背光运动,即对光线出现负反应;而在冬天温度降至 13℃时,则具有向光性。埃及血吸虫毛蚴钻入螺体后,往往停留在头足部上皮表层,在接近钻入部位处发育。感染水泡螺的埃及血吸虫毛蚴数量不是很大,一般少于 8 条 / 螺。有学者证实,单只水泡螺感染的阳性率较群体感染为高。埃及血吸虫毛蚴钻入螺体发育成为尾蚴所需的时间一般为 4~6 周,但可随环境温度改变而有所差异,可短至 2 周、长至 11 周。埃及血吸虫毛蚴在螺体内的适宜发育温度为 32~33℃,低于 14℃时埃及血吸虫在螺体内不能完成发育;27℃时埃及血吸虫在 *Bulinusafricanus* 体内的发育时间为 32 天。

温度、紫外线照射、灯光、水深、与螺接触时间、水体流动等因素均可影响埃及血吸虫毛蚴的生存和感染力。在 18~30℃时,毛蚴的生存时间长于在 5~10℃和 35~45℃时;在高温环境下,毛蚴更加活跃,但活力急剧下降,死亡率上升;在低温环境下,毛蚴很快失去活力,长期暴露于低温环境可导致毛蚴寿命显著缩短。随着温度的上升,毛蚴感染力增加;在温度< 10℃时,毛蚴无法感染水泡螺。太阳紫外线照射影响毛蚴活力,使得暴露组的部分毛蚴在 1 小时内就失去活力;在照射 2 小时后,暴露组毛蚴均失去活力,而未暴露组几乎所有毛蚴仍然具有活力。在紫外线灯照射 30 秒,对毛蚴的感染力无影响;在照射 40 秒后,部分毛蚴活力下降,但其对螺宿主的感染力仍为 77.8%;在照射 60 秒后,毛蚴不能感染水泡螺。正常气温 18℃时,毛蚴背光运动,即对光线出现负反应;而在冬天温度

降至13℃时，则具有向光性。毛蚴在2m深的水中能够发现并感染水泡螺，在活动1小时后，毛蚴仍可感染螺宿主。毛蚴对螺的感染率随着毛蚴密度的下降而降低，但在0.4~0.8个毛蚴/L的密度时，感染率仍然＞50%。每隔5m放置宿主螺时，毛蚴感染率为36%~44%；将水泡螺置于12~15cm/s水体中，毛蚴感染率为39%~40%。

（四）尾蚴

埃及血吸虫尾蚴由体部及尾部组成，长度约0.5mm。体部前端为特化的头器，在头器中央有一个大的单细胞腺体，称为头腺。口位于体前端正腹面，腹吸盘位于体部后1/3处，由发达的肌肉构成，具有较强的吸附能力。在尾蚴体内中后部有5对单细胞钻腺，左右对称排列，其中2对位于腹吸盘前，称前钻腺，为嗜酸性，内含粗颗粒；3对位于腹吸盘后，称后钻腺，为嗜碱性，内含细颗粒。前后5对钻腺分别由5对腺管向体前端分左右两束伸入头器，并开口于顶端。实验室研究表明，尾蚴可在淡水中存活72小时，但8~12小时后钻入宿主的比例即开始下降。

埃及血吸虫尾蚴从水泡螺体内逸出呈显著的昼夜节律性，通常每24小时逸蚴一次。在15~30℃光照条件下，尾蚴2小时后开始逸出，并于4~6小时达到高峰。感染单个毛蚴的水泡螺通常逸出的尾蚴数量多于感染多个毛蚴的螺。现场观察发现，在雨季和干旱温热季节，尾蚴逸出高峰期在11:00时出现；在干冷季节，尾蚴逸出高峰期在9:00时出现；雨季9:00时前和17:00时后均可见尾蚴逸出；19:00时可见少量尾蚴逸出；21:00时后无尾蚴逸出。虽然螺龄、大小和营养状态以及光照均可影响尾蚴逸出数量，实验室条件下，一只水泡螺每天逸出的尾蚴数量为2000条，但野外自然感染的水泡螺每天逸出的尾蚴数量一般少于2000条。埃及血吸虫尾蚴在水体中呈"倒金字塔"分布。

（五）童虫

当人或其他哺乳动物与含有埃及血吸虫尾蚴的水接触时，尾蚴利用其腹吸盘前后两组穿刺腺的分泌物及尾部的摆动和体部的伸缩，迅速钻入宿主皮肤并脱去尾部转为童虫。从尾蚴完全转变为童虫需要3~6小时；童虫在进入真皮层前在表皮层停留72~96小时，随后开始移行，此时口吸盘、腹吸盘和Y形肠部开始变得清晰可见。童虫表皮与终宿主直接接触，且被认为是保护性免疫反应的靶部位。童虫侵入小静脉或淋巴管，随血流或淋巴液到右心，经右心、肺血管，最后到达肝脏。在肝内门静脉中发育成长，约经20天发育为性成熟成虫。

第二节 流行病学

埃及血吸虫病最初发现于尼罗河上游，现已扩散分布至大部分非洲国家。由于水利灌溉工程扩展导致宿主螺扩散，该病仍有逐渐蔓延趋势。流行范围从东非苏丹、埃塞俄比亚、坦桑尼亚至岛国毛里求斯与留尼旺；中非大部分；西非从尼日利亚向南，直到安哥拉；北非从埃及至摩洛哥。其中非洲的突尼斯、阿尔及利亚、摩洛哥、毛里塔尼亚、几内亚比绍、尼日尔、索马里和毛里求斯只有埃及血吸虫病，其他国家则有埃及血吸虫病和曼氏血吸虫病同时流行。除非洲外，欧洲南面的葡萄牙南部与亚洲西部塞浦路斯；中东黎巴嫩、叙利亚、伊拉克、伊朗以及印度孟买南部也发现有该病的流行区。

一、流行环节

埃及血吸虫的生活史阶段包括成虫、虫卵、毛蚴、母胞蚴、子胞蚴、尾蚴和童虫 7 个阶段。其幼虫阶段必须在中间宿主扁卷螺科的水泡螺中发育增殖,各地中间宿主螺蛳有所不同。非洲为水泡螺属(bulinus),如截形水泡螺(B.truncatus),球形水泡螺(B.globosus)等;印度孟买南部为一种狭窄铁色螺(Ferrisia tenuis);葡萄牙、摩洛哥为梅提扁卷螺(planorbariusmetidjensis)。埃及血吸虫尾蚴侵入宿主体内后,童虫逐步发育为成虫,最终移行并寄生于膀胱静脉与盆腔静脉丛。

(一)传染源

埃及血吸虫的宿主范围较窄,自然感染的有 3 目 7 属,共 9 种动物,如狒狒、黑猩猩、草原猴、尼罗河鼠等。并非所有有成虫寄生的人、哺乳类动物宿主都是传染源,只有能排出虫卵并孵化出毛蚴才能成为传染源,患者是本病的主要传染源,而 10~14 岁儿童感染埃及血吸虫后排出的虫卵量显著高于其他年龄组成员排出量,因此儿童又是本病最重要的传播者。埃及血吸虫病严重流行的主要原因是居民缺乏卫生习惯与卫生条件,致使人尿排出虫卵频繁污染水体。而狒狒与黑猩猩虽有自然感染,但对本病传播作用意义不大。

埃及血吸虫在终末宿主体内移行速度比曼氏血吸虫和日本血吸虫慢,一般在皮肤停留3~4 天,第 9~10 天已移行至肝脏,在感染后第 29 天抵达肝内门脉。大多数童虫于感染后13~16 天移行、寄居至膀胱静脉与盆腔静脉丛。埃及血吸虫从尾蚴侵入皮肤至粪中查到虫卵大约需要 56 天。成虫在宿主体内的寿命呈偏态分布,埃及血吸虫平均寿为 3.8 年,但有例证显示,埃及血吸虫在宿主体内能存活长达 27 年。

(二)传播途径

传播途径是指病原体从传染源排出后、侵入新的易感宿主之前,在外界环境所经历的全部过程。埃及血吸虫从传染源排出到侵入新的易感终宿主之前,依次经历虫卵、毛蚴、胞蚴和尾蚴 4 个生活阶段,其中胞蚴的发育阶段是在中间宿主水泡螺体内完成。

1. 虫卵 埃及血吸虫成熟虫卵随宿主尿液排出体外,离体的虫卵在自然界存活的长短主要受环境温度的影响。在低渗透压、有光照、适宜淡水条件下,虫卵可在 15~30℃温度下孵化出毛蚴。虫卵孵化以水温 20~30℃较为适宜;温度在 10℃以下及 37℃以上,大多数虫卵的孵化受抑制。在高于 30℃有光照条件下,埃及血吸虫虫卵亦可在纯尿中孵化。无光照条件下,将埃及血吸虫虫卵放于添加有抗生素的普通生理盐水中,并置于 2~8℃冰箱中保存,可抑制虫卵孵化一周或以上。

2. 毛蚴 传染源经尿排出的虫卵入水后孵出毛蚴,毛蚴在水中不停地游动,亦可感染离污染处较远的水泡螺。埃及血吸虫与各种水泡螺间的相容性较为严格,如非洲热带地区的埃及血吸虫主要对非洲水泡螺易感,在地中海和中东地区主要对截形水泡螺易感。来自北非和中东的埃及血吸虫不能在非洲水泡螺中发育,反之非洲热带地区的埃及血吸虫也不能在截形水泡螺中发育。

3. 胞蚴 胞蚴包括母胞蚴和子胞蚴两个阶段。毛蚴侵入宿主螺体内后,体表纤毛脱落,胚细胞分裂形成充满胚细胞的母胞蚴。母胞蚴体内的胚细胞经过分裂、增殖形成子胞蚴。子胞蚴具有运动性,发育成熟后自母胞蚴逸出,并移行至螺体内各组织,继续发育为尾蚴。

4. 尾蚴　埃及血吸虫毛蚴钻入水泡螺体内发育成为尾蚴，一般需要 4~6 周，发育时间可随环境温度改变而改变，短的 2 周即可发育，长的需要 11 周。埃及血吸虫毛蚴在螺体内发育的适宜温度为 32~33℃。当温度低于 14℃时，埃及血吸虫不能在螺体内完成发育。Allan 等（2009）实验证实，当温度为 27℃时，埃及血吸虫在非洲水泡螺（*Bulinus africanus*）体内的发育时间为 32 天。

温度和光照对尾蚴从螺体逸出有明显的影响。白昼有利于尾蚴逸出。在自然条件下，埃及血吸虫尾蚴平均每天逸出约 2000 条。与日本血吸虫尾蚴不同的是，埃及血吸虫尾蚴多混悬于水体中。尾蚴逸出的适宜温度为 20~25℃。尾蚴的活力和寿命与水温有关，5℃时尾蚴存活最长达 204 小时，25℃时存活 23 小时，40℃时存活 2 小时，55℃仅存活 30 秒。温度愈高活力愈强，死亡也愈快。

（三）易感者

埃及血吸虫病的易感者以农民为多，男女无差别，妇女在河中洗衣（图 3-3），儿童洗澡、游泳，均易感染。10~20 岁年龄组人群感染率最高，农民占的比例最大，渔船民感染率最高。以春夏季感染多见，季节性感染与雨量、温度、当地居民的生产生活等多方面因素有关。在非洲，10 岁以下儿童经治疗后获得再感染的程度高于 10 岁以上者。在相同暴露条件下，再次感染的感染度随年龄的增长而降低。人体对埃及血吸虫产生缓慢形成的获得性免疫。疫区存在着"易感"与"非易感"两组人群，低年龄组人群暴露少而再感染率高，而高年龄组人群暴露多而再感染率低。有研究者认为免疫力的缓慢形成与封闭性抗体（*Blocking antibodies*）有关，童年的暴露，其免疫应答倾向于产生封闭性抗体，经过反复暴露后，封闭性抗体水平逐渐降低，而保护性抗体增加，抵抗力也随之增强，提示儿童和青少年应列为埃及血吸虫病重点保护对象。

埃及血吸虫除人以外极少见其他哺乳类动物感染。近年来我国出境务工、旅游等活动增加，其中有部分人感染了埃及血吸虫病，其感染方式以游泳、捕鱼、生产、生活等方式接触疫水而感染。

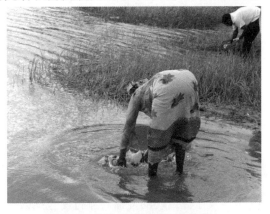

图 3-3　妇女在河中洗衣接触疫水

二、流行因素

（一）自然因素

埃及血吸虫中间宿主水泡螺为水生软体动物，它的孳生与气温、水分、光照、植被等因素密切相关。而血吸虫毛蚴和尾蚴在水中各有一短暂的自由生活阶段，虫卵的孵化及尾蚴的逸出除了与水有关之外，还受到温度、光照等条件的影响。

1. 温度　埃及血吸虫虫卵的孵化、尾蚴的逸出以及它们在外界生存时间的长短均与温度有密切关系。实验显示，在 18~30℃时，毛蚴能比在 5~10℃和 35~45℃时生存更长时间；当温度高于 40℃或低于 10℃时，埃及血吸虫的毛蚴活力下降，死亡率显著上升；在适宜温度内随着温度的上升，毛蚴感染能力逐渐增强。

埃及血吸虫的毛蚴在水泡螺体内适宜发育温度为32~33℃，当温度为14℃时，毛蚴在螺体内不能发育为成熟尾蚴；当温度为27℃时，毛蚴只需32天便可在非洲水泡螺（*Bulinus africanus*）体内的发育。

受埃及血吸虫感染的水泡螺通常每24小时逸蚴一次，并呈现出显著的昼夜节律。一般认为在15~30℃时且光照强度逐渐上升条件下，埃及血吸虫尾蚴2小时后开始从螺蛳中逸出，4~6小时后达到高峰。野外自然感染的水泡螺逸出的埃及血吸虫尾蚴在水体中呈"倒金字塔"状分布。

Muhoho对肯尼亚的Mtsangatamu村庄附近20个埃及血吸虫尾蚴自然栖息地展开了为期2年的调查研究。研究显示，3~4月份正处于长雨季的中间时间段，水中尾蚴密度在4月份最高，平均每升水中有0.015条尾蚴；而在当地干冷和干热季节，即1、6、7、8、9月份，水中未发现尾蚴；11、12月份，平均每升水中有0.004~0.008条尾蚴；在2、5、10月份，平均每升水中少于0.002条尾蚴；在当地水温低于25℃时未检测到尾蚴，与Nojima（1982）等报道的研究结果不一致。该研究显示埃及血吸虫尾蚴在15℃到20℃间从水泡螺中逸出，与在30℃时逸出一样频繁，Nojima得出尾蚴的逸出与光照强度和持续时间密切相关，而Muhoho（1997）的调查结果显示，未发现尾蚴的数量在阴天与晴天有差异。Kimura（1994）等在肯尼亚开展实验和现场研究，结果显示早上11点到下午2点间，是当地埃及血吸虫尾蚴从水泡螺中逸出高峰期，并且在自然水域中尾蚴密度最高。

2. 水 在非洲热带地区，降雨可能是影响水泡螺数量最重要的气候因素。大量研究证实在雨季开始时，螺蛳产卵数量出现不规则的暴涨。在旱季，水源枯竭，河床干枯，血吸虫病的传播因此停止，然而血吸虫胞蚴能在螺蛳中休眠等待雨季的到来。有实验证明，将水泡螺置于流速为12~15cm/s水体中，埃及血吸虫毛蚴感染率为39%~40%。突然增大的水量和流速将严重影响螺蛳的生活水域，水流可能将疫区的螺蛳带至非疫区造成新疫情发生。

此外，随着经济的发展，水源污染问题也开始显现，并对螺的栖息地造成一定程度的影响。如受含氮物质污染的水源，可能促进水草藻类的生长，并促进了螺蛳的繁殖。另外水中的塑料废料为水泡螺提供了良好的繁殖栖息地。

（二）社会因素

埃及血吸虫病的传播与流行受包括人口社会特征、接触疫水行为、人口流动、水利建设、社会制度等因素影响。

1. 人口社会特征 从事水上作业的人群感染埃及血吸虫病的危险性要大大高于其他职业人群。一般来说，接触疫水越多、居住离疫水越近的居民，比同个社区远离水源居住的居民有更高的患病风险。一些国家因为宗教信仰等原因影响用水模式，从而影响血吸虫病的感染率。

2. 接触疫水行为 接触疫水按其性质可分为生产性、生活性和娱乐性接触。生产性接触主要包括农业生产、放牧、捕鱼、打草等一切与生产活动有关的行为；生活性接触包括洗衣服、洗菜、洗澡等；娱乐性接触包括游泳、戏水等（图3-4）。因地理、社会、经济、文化、宗教及生活习惯的不同，接触疫水的方式与频率有较大的差异。感染的危险度往往因接触疫水方式、暴露在疫水中的时间、体表暴露的程度以及疫水中尾蚴数量的不同而异。观察和记录当地居民接触疫水的习惯，了解居民接触疫水的特征是制订有效防控策略的基础。接触疫水还与家庭经济状况有密切关系，家庭积蓄少者接触疫水多，贫困是当地接触疫水的促进因素。

3. 人口流动　来自非疫区的人群，由于缺乏对血吸虫的免疫力，到血吸虫病流行区旅行等活动后，其感染率与感染度均比当地居民高，且有急性期感染发生。现今，不少国家有在非洲旅行者回国后诊断为急性期血吸虫病的报道。

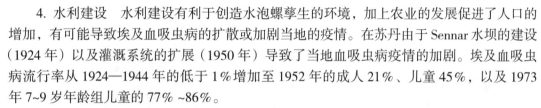

图 3-4　儿童在水中游泳、戏水接触疫水

难民的流动可增加埃及血吸虫病的流行机会。据 WHO 估计，全球有 1200 万难民，这些难民可能本身是传染源，即使未感染但本身也是易感人群，为血吸虫病的流行和控制带来严重影响。有报道，当大批埃塞俄比亚非流行区难民涌入南部索马里后，已发现 30％的人感染了埃及血吸虫。

4. 水利建设　水利建设有利于创造水泡螺孳生的环境，加上农业的发展促进了人口的增加，有可能导致埃及血吸虫病的扩散或加剧当地的疫情。在苏丹由于 Sennar 水坝的建设（1924 年）以及灌溉系统的扩展（1950 年）导致了当地血吸虫病疫情的加剧。埃及血吸虫病流行率从 1924—1944 年的低于 1％增加至 1952 年的成人 21％、儿童 45％，以及 1973 年 7~9 岁年龄组儿童的 77％ ~86％。

但如果在水利建设同时制造不利螺类宿主孳生的环境条件，则可起到兴利除害的效果，彻底消灭水利建设地区的血吸虫中间宿主螺蛳。非洲地区经济落后，农业对当地的经济发展极为重要，在规划、建设和使用水利设施过程中应充分考虑到血吸虫病这一严重问题，尽最大努力做到趋利避害，造福人民。

5. 社会制度　血吸虫病主要流行于发展中国家或不发达国家。一是因为这些国家地处温热带，自然条件有利于螺类宿主的生存及血吸虫完成其生活环节；二是因为经济文化落后，疾病交加。如 1952 年埃及独立，但接下来的 20 多年依然动荡，与叙利亚的分分合合，还经历了第二、三次中东战争，使埃及血吸虫病流行率约为 40％。后来经过几十年的国家关注和各方努力，Fenwick 等报道（2001 年）埃及血吸虫病的流行率从 11.9％降至 1.3％。

三、流行特点

（一）地方性

血吸虫病的地理分布与中间宿主螺蛳的分布是一致的。埃及血吸虫中间宿主水泡螺的分布决定了埃及血吸虫病流行与分布范围。由于螺的分布呈明显的流域与地方性，因此和其他螺传疾病一样，无螺地区固然不可能有血吸虫病的流行，有螺地区也仅是可能而非必然有血吸虫病流行，因此埃及血吸虫病亦具有较强的地方性。

全球埃及血吸虫病主要分布在非洲中部。据估计，37 个撒哈拉以南非洲国家平均埃及血吸虫病感染率高达 26％，其中纳米比亚、索马里、莫桑比克等国家部分地区埃及血吸虫病感染率高达 50％~100％（图 3-5）。

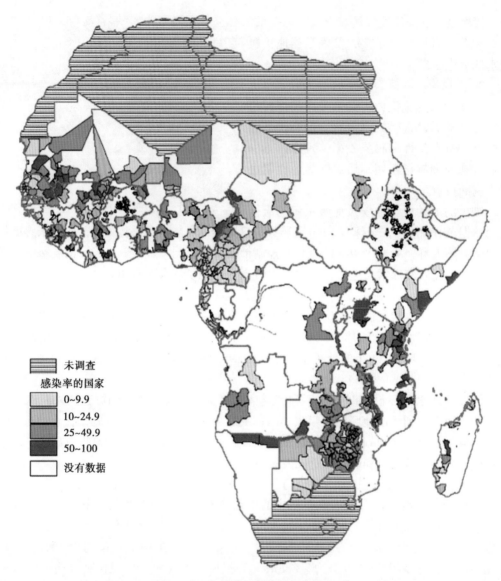

图3-5　非洲埃及血吸虫病感染率地区分布（Werf，2003）

（二）城乡分布

有学者认为，非洲地区城市血吸虫病产生的原因主要是因为感染血吸虫的人员到城市务工以及城市周边的水域也受到血吸虫的污染，并且城市周边卫生条件恶劣。调查显示，在尼日利亚埃努古州（Enugu State）的部分城市，埃及血吸虫病的感染率为4.6%，比该州农村地区报告的血吸虫病的感染率低。

（三）人群分布

1. 年龄分布　各年龄组人群都可感染埃及血吸虫病，但各年龄组感染率不同，不同血吸虫病各年龄组的感染率也不同。在一般流行区，5岁以下幼儿与自然界疫水接触的机会较少，故感染率较低；5岁以上的儿童因在河（沟、湖）边戏水、游泳的机会增多，则感染率会迅速增加；10岁以后逐渐参加生产劳动，如割草、捕鱼、放牧等，同时戏水、游泳者亦多，故感染率上升更快；成人因生产劳作，经常与疫水接触而感染率大，感染曲线高峰往往分布在青壮年时期，壮年至 50 岁感染率维持相当高的水平并有逐步下降趋势。50 岁以上成年人因年龄老化在水边和田间的劳动大为减少，感染率随年龄增长而逐渐下降。

在非洲肯尼亚疫区开展的调查研究证实，当地幼儿埃及血吸虫病患病率小于 10%，患病率从 4 岁开始直线上升，10~14 岁年龄人群的患病率已接近 60%，15~19 岁年龄组患病率开始显著下降，30~39 岁年龄组的人群患病率一度降到 20% 以下，但随后略有起伏波动。另有其他研究证明，埃及血吸虫病在儿童期的感染率和受感染度最高，老年人患病率和感染度处于较低水平。10~15 岁是其患病高峰年龄段，5~14 岁年龄组包含了患病总人数中 60%~70%，且感染度最为严重。

2. 性别分布　男女对血吸虫的易感性并无差别，各地男女感染率的差别是由于两性生产劳动方式及生活习惯的不同所造成的。据 Abou-Zeid（2012）调查，受调查的 1144 名女性，其中 93 人（8.1%）感染埃及血吸虫，682 名男性中，只有 33（4.8%）人感染埃及血吸虫，存在着性别差异。当地感染率的性别差异可能是因为战争导致男性人口锐减，也可能是选择偏倚所致。

3. 职业分布　埃及血吸虫感染人群中，农民占的比例最大。长期活动于水上的渔船民感染率往往是最高。在某些生产劳动中确有较大的感染机会，如在疫水中打草、捕鱼捞虾、打鱼苗、插秧、耕田、推舟以及放牧等，从事这些工作的人员血吸虫病感染率较高。在日常生活接触疫水的机会也很多，家庭妇女和儿童亦易感染。

（四）季节分布

非洲大部分地区属于热带气候，全年温度高，四季界限不明显，但有明显的旱季与雨季。埃及血吸虫感染机会的季节性是由多方面因素造成的。据 Augusto 等作者（2009）研究证实，在莫桑比克 5 月至 10 月，处于干旱季节，埃及血吸虫病传播率较低。而在 11 月到次年 4 月的雨季，埃及血吸虫病有较高的传播率。这可能是 11 月至次年 2 月气温较高，最高温度可达 38℃，又因为是雨季，河流、湖泊、池塘等水量充足，当地居民的生产生活也与水密切相关，如农业生产、捕鱼，日常的洗衣、洗菜，游泳、嬉戏，等，人们接触水的机会增加，人体也能够完全暴露于水中，与水的接触面积变大，增加了感染风险。而这个时间段又是学生的假期，故儿童频繁接触水，这也将增加血吸虫病的感染率。

第三节　致病机制

埃及血吸虫虫卵会刺激机体引起膀胱和输尿管的虫卵肉芽肿炎症反应、溃疡和增生。早期症状通常是尿频、尿急、血尿，特别是终末血尿，化验常可发现蛋白尿。埃及血吸虫病病变主要由虫卵肉芽肿引起，成虫很少产生病变。

一、泌尿系统病变

血吸虫感染导致的膀胱及尿路病变主要出现在埃及血吸虫病病例中，由局灶性虫卵阻塞尿路所致，常见的膀胱病变有充血、沙斑、溃疡、息肉及肉芽肿等。在早期和活动性的埃及血吸虫感染者中，可用膀胱镜观察到不同程度的充血，重度感染者更为显著。充血常出现于近输尿管口处。沙斑是膀胱最常见的病理损害，是埃及血吸虫病的特征之一，它是由大量虫卵积聚在膀胱黏膜而造成。沙斑呈黄色或褐色，病灶粗糙，组织虫卵密度可高达每克 100 万个。输尿管中亦存在沙斑损害，但在肠组织中罕见，膀胱三角区和近输尿管口为受累及频数最高处。

局部组织大量虫卵沉积亦可产生膀胱息肉样损害，息肉在疾病各期均可观察到。多数息肉呈豌豆大小，也有大至 3cm 并伴有多个小卫星息肉的报道。对埃及血吸虫病患者通过膀胱镜摘除膀胱息肉的临床研究表明，非活动期患者息肉是从活动期患者演变而来，而小的活动期息肉可自然地或者在化疗以后逐渐消退。

膀胱溃疡主要发生在膀胱后壁，溃疡通常很小，溃疡处组织含有大量虫卵，膀胱后壁组织高的虫卵密度被认为是溃疡形成的因素。对埃及血吸虫病患者外科手术治疗发现，膀胱溃疡有两种类型：急性型由坏死性息肉样斑形成；慢性型与膀胱逼尿肌后中线和深部大量虫卵沉积有关。膀胱肉芽肿通常呈针头大小，有时周围有扩张的毛细血管。肉芽肿中心有类上皮细胞、成纤维细胞和炎细胞所包围的血吸虫虫卵。随着病期的延续，肉芽肿将逐渐坏死、钙化，或发展成为纤维组织。尸体解剖发现，膀胱肌肉肥大在有血吸虫性梗阻性尿路病变患者中比无此梗阻性病变者多见。膀胱的弥漫性纤维性收缩程度与膀胱组织虫卵数量成一定比例。

输尿管损害不如膀胱损害严重和常见，但输尿管的病理后果很严重。埃及血吸虫感染通常累及两侧输尿管，但一侧损害常比另一侧严重。尸体解剖研究已证实，输尿管组织虫卵数与血吸虫病的严重程度密切相关。严重的血吸虫性梗阻性尿路病变如输尿管积水和肾盂积水，常伴有输尿管狭窄、畸形和结石。

尿路钙化以膀胱最为显著，是埃及血吸虫病常见的一种后遗症。膀胱的线状钙化实际上是钙化的虫卵沉积线而不是膀胱组织本身发生病变，通常出现于膀胱黏膜下层。大多数钙化的膀胱保持正常的弹性。在血吸虫病患者中，钙化和未钙化的膀胱平均容量发现仅有微小的差别。膀胱钙化的出现可以作为埃及血吸虫重度感染以及其他损害或病情的一种指征（图 3-6）。

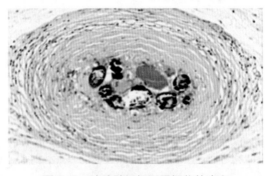

图 3-6　膀胱壁组织可见钙化的虫卵
（HE 染色，×100）

埃及血吸虫病在膀胱癌形成中可能的机制包括以下几个方面：①纤维性的异物反应：Brand 等认为在膀胱壁中抗血吸虫虫卵慢性纤维性异物反应在病因学上具有重要性。纤维化引起上皮增生，异常增生和间变导致在结构紊乱的上皮细胞中出现遗传错误。②虫卵引起的炎症反应：虫卵周围的炎症可降低黏膜屏障对尿中致癌原的再吸收效果，而后纤维性组织挛缩可引起淋巴阻塞并使致癌物积累。Christie 等发现血吸虫性膀胱癌在膀胱内虫卵数量最多之处发生而与总虫卵数关联不大，认为埃及血吸虫虫卵引起的炎症似乎对肿瘤起促进作用。③细菌感染：血吸虫性梗阻性尿路病变中慢性细菌感染是一个重要的病因。泌尿道细菌从其尿前体产生亚硝胺，这种亚硝胺物质对膀胱致癌作用已众所周知。患血吸虫病伴膀胱癌的患者尿液中已发现高浓度的亚硝胺。④尿滞留：尿滞留使某些内源性致癌物浓缩，膀胱上皮暴露于致癌物的长期刺激中，同时导致尿中致癌原更多地被吸收。⑤β - 葡萄糖醛酸酶浓度升高：已在毛蚴和血吸虫成虫体内发现，并可能存在于菌尿中或来自分裂的膀胱细胞。血吸虫病患者尿中的 β-葡萄糖醛酸酶活力高于对照组。尿 β-葡萄糖醛酸酶浓度的升高可使尿中葡萄糖醛酸化物释放致癌物胺，因此，受损的尿路上皮将暴露于致癌物中。⑥免疫监控的减少：有报道认为由于血吸虫感染引起免疫抑制，免疫监控的减少亦可影响致癌作用。埃及血吸虫感染首先影响泌尿道并常引起梗阻性尿路病。疾病的严重性主要与感染度有关。在低流行率和低感染度的人群中，很少有人患病。当中度至重度感染时，泌尿道损害的患者比例升高，并患有梗阻性尿路病。年轻者的感染率显著较高，活动期疾病常发生于儿童患者，而非活动期更多地见于成人。

二、生殖系统病变

由于埃及血吸虫寄生于膀胱及盆腔静脉丛，生殖器官易受累及。精囊纤维化、肌肉肥大和精囊肿大可作为重度感染的结果出现。有时病变广泛，或伴有钙化。精囊重量和容积增加与梗阻性尿路病变密切相关。用人工检查法测定精囊肿大可能是筛选血吸虫性梗阻性尿路病的一种简单方法。前列腺受损次于精囊，虫卵集中在伴有纤维化的射精管内。埃及血吸虫虫卵可在睾丸、附睾和阴茎中发现，有时伴有炎症反应。

女性生殖器官发现埃及血吸虫虫卵并不多见。常见的部位为外阴、阴道和子宫颈，而内生殖器官如卵巢、输卵管和子宫体较少受影响。子宫颈或阴道壁可发现息肉样、溃疡样和小结节状的损害，由炎症细胞浸润、肉芽肿和纤维化所致。

三、肠道病变

肠道血吸虫病变可产生结节性炎症、充血、绒毛萎缩和肠黏膜点状的出血性病变。这些病变常伴随急性感染，或发生在无疫水接触史而又无初始症状的人群，但也可能出现于重度感染者。在埃及血吸虫病流行区，很难将血吸虫引起的胃肠道疾病与其他胃肠道疾病区分开来。此外，埃及血吸虫虫卵沉积在肝脏和肠道较常见，这在下消化道是非常重要的。乙状结肠和直肠中的虫卵密度与整个肠道感染率高度相关，因而被认为是典型的埃及血吸虫感染而非虫卵的异位沉积。阑尾处的虫卵浓度可能相当高，有案例报告显示重度感染引发阑尾炎，提示肉芽肿疾病导致阑尾阻塞。埃及血吸虫感染可能造成肠息肉，甚至肠道阻塞。息肉可造成肠溃疡和出血，导致便血、瘢痕或钙化，进而造成肠道功能障碍。

四、肾脏病变

关于埃及血吸虫感染与肾盂肾炎或肾小球炎症的关系有不同意见。在两个尸体解剖研究中，发现肾盂肾炎与埃及血吸虫感染有无或其感染度无关，但肾盂肾炎与血吸虫性梗阻性尿路病有关。有研究发现在成人埃及血吸虫感染者中，观察到肾小球损害，但其中无血吸虫抗原。13 例临床表现无肾小球疾病的患者中，7 例的肾小球检测出 IgM、IgG、C1q 及 C3。在埃及血吸虫感染儿童的肾脏活组织检查中，Higashi 等用免疫荧光显微镜观察，在 13 例中发现 4 例肾小球系膜部位有血吸虫抗原以及有广泛的颗粒状 IgM、IgG 及 C3 沉积物。临床上无肾病表现和缺乏基底膜变化，提示这些沉积物可能无功能上的意义，结论已被正常的肾功能试验所证实。埃及血吸虫感染与免疫复合物肾病的关系没有曼氏血吸虫感染那么密切，可能与后者易出现肝纤维化、门脉高压有关。

五、肺部病变

在感染的实验动物和人体尸体中常见到肺部有埃及血吸虫虫卵肉芽肿。虽然肺部的埃及血吸虫虫卵密度常高于曼氏血吸虫虫卵的密度，但埃及血吸虫感染极少并发肺动脉炎和肺源性心脏病。在感染的实验动物中可见到肺动脉炎，但肺源性心脏病未见报道。在埃及，对 159 例仅有埃及血吸虫感染的尸体解剖发现，仅 1 例重度感染者发现有局灶性肺动脉炎，没有发现肺源性心脏病。

六、异位病变

若埃及血吸虫成虫寄居，或虫卵肉芽肿病变发生于泌尿生殖系统以外，可引起异位损害。埃及血吸虫虫卵在肝脏沉积可引起肉芽肿，但仅感染埃及血吸虫者未见到西蒙氏肝纤维化（Symmer's fibrosis），可能与埃及血吸虫产卵量少和虫卵引起的组织反应轻于曼氏血吸虫有关。

埃及血吸虫虫卵的皮肤沉积已有报道。这种沉积除通常见于生殖器官及其周围部位以外，在颈部、胸部、腹壁或脐周围部位的丘疹状或小结状的损害亦有报道。皮肤活体组织检查常发现活的虫卵。1 例非洲女孩由于埃及血吸虫虫卵在心包中沉积引起纤维性心包炎伴心脏缩窄。手术时发现心包增厚并与整个心脏表面粘连。做心包切除术后，组织学检查显示慢性心包炎伴含有埃及血吸虫虫卵肉芽肿。

与曼氏血吸虫和日本血吸虫感染累及中枢神经系统比较，经组织学证实的埃及血吸虫虫卵的中枢神经系统异位沉积出现临床症状者罕见。然而埃及血吸虫虫卵出现在中枢神经系统中但没有功能性后遗症者并不少见。埃及血吸虫虫卵在中枢神经系统中通常很少或不引起组织学反应，而在其他部位这些虫卵可引起炎症反应。埃及血吸虫成虫也曾在脉络膜静脉丛中被发现。

第四节 临床表现

埃及血吸虫与日本血吸虫及曼氏血吸虫不同，其成虫主要寄生于人体膀胱与输尿管静脉丛并产卵，部分病例也可寄生于盆腔静脉丛。虫卵对尿道和（或）盆腔器官产生急性和慢性损伤，故又称为尿道血吸虫病。轻度感染者多无症状，仅尿中发现虫卵；中度感染者常无发热，但泌尿系统症状较明显；重度或反复感染未经治疗或治疗不及时者可进展为慢性感染的后期阶段。

一、急性期阶段

常见于初次感染者，慢性患者再次大量感染血吸虫尾蚴后亦可发生。在埃及血吸虫病流行区，患者大多为重复感染，故急性期症状少见。10~20 岁年龄组人群感染率最高，农民占的比例最大，渔、船民感染率最高。以春夏季感染多见，季节性感染与雨量、温度、当地居民的生产生活等方面因素有关。潜伏期长短不一，多数病例于感染后（从尾蚴侵入至尿中出现虫卵）10~12 周出现临床症状。此期临床表现较急性日本血吸虫病为轻，罕见发生死亡病例。轻度感染者可无自觉症状。部分患者可出现"尾蚴性皮炎"，随着血吸虫成虫开始产卵，症状逐渐明显，部分患者可出现发热、畏寒、头痛、乏力、肌痛、多汗、腹痛症状，并伴有肝、脾肿大及嗜酸性粒细胞显著增多。

1. 尾蚴性皮炎　尾蚴钻入宿主皮肤后可引起尾蚴性皮炎，表现为尾蚴入侵部位出现红斑或丘疹，伴轻度刺激，症状的严重性与尾蚴钻入皮肤的数量密切相关。初次接触尾蚴的人皮疹反应不明显，重复接触尾蚴后反应逐渐加重，严重者可伴有全身水肿及多形红斑。尾蚴性皮炎发生机制中既有速发型（Ⅰ型）超敏反应，也有迟发型（Ⅳ型）超敏反应。

2. 过敏反应　除皮炎外还可出现荨麻疹、血管神经性水肿、淋巴结肿大、出血性紫癜、支气管哮喘等。这可能与埃及血吸虫童虫在宿主体内移行时，对所经过的器官产生机械性损害（一过性血管炎）和其代谢产物引起的超敏反应有关。血中嗜酸性粒细胞显著增多，对诊断具有重要参考价值。

3. 发热　部分患者可有发热，热度的高低及期限与感染程度成正比，轻症发热数天，重症可达数月。一般发热前稍有寒战。高热时偶有烦躁不安等中毒症状，热退后自觉症状良好。重症可有缓脉，出现贫血、消瘦、营养不良和恶病质。

4. 泌尿系统　部分病例可出现尿频或血尿。

5. 肝脾肿大　90% 以上患者肝大伴压痛，半数患者轻度脾大。

6. 其他　部分患者可有背痛、肌肉酸痛、咳嗽、食欲减退甚至腹泻等症状，可能与虫体发育过程中产生的代谢产物、分泌物及排泄物所致的超敏反应有关。

二、慢性期阶段

在流行区占绝大多数。急性期症状消失而未经病原治疗者，或经反复轻度感染而获得免疫力的患者可出现慢性期表现，主要有以下几方面表现：

（一）泌尿系统

主要表现为尿频、排尿困难、血尿（多为终末血尿）以及尿路梗阻等症状。早期症状为无痛性终末血尿，持续数月至数年，以后逐渐出现尿频、尿急、尿痛等慢性膀胱炎症状，继而可出现排尿困难。尿检有红细胞、虫卵，偶有白细胞。膀胱镜检查可观察到沙斑，是膀胱最常见的病理损害，也是埃及血吸虫病的特殊病征。虫卵蓄积在泌尿道引起迟发型免疫反应形成虫卵性肉芽肿，表现为泌尿道感染症状。临床上曾观察了 45 例 5~12 岁感染埃及血吸虫的埃及儿童，经膀胱镜检查发现膀胱损害的发生率依次为：充血 100%，沙斑32%，肉芽肿 18%，溃疡 9%，小结节 7% 及息肉 7%。活动期感染者常见有膀胱充血与沙斑。22% 的病例发现有多种损害。在赞比亚一家医院连续检查 100 例成人患者中，全部病例均有沙斑，17% 有肉芽肿，4% 有溃疡。

寄生在膀胱与盆腔静脉丛内的成虫，产生的虫卵主要沉积在膀胱与远端输尿管黏膜下层与肌肉层，尤以膀胱三角区为多。虫卵进入膀胱腔，经尿排出，可产生血尿，但大多数虫卵沉积在膀胱壁产生肉芽肿性病变。膀胱颈也是病变好发部位，如果该处肌肉因虫卵肉芽肿损害引起纤维化与萎缩，则产生膀胱颈弛缓不能与排尿功能障碍。膀胱颈阻塞与膀胱壁病变可引起膀胱变形，产生憩室。此外，膀胱病变可产生黏膜增生，形成息肉。

部分反复或大量感染血吸虫尾蚴的患者，未经及时病原治疗，虫卵所致的尿路损害进一步加重，可反复迁延不愈，并发输尿管或膀胱颈部梗阻、肾盂积水及逆行感染等，最后可引起肾衰竭。当肾脏损害进行性恶化，发展到终末期，肾功能接近于正常 10%~15% 时，可出现一系列的临床综合症状。

1. 我国传统地将肾功能水平分成以下几期

(1) 肾功能代偿期：肾小球滤过率（GFR）≥正常值 1/2 时，血尿素氮和肌酐不升高、体内代谢平衡，不出现症状，血肌酐（Scr）在 133~177μmol/L。

(2) 肾功能不全期：GFR ＜正常值 50% 以下，Scr 水平上升至 177μmol/L 以上，血尿素氮（BUN）水平升高> 7.0mmol/L，患者有乏力，食欲不振，夜尿多，轻度贫血等症状。

(3) 肾衰竭期：当内生肌酐清除率（Ccr）下降到 20ml/min 以下，BUN 水平高于 17.9~21.4mmol/L，Scr 升至 442μmol/L 以上，患者出现贫血，血磷水平上升，血钙下降，代谢性酸中毒，水、电解质紊乱等。

(4) 尿毒症终末期：Ccr 在 10ml/min 以下，Scr 升至 707μmol/L 以上，酸中毒明显，出现各系统症状，以致昏迷。

2. 美国肾脏病基金会 K/DOQI 专家组对慢性肾脏病（CKD）的分期方法提出了新建议。该分期方法及建议已为临床广泛认可和使用，见表 3-1。

表 3-1　慢性肾脏病分期及建议

分期	特征	GFR 水平（ml/min/1.73m^2）	防治目标 - 措施
1	肾损害伴 GFR 正常或升高	≥ 90	CKD 诊治；缓解症状；延缓 CKD 进展
2	肾损害伴 GFR 轻度降低	60~89	评估、延缓 CKD 进展；降低 CVD（心血管病）风险
3	GFR 中度降低	30~59	减慢、延缓 CKD 进展；评估、治疗并发症
4	GFR 重度降低	15~29	综合治疗；透析前准备
5	ESRD（终末期肾病）	＜ 15	如出现尿毒症，需及时替代治疗

3. 临床表现

(1) 消化系统：是最早、最常见症状，包括厌食、恶心、呕吐、腹胀、口腔溃疡、上消化道出血等。

(2) 血液系统：①贫血是尿毒症患者必有的症状。贫血程度与尿毒症（肾功能）程度相平行，促红细胞生成素（EPO）减少为主要原因。②出血倾向可表现为皮肤、黏膜出血等，与血小板破坏增多，出血时间延长等有关，可能是毒素引起的，透析可纠正。③白细胞减少，趋化、吞噬和杀菌能力减弱，易发生感染，透析后可改善。

(3) 心血管系统：是肾衰竭最常见死因。①大部分患者（80% 以上）有不同程度高血压，可引起动脉硬化、左室肥大、心力衰竭。②心力衰竭，常出现心肌病的表现，由水钠潴留、高血压、尿毒症性心肌病等所致。③心包炎系尿素症性或透析不充分所致，多为血性，一般为后期的表现。④动脉粥样硬化和血管钙化，进展可迅速，血透者更甚，冠状动脉、脑动脉、全身周围动脉均可发生，主要是由高脂血症和高血压所致。

(4) 神经、肌肉系统：①早期可出现疲乏、失眠、注意力不集中等。②后期表现为周围神经病变，感觉神经较运动神经显著。③透析失衡综合征，常发生在初次透析的患者，尿素氮降低过快，细胞内外渗透压失衡，引起颅内压增加和脑水肿所致，表现恶心、呕吐、头痛，严重者出现惊厥。

（5）肾性骨病：是指尿毒症时骨骼改变的总称。低钙血症、高磷血症、活性维生素 D 缺乏等可诱发继发性甲状旁腺功能亢进；上述多种因素又导致肾性骨营养不良（即肾性骨病），包括纤维囊性骨炎（高周转性骨病）、骨软化症（低周转性骨病）、骨生成不良及混合性骨病。肾性骨病临床上可表现为：①可引起自发性骨折。②有症状者少见，如骨酸痛、行走不便等。

（6）呼吸系统：①酸中毒时呼吸深而长。②尿毒症性支气管炎、肺炎（肺部 X 线片呈"蝴蝶翼"征）、胸膜炎等。

（7）皮肤症状：皮肤瘙痒、尿素霜沉积、尿毒症面容，透析不能改善。

（8）内分泌功能失调：主要表现有：①肾脏本身内分泌功能紊乱，如 $1,25(OH)_2$ 维生素 D_3、红细胞生成素不足和肾内肾素 – 血管紧张素 Ⅱ 过多。②外周内分泌腺功能紊乱大多数患者均有继发性甲状旁腺功能亢进（血 PTH 升高）、胰岛素受体障碍、胰高血糖素升高等。约 1/4 患者有轻度甲状腺素水平降低。部分患者可有性腺功能减退，表现为性腺成熟障碍或萎缩、性欲低下、闭经、不育等，可能与血清性激素水平异常等因素有关。

（9）并发严重感染：易合并感染，以肺部感染多见。感染时发热可无正常人明显。

（二）生殖系统

男性前列腺可因虫卵沉积发生炎症，质地变硬，甚至可致前列腺癌。虫卵经肠系膜静脉吻合支抵达精索静脉，可引起精索与附睾病变，有时从精液中可发现大量虫卵。由于鞘膜纤维化使阴囊淋巴管阻塞，回流不畅，可引起阴茎龟头象皮肿。女性生殖器官受埃及血吸虫虫卵累及的常见部位为外阴、阴道和子宫颈，而内生殖器官如卵巢、输卵管和子宫体较少受影响。子宫颈或阴道壁可出现息肉样、溃疡性和小结节状的损害，由细胞浸润、肉芽肿和纤维化所致。虽然女性患者生殖系统症状常不明显，但可引起宫外孕、生育力下降甚至不孕症等。

（三）消化系统

埃及血吸虫病临床表现远较日本血吸虫病少而轻，且出现较迟。虫卵可通过肠系膜下静脉至阑尾、盲肠、结肠、直肠，尤其直肠病变多见，粪便中可查到虫卵，腹泻与痢疾患者粪便中可排出虫卵。少量虫卵从门静脉进入肝脏，产生假结核结节与门静脉周围纤维化，但肝脾肿大与肝纤维化等症状一般较轻。

（四）呼吸、循环系统

较为少见。虫卵可通过膀胱静脉，经下腔静脉进入肺部，大量虫卵反复栓塞肺小动脉，产生坏死性闭塞性肺小动脉内膜炎，引起肺循环阻塞与肺动脉高压。根据尸检结果，约有 30% 埃及血吸虫病患者有肺动脉病变。在肺循环阻塞近端由于血管中层受损与肺动脉高压，肺动脉常呈血管瘤样扩张。由于阻塞部位在肺微血管之前而不在微血管或肺泡，故不引起缺氧或发绀，亦不伴有心肌损伤。既往报道临床上仅 0.8%~1% 的埃及血吸虫病患者出现肺心病，血吸虫性肺心病仅占心脏病患者总数的 4%。患者可有乏力、头昏、头痛、心悸、心前区隐痛等症状，约 1/3 的病患出现劳累后晕厥。胸部 X 线检查可见肺动脉显著扩张，心电图检查可见 P 波高耸与右心室肥大，晚期可并发右心衰竭。

（五）神经系统

累及中枢神经系统时，多以脊髓病变为主，脊髓炎是主要病变形式，其慢性期病变的机制主要是虫卵及宿主的免疫反应，主要累及低位脊髓的神经根，也可见于脑部及脊髓硬膜内的虫卵肉芽肿压迫脊髓。临床症状根据病变部位而异，可为癫痫及不同的脊髓病表现，如横断性脊髓炎、脊髓神经根病、马尾综合征或脊髓半切综合征。

（六）其他表现

可见皮肤等处的病变，值得注意的是，在西部、中部非洲地区布鲁里溃疡（Buruli ulcer）的主要发生地，埃及血吸虫病是一个可能的危险因子。在埃及，83.1% 的膀胱癌患者有埃及血吸虫病变，故埃及血吸虫病可能诱发癌变。一项以在小白鼠正常尿路上皮灌注埃及血吸虫全抗原的实验研究证实，埃及血吸虫抗原可直接引起小鼠尿道上皮异型增生和炎症。

膀胱癌在赞比亚是第三重要的恶性肿瘤，占全部恶性肿瘤的 8.3%。在马拉维一些血吸虫病重流行区，其膀胱癌发病率是美国和英国的 4 倍。血吸虫性膀胱癌通常发生于 40~49 岁，可在膀胱内任何部位发生。非血吸虫性癌症在膀胱三角区常见，而血吸虫病伴发膀胱癌却很少（2%）出现在膀胱三角区。组织病理学显示，血吸虫病膀胱癌以鳞状细胞癌为主，大多为完全分化的鳞状细胞癌，通常经膀胱壁直接扩散，与非血吸虫性膀胱癌相比，淋巴转移少见，且发生较迟，经血液转移罕见。

对于埃及血吸虫与膀胱癌的关系一些学者提出了质疑，支持的证据主要来自埃及，而在别处的证据说服力不够。在南非，膀胱癌并不多于无血吸虫病流行的国家。设对照组的研究结果表明，有无埃及血吸虫感染两组之间膀胱癌发病无差异。在尼日利亚每 10 万人的同年龄膀胱癌年发病率并不高于来自美国的数字。虽然反对病因学关系的证据并不像支持这种关系的证据那样有力，但埃及血吸虫与膀胱癌的病因联系尚未取得一致意见。

第五节　实验室检查

埃及血吸虫的生活史与曼氏血吸虫稍有不同，在雌雄成虫合抱进入门脉 – 肠系膜静脉后，血吸虫产卵大部分随尿液排出，一部分随血流进入肝脏，只有较少一部分随粪便排出。因此对于埃及血吸虫病的诊断主要是针对尿液样本的检测，此外也可通过血清及粪便样本进行诊断。埃及血吸虫病主要症状是血尿和膀胱病理改变，试纸条法、询诊法及肉眼观测法等对血尿的检测可作为埃及血吸虫病感染与否的重要标志，具有简单、快速和经济等优点。

一、病原学检查

（一）尿沉渣检查

因埃及血吸虫虫卵主要沉积在膀胱与远端输尿管黏膜下层与肌层，部分虫卵可破入膀胱腔，从尿中排除。血尿明显的标本找到虫卵较易，对于可疑尿液标本，自然沉淀后再取下层沉淀作离心沉淀，可以大大提高检出率。在虫卵密集时，有时可见毛蚴在卵中蠕动，甚至破卵而出的现象。

（二）膀胱镜检查

在埃及血吸虫感染中，膀胱是最常受影响的器官，表现为膀胱沙斑（特征性病理损害）、膀胱溃疡、膀胱肉芽肿等病理变化，从膀胱镜直接取上述病变的黏膜进行活组织检查，用压片法可查见大量虫卵。

（三）粪便检查

部分成虫可异位寄生在直肠与肠系膜下静脉内产卵，虫卵可从粪便中排除，部分患者大便标本可发现有尾刺的埃及血吸虫虫卵，见图 3-7。

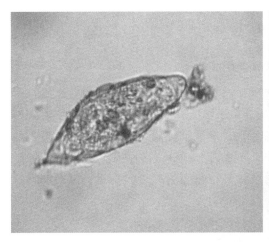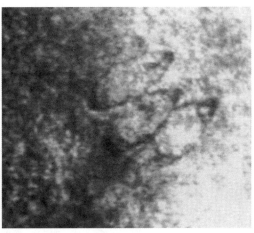

图 3-7　尿液（左）与直肠活检（右）中发现的埃及血吸虫虫卵

二、免疫学检查

对急性期有早期诊断价值。由于埃及血吸虫与日本血吸虫有交叉抗原，可应用日本血吸虫感染诊断试剂检测埃及血吸虫感染者 IgG、IgM 抗体，如间接红细胞凝集试验（IHA）、酶联免疫吸附试验（ELISA）、胶体染料试纸条法（DDIA）和斑点金免疫渗滤试验（DIGFA）等。

另有文献记载，Obeng 等运用 CCA 试纸条法检测尿液中的埃及血吸虫 CCA，只需 25μl 尿样即可得到检测结果，其特异度和敏感度分别为 91% 和 41%，并且研究发现当尿液中虫卵含量 ≥ 50 枚 /10ml 时，该法的敏感度可达 62%，具有较高的应用价值。CCA 系列免疫学方法可直接以血吸虫抗原为标靶，特异性较高，但该方法主要针对尿液中血吸虫虫卵循环抗原进行检测，不利于血吸虫病的快速诊断。

三、血常规检查

在埃及血吸虫病急性期，白细胞计数与嗜酸性粒细胞显著增高。在慢性期，白细胞计数大多正常，但嗜酸性粒细胞可增高。

四、尿常规检查

尿液检查可见白细胞增多，部分可见红细胞或蛋白尿。

五、肾功能检查

大多数埃及血吸虫感染者肾功能正常，肾功能的损害可能与梗阻性尿路病有关。

六、影像学检查

（一）超声显影

泌尿系统超声可以发现肾脏重度或轻度充血和肾盂积水、膀胱壁增厚和不规则、膀胱息肉以及膀胱肿瘤等。超声显影图在发现膀胱钙化方面的敏感性可能小于 X 线检查。肾盂和肾盏扩张的超声波发现与静脉肾盂造影的发现密切相关。少部分病例消化系统超声可显示肝脾肿大。

（二）放射摄影

埃及血吸虫病的放射摄影包括平片、静脉尿路造影、逆行膀胱造影及肾盂造影。一般来说，顺行方法比逆行法更为可取，因为后者可增加诱发细菌感染的危险性。在埃及血吸虫感染中，放射线显示的典型损害为肾盂积水，输尿管积水，输尿管狭窄、扩张或变形、输尿管钙化、息肉，尿道结石，膀胱钙化，由肉芽肿、息肉或癌引起的膀胱充盈缺损，膀胱容量减少，膀胱壁不规则收缩，由于膀胱颈纤维化引起的膀胱扩张，以及染料排泄延迟。

（三）肾脏造影

可评估每个肾脏的功能并发现尿路梗阻，是研究由埃及血吸虫感染引起泌尿道病理变化的一种方法。在一项偏向于有症状的慢性埃及血吸虫病患者研究中，对 50 例患者进行肾脏造影，泌尿道变化为：28% 灌注减少，58% 排泄延迟，26% 肾盂积水，70% 杯状体扩张，82% 输尿管扩张，58% 输尿管扭曲，26% 输尿管膀胱连接处畸形。84% 患者肾脏造影有明显异常，12 例患者肾脏造影显示不同程度的阻塞和实质性损害。

（四）CT 检查

电子计算机 X 线断层摄影（CT）检查对发现泌尿道钙化和确定其部位是敏感的，能容易地显示钙化的膀胱和输尿管。

（五）膀胱镜检查

临床上用膀胱镜检查埃及血吸虫病患者的膀胱损害，其主要病理表现有膀胱充血、沙斑、膀胱肉芽肿、膀胱溃疡、膀胱小结节及膀胱息肉。沙斑是膀胱最普通的病理损害，也是埃及血吸虫病的特征性表现。尿路钙化以膀胱最为显著，是埃及血吸虫病常见的一种后遗症。

第六节　诊断

在埃及血吸虫病流行区有无痛性终末血尿患者应怀疑为本病。确诊有赖于从尿中发现有尾刺的虫卵。异位损害病例直肠黏膜活组织检查有时也可发现虫卵。免疫学试验由于应用的抗原为属特异性，与曼氏血吸虫病有交叉反应，两者不能鉴别，但对急性期有早期诊断价值。

一、埃及血吸虫病急性期诊断依据

1. 流行病学资料　发病前 10~12 周内有疫水接触史。

2. 临床表现　有发热、肌肉酸痛、乏力等全身症状，尾蚴性皮炎、荨麻疹、血管神经性水肿、肝脾肿大、贫血伴血嗜酸性粒细胞增多，肝脏 B 超有影像学改变等。

3. 免疫学检查　酶联免疫吸附试验、间接红细胞凝集试验、胶体染料试纸条法或斑点金免疫渗滤试验检测血清中特异性抗体阳性。

4. 病原学检查　尿液、粪便或膀胱镜检查发现埃及血吸虫虫卵。

符合上述 1、2 者为疑似病例；符合 1、2、3 者为临床诊断病例；符合 1、2、4 或 1、2、3、4 者为确诊病例。

二、埃及血吸虫病慢性期诊断依据

1. 流行病学资料　在埃及血吸虫病流行区生活或工作时有疫水接触史。

2. 临床表现　夜间常有尿频、尿急、排尿困难、血尿等泌尿系统症状，尿常规检查白细胞、红细胞增多，蛋白尿。

3. 免疫学检查　间接红细胞凝集试验、酶联免疫吸附试验、胶体染料试纸条法或斑点金免疫渗滤试验阳性。

4. 病原学检查　尿液、粪便或膀胱镜检查发现埃及血吸虫虫卵。

符合上述 1、2 者为疑似病例；符合 1、2、3 者为临床诊断病例；符合 1、2、4 或 1、2、3、4 者为确诊病例。

第七节　鉴别诊断

埃及血吸虫寄生于膀胱及盆腔静脉丛，依据其临床表现，需与曼氏血吸虫病、日本血吸虫病、肾结石、肾结核、膀胱炎等鉴别。

1. 曼氏血吸虫病　非洲多数为埃及血吸虫病和曼氏血吸虫病混合流行区。埃及血吸虫病主要表现为泌尿系统症状，而曼氏血吸虫病主要表现为消化系统症状，少数可发生胃底食管静脉曲张，肝脾型有功能损害但是较轻，脑型患者有但较少见。曼氏血吸虫病 B 超显示门脉周围以纤维化为特征，门脉及分支呈"圆形""环状""管状"等光斑样图案，肝脾肿大较日本血吸虫病少且轻，胆囊壁增厚，而埃及血吸虫病 B 超可见膀胱息肉，肝脏病变少且轻。在粪便中找到曼氏血吸虫虫卵可作为本病确诊的依据。

2. 日本血吸虫病　日本血吸虫病主要流行于亚洲地区。急性日本血吸虫病症状重，高热，大汗，转氨酶高，B 超显示肝左叶肿大，不及时治疗可死亡；而埃及血吸虫病急性期则症状轻，常见荨麻疹。慢性日本血吸虫病主要表现为消化道症状及肝病表现，可发生门脉高压致脾大、腹水、胃底食管静脉曲张破裂出血、肝性脑病、肝性综合征等，中晚期肝功能损害明显，B 超显示肝实质损害为主要特征；而埃及血吸虫病慢性期主要表现为泌尿系统梗阻症状。日本血吸虫病患者可在粪便检查或直肠镜检中发现日本血吸虫虫卵，是鉴别诊断的主要依据。

3. 肾结石　泌尿系多发病，男性多于女性，常见于青壮年，左右侧肾的发病率无明显差异。40%~75% 的肾结石患者有不同程度的腰痛。较大结石时移动度很小，表现为腰部酸胀不适，或在身体活动增加时有隐痛或钝痛。较小结石引发的绞痛，常骤然发生腰腹部刀割样剧烈疼痛，呈阵发性。常见的症状有腰腹部绞痛、恶心、呕吐、烦躁不安、腹胀、血尿等。如果合并尿路感染，也可能出现畏寒、发热等现象。急性肾绞痛常使患者疼痛难忍。但有时患者无疼痛感只有血尿，或者血量极微肉眼看不出来。影像学检查有助于鉴别，B 超对肾内有无结石及有无其他合并病变可作出诊断，尤其能发现 X 线透光的结石，有助于鉴别诊断。

4. 肾结核　肾结核的临床表现因病变侵犯的部位及组织损害的程度有所不同。膀胱刺激症状是肾结核的最重要、最主要也是最早出现的症状，除此之外还可表现为腰痛、血尿（全程血尿或终末血尿）、脓尿等，同时亦可出现食欲减退、消瘦、乏力、盗汗、低热等结核中毒症状。尿路平片上钝化影像分布于肾实质，呈不规则斑片状，密度不均匀。尿结核杆菌培养对肾结核的诊断有决定作用。

5. 急性肾盂肾炎　指肾盂黏膜及肾实质的急性感染性疾病，主要是大肠杆菌的感染，另外还有变形杆菌、葡萄球菌、粪链球菌及绿脓杆菌等引起。典型的急性肾盂肾炎起病急骤，临床表现为发作性的寒战、发热、腰背痛（肋脊角处有明显的叩击痛），通常还伴有腹部绞痛，恶心，呕吐，尿痛、尿频和夜尿增多，但无消瘦、贫血等慢性消耗症状。尿的普通细菌定量培养可发现致病菌，有助于鉴别诊断。

6. 慢性肾盂肾炎　指发生于肾脏和肾盂的炎症，大都由细菌感染引起，按病程分为急性和慢性肾盂肾炎。一般认为，慢性肾盂肾炎是指病程超过半年或 1 年的肾盂肾炎，表现为尿频、尿急、尿痛等膀胱刺激症状，伴血尿和腰痛。但症状多呈间歇性发作，无持续性低热。尿的普通细菌培养难发现致病菌，L- 型细菌培养可增加阳性率，红细胞沉降率（血沉）一般正常，尿中无抗酸杆菌。

7. 急性膀胱炎　非特异性细菌感染引起的膀胱壁急性炎症性疾病，为泌尿系统常见病。其特点为发病急，伴严重膀胱刺激征而全身反应轻微。表现为明显的尿频、尿急、尿痛等膀胱刺激症状，但常伴有下腹部及会阴部坠胀不适感，且无发热等全身症状。经抗生素治疗通常症状可以消失。

8. 肾肿瘤　血尿、腹内肿块和腰部疼痛是本病的三个主要症状。在成人，血尿是比较早期和常见的症状。血尿多为肉眼可见的全血尿，多呈间歇性，常可自行停止。但尿频、尿急、尿痛等膀胱刺激症状不明显。尿中无白细胞。B 超检查、X 线检查及 CT 检查可发现肾脏有占位性病变。

第八节　治疗

一、病原学治疗

（一）吡喹酮

吡喹酮（praziquantel）适用于各期埃及血吸虫病患者。

1. 剂量与方法　埃及血吸虫病急性期，成人按吡喹酮总剂量 120mg/kg 4~6 天疗法（体重 60kg 为限），3 次 / 天；也可按 60mg/kg 2 天疗法。埃及血吸虫病慢性期，住院成年患者总剂量为60mg/kg（体重以60kg为限），每次10mg/kg，3次/天，连续2天。儿童体重＜30kg者，总剂量为70mg/kg。轻度流行区用40mg/kg一次疗法；重度流行区用50mg/kg，1天等分为2次口服。

2. 疗效与不良反应　在赞比亚采用吡喹酮收治79例埃及血吸虫感染病例，患者年龄为7~22岁，平均11.5岁；其中17例单独感染埃及血吸虫，其余患者均合并感染其他寄生虫。服药分3个阶段，第一阶段主要观察耐受性，服药剂量为单剂口服（1×20mg/kg）6例，1天2次（2×20mg/kg）6例，1天3次（3×20mg/kg）12例（每次间隔4小时），合计24例。第二阶段主要观察疗效，1天3次（3×20mg/kg）22例，与第一阶段每天3次的12例合计34例。第三阶段亦主要观察疗效，单剂口服50mg/kg（1×50mg/kg）34例。结果发现，在第一阶段服药的24例患者中有1例儿童于服用3×20mg/kg吡喹酮约24小时主诉上腹部间歇性疼痛，未经处理48小时后消失；1例儿童于服用50mg/kg吡喹酮单剂后主诉短暂头痛和食欲减退。在第二、三阶段试验中有12%的服药者主诉腹痛，且服用单次大剂量者腹痛现象多于多次小剂量者，但腹痛程度较微、持续时间短暂。1例女孩此前因恶性疟服用氯喹，4天后服用20mg/kg吡喹酮，1天3次，未出现不良反应。服药前和服药后24小时和48小时血常规、血生化和心电图检查均无明显变化。定量虫卵毛蚴孵化试验显示，服药后7天，尿液中的毛蚴数平均减少79%，第11天减少84%。在接受6个月随防的73例中，仅1例男童尿液中仍孵出毛蚴。该男童服药前2次尿液检查，每10ml尿液虫卵数分别为142只和303只，服用吡喹酮3×20mg/kg后1~3个月尿检查为阴性，4~6个月后转为阳性，但虫卵数明显减少，为每10ml尿液含4~28只虫卵。合并感染曼氏血吸虫患者在6个月随访的粪检均为阴性。1年后随访66例，有2例尿液中虫卵阳性，其中1例因为重复感染，服药后1~11个月尿检一直为阴性，直到第12个月才转为阳性。治后18个月，因重复感染大部分接受随访的病例尿检为阳性。上述结果表明，埃及血吸虫病患者对吡喹酮所用剂量的耐受性良好、疗效佳，治后6个月毛蚴孵化阴转率达98.6%。

有欧洲游客在非洲感染埃及血吸虫回国后用吡喹酮难以治愈的病例报道。1例在马拉维居住3年且感染上埃及血吸虫的患者回美国后因排虫卵接受3轮40mg/kg吡喹酮抗虫治疗，但在第3轮治疗后5个月患者尿液中仍排出虫卵。1例在非洲感染上埃及血吸虫的患者回澳大利亚后经过2轮吡喹酮抗虫治疗后，检查发现患者仍在排虫卵；采用3轮40mg/kg吡喹酮治疗26例因在莫桑比克执行联合国维和任务而感染了埃及血吸虫回到巴西的士兵，在治后6~24个月作膀胱镜检查，仍发现膀胱组织中有活虫卵存在。2例前往马里和塞内加尔旅游的西班牙男子因在当地游泳感染埃及血吸虫，回国后用40mg/kg吡喹酮顿服，治疗2次后仍在精液中查见埃及血吸虫虫卵。

有报告，13例成年埃及血吸虫与曼氏血吸虫混合感染者，即患者尿中排出埃及血吸虫虫卵同时粪便中排出曼氏血吸虫虫卵者，以吡喹酮40mg/kg单剂治疗，12个月复查，100%虫卵阴转。治疗这两种虫种混合感染并取得良好疗效的其他报告较多。由于吡喹酮对间插血吸虫亦有良效，所以单剂量吡喹酮几乎可以治愈所有血吸虫感染，包括两种虫的杂交和混合感染病例。

（二）敌百虫

敌百虫（dipterex）是一种低毒的有机磷化合物，具有抑制宿主和寄生虫胆碱酯酶的作用。用于埃及血吸虫病病原学治疗，具有疗效好、毒性低、价廉的优点，可用于门诊治疗。

敌百虫可在肠道内迅速被吸收。人口服敌百虫后，血浆中的敌敌畏含量约为敌百虫的1%。动物口服敌百虫后2小时，血液中的敌百虫和敌敌畏浓度即达峰值，4小时以后逐渐下降，在8小时内仍可测得。大鼠一次灌服敌百虫后1~4小时，以肝、肾内敌百虫浓度最高，胃、小肠、脾、肺、心、肌肉、睾丸次之，脑及脂肪组织最低。猴口服敌百虫后24小时，含量以肝、甲状腺、颈肌和背肌等最高，胆汁内亦可查见。敌百虫可抑制血吸虫乙酰胆碱酯酶，使乙酰胆碱在虫体内集聚而麻痹虫体。敌百虫麻痹埃及血吸虫浓度为 1×10^{-4}~2×10^{-5} mol/L。将被敌百虫麻痹的血吸虫移置于不含敌百虫的培养液培养时，虫体可迅速恢复正常活动。感染埃及血吸虫的狒狒经敌百虫治疗后，寄居在膀胱静脉丛的虫体由于麻痹后随血流移行至肺部，因不易返回原寄居部位而死亡，这可能是敌百虫对埃及血吸虫疗效较好的主要原因。

临床上采用间歇服用敌百虫治疗埃及血吸虫病。每次用敌百虫7.5mg/kg或10mg/kg，隔2周服一次，连服3次为一个疗程。若每年给予3个疗程，则治愈率可达92%，且患者耐受性好，药物价格亦低。但因该药疗程长，不适于现场普治。

本药的不良反应主要因胆碱酯酶活力受到抑制，引起一系列胆碱能神经亢进的临床表现，如肌肉纤维颤动、肌无力、腹痛、恶心、心悸、头昏、流涎、多汗，但间歇应用时这类反应较为少见。

二、一般治疗

主要是针对泌尿系统并发症的治疗。输尿管壁段狭窄者可经膀胱镜扩张或行输尿管口切开，疗效不佳时可行输尿管膀胱吻合术；如果合并输尿管下段狭窄亦可切除，行输尿管膀胱吻合术。一侧输尿管中段以下狭窄过长，多不主张行输尿管与对侧输尿管吻合术，因为血吸虫病常常累及双侧输尿管，远期会形成双侧狭窄。膀胱颈部梗阻者可经尿道行膀胱颈部切开，以解除梗阻；挛缩膀胱可考虑行结肠代膀胱术或回肠膀胱扩大术；膀胱发生癌变者应根据肿瘤部位、分期、性质，采取相应的治疗方法。

积极治疗合并的慢性消化系统疾病，改善体质，有贫血及营养不良者予以护肝和营养支持治疗。对有明显腹泻、食欲差的患者予以静脉补充能量，保持水电解质平衡。对慢性腹泻或慢性痢疾为主要临床症状的患者，采用中西医结合治疗方法，如中药保留灌肠等。

三、疗效判断

临床治愈：临床症状体征消失，无泌尿系统并发症或并发症经治疗痊愈，免疫学试验2年转阴，尿常规检查正常，尿液检查虫卵阴性。

临床好转：临床症状体征明显好转，但尿常规检查未完全正常或偶可查到虫卵。

第九节　预防控制

对于埃及血吸虫病应根据流行区具体情况，因地制宜采取综合性预防措施。

一、群体化疗

采用吡喹酮实施大规模化疗，是控制埃及血吸虫病的重要措施之一。

（一）化疗方案

WHO 针对血吸虫病尚未得到控制、儿童和成人受感染和其续发疾病严重威胁的埃及血吸虫病流行国家和地区提出了一个化疗控制方案：在学校儿童肉眼血尿 ≥ 30%，或埃及血吸虫虫卵阳性率 > 50% 的高度流行区，不经过病原学或其他检查，采用吡喹酮治疗该地区全部人口中无禁忌证者，即全民化疗；对学校儿童肉眼血尿 < 30%，或埃及血吸虫虫卵阳性率为 10%~50% 的中度流行区，学校儿童每年化疗 1 次，高危人群全部化疗，其他有症状者被动化疗；在学校儿童无肉眼血尿，或埃及血吸虫虫卵阳性率 < 10% 的低度流行区，学校儿童隔年化疗一次，有症状者被动化疗，或学校儿童化疗 2 次，1 次为进入小学时，另 1 次为离开小学时。

（二）化疗方法

群体化疗控制埃及血吸虫病多采用 40mg/kg 吡喹酮单次或分 2 次口服。这种疗法不良反应轻、疗效好，易为感染者与卫生工作人员所接受。在喀麦隆采用此剂量治疗 592 例埃及血吸虫病患儿，治疗后 6 个月复查治愈率为 83%，虫卵减少率为 98%。但亦有研究发现，总剂量 60mg/kg 2 次分服（间隔 6 小时）效果更好。在象牙海岸采用 40mg/kg 吡喹酮顿服，4 周后重复 1 次的疗法治疗来自重度流行区的 354 例儿童，治愈率可达 93%，虫卵减少率为 96.9%。经过 2 次治疗未愈的 20 例儿童给予第 3 次吡喹酮治疗，80% 获得治愈，证实在高感染流行区采用 40mg/kg 吡喹酮顿服疗法，间隔 4 周重复治疗 1 次可明显控制埃及血吸虫病病情。

（三）化疗效果

肉眼和显微镜下血尿以及试纸条血尿被认为是埃及血吸虫病选择性化疗及考核疗效的重要指标。1992—1994 年在肯尼亚 36 个学校对儿童进行了吡喹酮控制埃及血吸虫效果观察，受试儿童总血尿阳性率为 28%（8%~68%），其中肉眼血尿为 3%（0~12%）。对血尿阳性者给予 40mg/kg 吡喹酮治疗，每年 1 次，经 2 轮化疗后，血尿阳性率降低了 60%，而肉眼血尿下降了 73%。

在尼日尔埃及血吸虫病流行区的 2 个村，观察了在埃及血吸虫病重度流行区采用吡喹酮全民化疗控制病情需要间隔多长时间。K 村位于尼日尔河流域，传播终年不断；而 T 村居民主要从周期性积水池塘获得感染，传播有季节性。在对这 2 个村进行了单次吡喹酮全民化疗后，对约 300 例居民进行了为期 3 年的纵向观察。K 村居民全民化疗后 3 年血吸虫感染率由干预前的 74.1% 下降为干预后的 56.4%，T 村则由干预前的 65.3% 下降为干预后的 30.4%；K 村重度感染病例（尿虫卵 ≥ 50 只 /10ml）比例由 9.9% 上升为 12.8%，T 村由 9.1% 下降为 3.3%。T 村无论感染率还是重度感染者比例的下降程度均显著高于 K 村。超声检查显示，两流行村居民膀胱损害检出率 3 年后均恢复至化疗前水平，但肾盂积水发生率 3 年后显著减少，K 村肾盂积水发生率化疗前后分别为 21.1% 和 3.9%，T 村分别为 12.6% 和 4.2%。化疗后再感染导致上泌尿道损害的复现较下泌尿道膀胱损害显著慢。据此认为，传播终年不断的流行区重复全民化疗的时间间隔应较传播有季节的地区短。

随机对照试验显示，吡喹酮化疗能明显改善儿童患者健康，表现为贫血患者血红蛋白明显上升、体力（以 80m 跑步所需时间为指标）增强、食欲增加、上学缺席率减少。吡喹酮化疗能够明显改善埃及血吸虫感染所致的血尿症状。连续 2 年对小学生感染者予以 40mg/kg 吡喹酮单剂治疗，血尿主诉者减少了 54.3%，其中肉眼血尿主诉从 21.2% 降低为 7.2%，减少了 66%。

二、健康教育

通过健康教育以提高疫区居民的知识、态度及社区参与的能力，也是预防控制埃及血吸虫病重要措施之一，其方法与曼氏血吸虫病的相似，具体见第二章第九节相关内容。

三、改善卫生条件

通过供应安全用水，以减少居民接触疫水。通过建造卫生厕所，改变居民卫生习惯，以减少虫卵污染。由于不同地区的流行程度和流行因素不同，改善卫生条件还需与当地经济承受能力相适应，需要社区的群众共同参与，需要多部门如卫生、水利、教育、农业等共同合作努力。采取的措施与控制曼氏血吸虫病相类似，详见第二章第九节相关内容。

四、消灭宿主螺

埃及血吸虫病的中间宿主螺属软体动物门腹足纲扁卷螺科的水泡螺（*Bulinus*）。埃及血吸虫分布与其中间宿主水泡螺的分布一致，且各虫株与各种水泡螺间的相容性较为严格。如非洲热带地区的埃及血吸虫主要对非洲水泡螺（*B.africanus*）易感，在地中海和中东地区主要对截形水泡螺（*B.truncatus*）易感。来自北非和中东地区的埃及血吸虫不能在非洲水泡螺中发育；反之，非洲热带地区的埃及血吸虫不能在截形水泡螺中发育。水泡螺种类及其分布见表 3-2。

表 3-2　水泡螺种类及其分布

水泡螺种类	地理分布
阿比西尼水泡螺（*B.abyssinicus*）	索马里、埃塞俄比亚
非洲水泡螺（*B.africanus*）	喀麦隆、坦桑尼亚、莫桑比克、赞比亚、津巴布韦、南非、埃塞俄比亚
球形水泡螺（*B.globosus*）	撒哈拉以南的非洲地区
儒氏水泡螺（*B.jousseaumei*）	冈比亚、塞内加尔、几内亚、乍得
纳苏水泡螺（*B.nasutus*）	乌干达、肯尼亚、坦桑尼亚
贝氏水泡螺（*B.beccarli*）	南也门
喀麦隆水泡螺（*B.camerunensis*）	喀麦隆
圈纹水泡螺（*B.cernicus*）	毛里求斯
库氏水泡螺（*B.coulboisi*）	布隆迪
福氏水泡螺（*B.forskalii*）	尼日利亚
盖氏水泡螺（*B.guernei*）	冈比亚、塞内加尔

续表

水泡螺种类	地理分布
纯旋水泡螺（*B.obtusispirus*）	马尔加什
网纹水泡螺（*B.reticulatus*）	南也门
塞内加尔水泡螺（*B.senegalensis*）	冈比亚、塞内加尔
截形水泡螺（*B.truncatus*）	摩洛哥、阿尔及利亚、威尼斯、埃及、苏丹、埃塞俄比亚、毛里塔尼亚、马里、乍得、加纳、尼日利亚、喀麦隆、扎伊尔、土耳其、黎巴嫩、以色列、伊拉克、伊朗、也门、沙特阿拉伯
细盘蜷螺（*Ferrissia tenuis*）	印度
梅提扁卷螺（*Planorbarius metidiensis*）	摩洛哥

在埃及血吸虫病流行区，采取兴修水利建设与药物灭螺相结合的措施。每年旱季河流中多数水泡螺可因河水干枯而死亡，螺口密度大幅度降低，但仍有螺蛳潜伏在泥土空隙或荫蔽处存活，在旱季过后，又重新孳生繁殖，成为传播媒介，故灭螺工作必须反复进行。因水泡螺与双脐螺属雌雄同体的专一性水生螺类，消灭水泡螺的主要措施和方法可参照消灭双脐螺的内容，详见第二章第九节。

第十节　案例分析

一、案例

1. 案例一　患者，男性，36 岁。2007 年 7 月至 2011 年 3 月间劳务输出至安哥拉首都罗安达修建新机场，2009 年 7~9 月曾短暂回国，出国前生活、工作区域局限于陕西省（非血吸虫病流行区）。在非洲期间，生活生产用水均取自于当地河流，仅饮用水、洗澡用水经过净化处理。询问病史，有无痛性间歇肉眼血尿 1 年余。2010 年初，患者无意间发现小便中杂有白色膜状物，约 5mm 大小，时因无自觉症状而未就医。同年 7 月发现尿液中混有少量血丝，即至当地中国援非医院，按"输尿管结石"治疗，但血尿仍时有发生。2011 年 3 月回国后即至医院检查，白细胞 6.52×10^9/L，嗜酸性粒细胞 11.2%，B 超示未见明显异常。同年 11 月中旬因肉眼血尿持续存在，前去医院行膀胱镜检查，见膀胱右后壁有异物，经病理会诊认为是"浸润性尿路上皮癌，局部肉芽肿反应"。11 月 22 日行"经尿道膀胱肿瘤电切术"，切除物病理示"嗜酸性膀胱炎，局部仅见小巢增生尿路上皮"，出院后仍采用膀胱内药物灌洗治疗。2012 年 2 月 27 日至上级医院复查膀胱镜，后壁又见新生物，病理示"黏膜慢性炎伴嗜酸性脓肿及肉芽肿，其内见血吸虫虫卵"，建议血清学复查，并于 3 月 3 日服用吡喹酮治疗。患者经吡喹酮治疗后无痛性血尿及尿液中白色膜状物等症状体征依然存在，经日本血吸虫血清免疫学检查阳性后继续予以吡喹酮抗虫治疗。患者在整个患病期间除间歇性无痛血尿外无其他症状体征，无膀胱、尿道刺激征。根据患者临床表现、流行病学史和实验室检测结果，确诊为非洲输入的埃及血吸虫病。

2. 案例二　患者，男性，38 岁，山东省临沂市人，因工作原因在非洲安哥拉生活两年，期间有当地河水接触史，于回国前一年出现血尿现象，无明显规律，尿液呈淡红色，伴轻度尿道灼烧感。从发现血尿到来院就诊间隔约一年多。经检查，患者白细胞 $6.8 \times 10^9/L$，嗜酸性粒细胞 13.5 %。尿液检查红细胞 536.5/μl，白细胞 129.3/μl。取 10ml 尿液离心，取沉淀涂片，镜检见大量红细胞、白细胞，并见多个埃及血吸虫虫卵。给予吡喹酮 60mg/kg 口服，每天 3 次，连服 4 天。服药后 1 周患者自觉血尿症状消失，尿液复查未见虫卵及红细胞。根据患者临床表现、流行病学史及治疗疗效，确诊为非洲输入的埃及血吸虫病。

二、分析

埃及血吸虫寄生于膀胱与盆腔静脉丛，所产虫卵主要沉积于膀胱和远端输尿管黏膜下层与肌肉层，以膀胱三角区最为多见。虫卵沉积处可产生肉芽肿性病变，破入膀胱腔可产生血尿。埃及血吸虫病可导致膀胱癌，晚期可引起肾衰竭等严重后果，危及生命。此病诊断不难，根据患者有疫源地居住史和疫水接触史、终末血尿、尿中典型虫卵等即可做出判断。根据诊疗结果表明，目前国内常用的日本血吸虫病血清免疫学诊断方法有助于埃及血吸虫病的诊断，但能否作为替代方法，则有待于进一步验证。吡喹酮作为 WHO 推荐的埃及血吸虫病基本治疗药物，疗效明确，但对于病程迁延较久的病例，仅一个疗程的治疗是否能满足需要，尚需更多的临床病例进行总结。

我国流行日本血吸虫病，埃及血吸虫病仅有输入病例且较为少见。但随着对非援助项目的增多，劳务输出和旅游人员的增加，输入性埃及血吸虫病患者的数量也在不断增加。国内医务人员大多对此病认识不足，容易误诊为泌尿系统疾病，案例一为典型的误诊病例。随着我国政府援非力度的持续加大，人员流动更为频繁，导致输入性病例日趋增加，我们需对此类疾病给予更大的关注，加强对医患双方的宣教工作，切实提高诊断率，减轻患者的痛苦。

参 考 文 献

1. 毛守白.血吸虫生物学与血吸虫病的防治.北京:人民卫生出版社,1990.
2. 周述龙,林建银,蒋明森.血吸虫学.北京:科学出版社,2001.
3. 汪世平.医学寄生虫学.北京:高等教育出版社,2004.
4. 吴观陵.人体寄生虫学.第 4 版.北京:人民卫生出版社,2013.
5. 任光辉,梁幼生.非洲血吸虫病学.北京:人民卫生出版社,2015.
6. Mahmoud AA.Schistosomiasis.London: Imperial College Press,2001.
7. 汪伟,洪青标,梁幼生.埃及血吸虫的发现及其生物学.中国血吸虫病防治杂志,2014,26(2):215-218.
8. Augusto G,Magnussen P,Kristensen TK,et al.The influence of transmission season on parasitological cure rates and intensity of infection after praziquantel treatment of *Schistosoma haematobium*-infected schoolchildren in Mozambique.Parasitology,2009,136(13):1771-1779.
9. Muhoho ND,Katsumata T,Kimura E,et al.Cercarial density in the river of an endemic area of schistosomiasis haematobia in Kenya.Am J Trop Med Hyg,1997,57(2):162-167.
10. Wolmarans CT,de Kock KN,Strauss HD,et al.Daily emergence of *Schistosoma mansoni* and *S.haematobium* cercariae from naturally infected snails under field conditions.J Helminthol,2002,76(3):273-277.
11. Toledo R,Fried B.*Biomphalaria* Snails and Larval Trematodes.New York: Springer-Verlag New York,2011.
12. Muhumuza S,Olsen A,Katahoire A,et al.Effectiveness of a pre-treatment snack on the uptake of mass treatment for schistosomiasis in Uganda: a cluster randomized trial.PLoS Med,2014,11(5):e1001640.
13. Gouvras AN,Kariuki C,Koukounari A,et al.The impact of single versus mixed *Schistosoma haematobium* and *S.mansoni* infections on morbidity profiles amongst school-children in Taveta,Kenya.Acta Trop,2013,

128(2):309-317.

14. Mangal TD,Paterson S,Fenton A.Predicting the impact of long-term temperature changes on the epidemiology and control of schistosomiasis: a mechanistic model.PLoS One,2008,3(1):e1438.

15. Simoonga C,Utzinger J,Brooker S,et al.Remote sensing,geographical information system and spatial analysis for schistosomiasis epidemiology and ecology in Africa.Parasitology,2009,136(13):1683-1693.

16. Nausch N,Dawson EM,Midzi N,et al.Field evaluation of a new antibody-based diagnostic for *Schistosoma haematobium* and *S.mansoni* at the point-of-care in northeast Zimbabwe.BMC Infect Dis,2014,14:165.

17. Gomes LI,Dos Santos Marques LH,Enk MJ,et al.Development and evaluation of a sensitive PCR-ELISA system for detection of Schistosoma infection in feces.PLoS Negl Trop Dis,2010,4(4):e664.

18. Higashi GI,Abdel-Salam E,Soliman M,et al.Immunofluorescent analysis of renal biopsies in uncomplicated *Schistosoma haematobium* infections in children.J Trop Med Hyg,1984,87: 123-129.

19. Chen MG,Mott KE.Progress in assessment of morbidity due to *Schistosoma haematobium* infection: a review of recent literature.Trop Dis Bull,1989,86(4): R1-R36.

20. Beaufils H,Lebon P,Auriol M,et al.Glomerular lesions in patients with Schistosoma haematobium infection.Trop Geogr Med,1978,30: 183-191.

21. 柴志武,徐乾成,徐春梅.埃及血吸虫病误诊为泌尿系统感染 1 例.中国血吸虫病防治杂志,2014,26: 111.

22. Christie JD,Crouse D,Kelada AS,et al.Patterns of *Schistosoma haematobium* egg distribution in the human lower urinary tract.III.Cancerous lower urinary tracts.Am J Trop Med Hyg,1986,35: 759-764.

23. Gabbi C,Bertolotti M,Iori R,et al.Acute abdomen associated with schistosomiasis of the appendix.Dig Dis Sci,2006,51: 215-217.

24. Dyer RB,Chen MY,Zagoria RJ.Abnormal calcifications in the urinary tract.Radiographics,1998,18: 1405-1424.

25. Shebel HM,Elsayes KM,Abou El Atta HM,et al.Genitourinary schistosomiasis: life cycle and radiologic-pathologic findings.Radiographics,2012,32: 1031-1046.

26. Brand KG.Schistosomiasis——cancer: etiological considerations.A review.Acta Trop,1979,36: 203-214.

27. Gryseels B,Polman K,Clerinx J,et al.Human schistosomiasis.Lancet,2006,368(9541):1106-1118.

28. 官威,李石柱,许静.非洲主要血吸虫病诊断技术研究进展.国际医学寄生虫病杂志,2014,41(2):101-102.

29. Ibironke OA,Phillips AE,Garba A,et al.Diagnosis of *Schistosoma haematobium* by detection of specific DNA fragments from filtered urine samples.Am J Trop Med Hyg,2001,64(6):907-911.

30. van der Werf MJ,de Vlas SJ.Diagnosis of urinary schistosomiasis a novel approach to compare bladder pathology measured by Trop Med Hyg,2004,71(1):98-106.

31. Obeng BB,Aryeetey YA,et al.Application of a circulating-cathodic-antigen(CCA)strip test and real-time PCR,in comparison with microscopy,for the detection of *Schistosoma haematobium* in urine sample from Ghana.Ann Trop Med Parasitol,2008,102(7):625-633.

32. Hamburger J,He-Na,Abbasi I,et al.Polymerase chain reaction assay based on a highly repeated sequence of *Schistosoma haematobium*:a potential tool for monitoring schistosome-infested water.Am J Trop Med Hyg,2001,65(6):998-1001.

33. Barber KE,Mkoji GM,Loker ES.PCR-RFLP analysis of the ITS2 region to identify *Schistosoma haematobium* and *S.bovis* from Kenya.Am J Trop Med Hyg,2000,62(4):434-440.

34. Abbasi I,King CH,Muchiri EM,et al.Detection of *Schistosoma mansoni* and *Schistosoma haematobium* DNA by loop-mediated isothermal amplification:identification of infected snails from early prepatency.Am J Trop Med

Hyg,2010,83(2):427-432.

35. Davld J,Bilharzia and miscellaneous aspects of infection,et al.Diagnostic Radiology,Anglo-American Textbook of Imaging,1st ed.London:Medical Division of Longman Group Limited,1986:1130

36. George J,Sehistosomiasis(Bilharziasis).In:George J,et al.Roentgenologic Diagnosis,A Complement In Radiology To The Beesson And Mcdermotl Textbook of Medicine,3rd ed London:W.B.Saunders Company,1986:270-273.

37. 华海涌,任光辉,梁幼生.埃及血吸虫病的临床表现与治疗.中国血吸虫病防治杂志,2014,26(4):357-361.

38. 易平,袁里平,王璋华,等.184例疑似输入性埃及血吸虫病病例回顾性调查.中国血吸虫病防治杂志,2011,23(4):441-442.

39. 刘洪.泌尿系统埃及血吸虫病的X线诊断研究.实用放射学杂志,1998,14(5):287-288.

40. 李雍龙.人体寄生虫学.第7版.北京:人民卫生出版社,2008:111-113.

41. 任光辉.临床血吸虫病学.北京:人民卫生出版社,2009:394-395.

42. 邓维成,曾庆仁.临床寄生虫病学.北京:人民卫生出版社,2014:729-741.

43. 陆再英,钟南山.内科学.第7版.北京:人民卫生出版社,2008:459-554.

44. 陈灏珠.实用内科学.第12版.北京:人民卫生出版社,2005.

45. 徐小林,朱蓉,张利娟,等.日本、埃及和曼氏血吸虫病的寄生虫学特征及防治措施.中国血吸虫病防治杂志,2013,25(3):303-305.

46. Khalaf I,Shokeir A,Shalaby M.Urologic complications of genitourinary schistosomiasis.World J Urol,2012,30(1):31-38.

47. Xue K,Pridgeon S,Gillibrand R,et al.Clinical presentations of *Schistosoma hematobium*: three case reports and review.Can J Urol,2011,18(3):5757-5762.

48. Sheikh ZA,Das DK,Reyes RC,et al.*Schistosoma haematobium* in cervical.Cytopathology,1993,4(6):379-381.

49. Naniwadekar M R.Cervical schistosomiasis.Indian J Pathol Microbiol,2008,51(2):309-310.

50. Wishahi M M.The role of dilatation in bilharzial ureters.Br J Urol,1987,59(5):405-407.

51. Sharfi A R,Rayis A B.The continuing challenge of bilharzial ureteric stricture.Scand J Urol Nephrol,1989,23(2):123-126.

52. Elem B.Preliminary nephrostomy and total ileal replacement of both ureters in advanced bilharzial obstructive uropathy.Br J Urol,1989,63(5):453-456.

53. Awad E M,Ibrahim A I,Basheer A A,et al.Evaluation of surgical procedures for bilharzial strictures of the ureter.Br J Urol,1989,64(2):134-137.

54. Jemni M,El K R,Hattab C,et al.Ureteral stenosis due to bilharziasis.Tunis Med,1991,69(3):167-169.

55. Karmilov VA,Grachev GV,Leikina MA.Schistosomiasis of the bladder.Arkh Patol,1991,53(8):61-63.

56. Barsoum R S.Urinary schistosomiasis.Nephrol Dial Transplant,1995,10(6):904-906.

57. Rand RJ,Lowe JW.Schistosomiasis of the uterine cervix.Br J Obstet Gynaecol,1998,105(12):1329-1331.

58. 黄一心,肖树华.抗蠕虫药吡喹酮的研究与应用.北京:人民卫生出版社,2008.

59. 梁幼生,汪伟,洪青标,等.非洲输入性血吸虫病在中国的传播风险及其应对措施.中国血吸虫病防治杂志,2013,25(3):221-225.

60. 邓维成,白定华,李志坚,等.非洲输入性血吸虫病诊治要点.中国血吸虫病防治杂志,2016,28(4):472-474.

61. 华海涌,曹国群.1例输入性埃及血吸虫病的诊治.中国血吸虫病防治杂志,2013,25(3):274-275.

62. 高菊兴,姚远,赵艳艳,等.山东省临沂市1例输入性埃及血吸虫病报道.国际医学寄生虫病杂志,2015,42(5):294-295.

第四章 间插血吸虫病

第一节 病原生物学

一、生活史

间插血吸虫的生活史与曼氏血吸虫和埃及血吸虫大体相同，包括在终宿主体内完成的有性生殖世代和在中间宿主水泡螺体内完成的无性世代，经过成虫、虫卵、毛蚴、母胞蚴、子胞蚴、尾蚴及童虫7个阶段。除人体寄生外，绵羊和山羊也是间插血吸虫自然终末宿主。水泡螺是其中间宿主，主要为福氏水泡螺（*B.forskalii*）。成虫寄生于终宿主的肠系膜静脉，虫卵从粪便中排出终宿主体外，其在终宿主体内的发育速度较埃及血吸虫为快。动物模型实验发现，仓鼠感染间插血吸虫尾蚴后第28天，雌雄虫已在肠系膜血管中合抱；第43天成熟，约15%雌虫子宫开始有卵；第60天90%雌虫子宫开始有卵，至第80天子宫虫卵达到稳定水平。小鼠于感染后49~57天从粪便中排出虫卵。

二、形态

（一）成虫

1. 雄虫　间插血吸虫虫体大小为（11.5~14.5）mm×（0.3~0.5）mm。口吸盘直径0.25mm，内壁有小棘，中央有一开口，下接食管，平均长约0.33mm，在其周围有若干食管腺。肠管在腹吸盘前分为两支，延伸至体后1/5~1/4处汇合成一盲管，直达虫体的末端。腹吸盘直径平均为0.30mm，具有周边结构，内壁布满小棘。在腹吸盘稍后的背面，具有2~7个睾丸，排列多相互重叠。每个睾丸直径为0.07~0.10mm，在第一个睾丸前方有一贮精囊，由射精管与生殖孔相通。在腹吸盘下方体两侧向腹部中线卷曲，形成抱雌沟。从抱雌沟后至虫体尾端的背部侧面的体壁具有许多大小不一的圆凸，其基部直径约15~22μm，高约5~7μm。在圆凸上长有若干小棘。体壁呈海绵形，具有许多褶嵴和凹窝。

2. 雌虫　雌虫长13~24mm，最宽处为0.20~0.25mm，口、腹吸盘小，直径分别为0.03~0.05mm和0.02~0.04mm。口接短的食管，分为两支肠管，约于体中段之后合二为一，汇合成的盲管直达虫体的尾端。卵巢位于汇合肠管之上，椭圆形，略呈旋形盘绕，长0.4~0.7mm。卵巢下端接输卵管，弯曲向前伸入卵模。输卵管的基部稍膨大，代替了受精囊的作用。在虫体后半段，从卵巢之后至尾端的盲管周围，全被卵黄腺所充满，由无数卵黄小叶组成，许多卵黄小管汇入卵黄管，向前延伸与输卵管会合后进入卵膜。在卵模周围具有许多梅氏腺。子宫呈管状，一端接卵模，另一端开口于腹吸盘下方的生殖孔。雌虫体表一般较光滑，但在虫体中部的背腹面可见若干的圆凸，其上有小棘。尾部具有许多尖端向前的小棘及圆凸。

（二）虫卵

间插血吸虫虫卵呈长椭圆形，在卵的一端具有长而细尖的小刺。间插血吸虫虫卵的小刺较埃及血吸虫虫卵为长。卵的大小常有变异，成熟卵大小平均为 $172\mu m \times 59.9\mu m$。卵壳对 Ziehl-Neelsen 抗酸染色呈紫红色阳性反应，而如埃及血吸虫等其他端刺的卵则呈阴性，因此可以加以区别。

第二节　流行病学

间插血吸虫病主要流行于西非和中非的热带雨林地区和圣多美岛，喀麦隆、民主刚果、赤道几内亚、加蓬、圣多美和普林西比、中非共和国、乍得、刚果、马里、尼日利亚等 10 多个国家。在赤道几内亚与圣多美和普林西比，间插血吸虫为仅见的人体血吸虫虫种。马里有过散发病例报告，但后续的数次调查均未能证实间插血吸虫病的传播与流行。

一、流行环节

间插血吸虫是一种寄生于人体肠道静脉的罕见寄生虫。成虫交配产卵，虫卵随粪便排出体外，在水中孵出毛蚴，毛蚴进入中间宿主水泡螺体内（非洲水泡螺和福氏水泡螺）进行无性繁殖，逐步发育成母胞蚴、子胞蚴和尾蚴。从螺体内逸出的尾蚴侵入终末宿主，在宿主体内发育成童虫及成虫并最终移行到寄生部位。

（一）传染源

间插血吸虫主要感染人类，其传染源是粪便中有虫卵排出的感染者。在其他动物种类中的自然感染鲜有报道，自然感染仅见于一种野生啮齿动物。Hybomys univitatus 和 Loker 提出啮齿目和偶蹄目动物中可能有间插血吸虫的感染。虽然动物自然感染很少，但多种动物可以实验感染间插血吸虫尾蚴，其中恒河猴、仓鼠、负鼠、沙鼠、山羊和绵羊的成虫回收率均超过 10%；而大鼠、豚鼠和兔体内则全部成虫发育受阻，大鼠或豚鼠体内的雌虫子宫内无虫卵。猫、猪、牛和鹿鼠（deer mice）对感染具有抵抗力。有报道证明小鼠、仓鼠、绵羊、狒狒、长臂猿和黑猩猩能被感染，并在粪便中有虫卵排出。

（二）传播途径

间插血吸虫的传播途径与曼氏血吸虫相似。从传染源排出到侵入新的易感终宿主之前，依次经历虫卵、毛蚴、胞蚴和尾蚴 4 个生活史发育阶段，其中胞蚴的生活史阶段是在中间宿主水泡螺体内完成。

1. 虫卵　间插血吸虫虫卵主要随宿主粪便排出体外，排出体外后的虫卵在自然界存活的长短受环境的影响，温度是一个重要的因素。有报道，在一组 56 个确诊间插血吸虫病患者中，42 例粪便中查到虫卵，14 例直肠活组织检查发现虫卵。根据 Fisher 在扎伊尔的早期观察结果，小鼠感染间插血吸虫尾蚴后 41 天粪便中可以检出虫卵，排卵量随实验动物而异。据报道仓鼠实验感染间插血吸虫尾蚴后，每对虫体平均每天产虫卵 166~311 个。

2. 毛蚴　间插血吸虫虫卵必须入水才能孵出毛蚴，适宜孵化水温为 20~30℃，孵出毛蚴在水中不停地游动。间插血吸虫毛蚴只有遇到中间宿主水泡螺，才有侵入成功的可能。

3. 胞蚴　间插血吸虫毛蚴钻入中间宿主水泡螺体内，亦需经过母胞蚴及子胞蚴二代无性生殖，才陆续发育并逸出尾蚴。虽然间插血吸虫的中间宿主为水泡螺，但并非有水泡螺的地方均有间插血吸虫病流行。

4. 尾蚴　暴露于含有间插血吸虫尾蚴的疫水是血吸虫感染与流行的必要环节。人们接触疫水的行为影响着血吸虫的感染与传播，温度和光照对尾蚴从螺体逸出有明显的影响。

（三）易感者

间插血吸虫病的传播与流行，除了有患者传染源和适宜的传播途径外，还需要有易感者的存在，才能产生新的感染者和传播者。由于本病流行范围相对局限，对人体的影响较小，引起的病变较轻，因此对本病的研究较少，特别是对人的易感性研究就更少。

二、流行因素

（一）自然因素

间插血吸虫中间宿主水泡螺为水生软体动物，它的孳生与气温、水分、光照、植被等因素密切相关。而血吸虫虫卵、毛蚴和尾蚴在环境中短暂的自由生活阶段，虫卵的孵化及尾蚴的逸出除了与水有关之外，亦同样可受到温度、光照等条件的影响。

（二）社会因素

与引起人体血吸虫病的主要虫种，如埃及血吸虫、曼氏血吸虫和日本血吸虫比较，人们对间插血吸虫感染了解甚少。一般认为，间插血吸虫对人的致病影响没有其他几种血吸虫严重。然而，考虑到它的中间宿主主要是福氏水泡螺，而非洲水泡螺分布广泛，间插血吸虫病的扩散将成为一个越来越令人关注的公共卫生问题。关于影响间插血吸虫病的传播与流行社会因素，如人口社会特征、接触疫水行为、战争、人口流动，水利建设等，尚缺少明确研究与报告。

三、流行特点

（一）地方性

间插血吸虫病流行局限，地方性更窄，这与本病对人体损害较轻、传染源排出虫卵较少密切相关。虽然间插血吸虫中间宿主非洲水泡螺和福氏水泡螺均在非洲撒哈拉以南广泛分布，而且在流行区和非流行区的这类水泡螺均已被证明对间插血吸虫具有易感性，但间插血吸虫至今仍局限在非洲小部分森林地区流行。基于此，Southgate 提出两个假说解释这一流行病学现象。一是推测间插血吸虫为了适应自然环境温度增高，尾蚴后吸盘腺体分泌的黏性分泌物使得间插血吸虫尾蚴出现聚集倾向，从而削弱了尾蚴入侵终宿主的能力。二是推测因间插血吸虫与埃及血吸虫发生基因渗入（introgression）自然杂交，形成埃及血吸虫新株，取代了间插血吸虫株。

（二）人群分布

间插血吸虫感染在人群的性别、年龄和职业上的分布，是否与生活、生产和地方的风俗习惯以及疫水接触的机会等相关，亦有待进一步研究。

（三）季节分布

与埃及血吸虫病一样，间插血吸虫感染机会主要是人与疫水接触的机会、时间、次数、方式等密切相关。在旱季，感染性螺蛳的逸蚴机会减少，螺体内累积的尾蚴数量增多，一旦下雨环境有水，于是大量逸蚴。故雨季开始时，最易发生感染。

第三节　致病机制

相对于曼氏血吸虫病、埃及血吸虫病，关于间插血吸虫病的研究报道较少。间插血吸虫感染导致的病变主要累及肠道和肝脏，是感染人体的五种主要血吸虫中危害最轻的一种。迄今尚未见到由于间插血吸虫感染引起死亡的病例报告。

一、肠道病变

已在仓鼠、绵羊、黑猩猩、长臂猿、猴等动物进行了实验感染研究间插血吸虫所致的病理变化。主要的组织病理改变发生在肠道下部，最常累及的器官是结肠、直肠和盲肠，可见肠壁增厚。黑猩猩和长臂猿发生轻薄肠道病变，包括肉芽肿炎症反应、结肠黏膜水肿和结肠淋巴滤泡肿大。在喀麦隆某医院，对104例间插血吸虫感染者进行了结肠镜活组织检查，发现多数结肠病变局限于直肠，仅少数波及乙状结肠。直肠壁有虫卵引起的不同程度的反应，见到与炎症有关或无关的组织损害。另有报道，结肠镜检查85名间插血吸虫住院患者中41名有直肠黏膜病变，另6名同时累及乙状结肠。活检发现黏膜下有虫卵，可分为两类：一种为炎症反应型，与其他肠道血吸虫虫卵肉芽肿相似；另一种为无炎症反应型，仅见黏膜增厚，内有虫卵。对1位确诊为间插血吸虫病的塞内加尔男性患者的结肠镜检查结果显示，在直肠和乙状结肠内存在大量的结节性病变，而在横结肠病变较少，结肠和盲肠的上下端、回肠的末端无病变。被感染的部分直肠和乙状结肠黏膜有轻微的溃疡性水肿，并且结节性病变处经组织病理学检查，有形成肉芽肿的血吸虫虫卵沉积，正常黏膜活组织无异常。直肠和乙状结肠结节性病变活体组织检查发现许多有端刺的血吸虫虫卵，被证实为间插血吸虫虫卵。

二、肝脾病变

间插血吸虫感染者肝脏门脉三角区外所找到的虫卵数较曼氏血吸虫感染者为少，可能是因为间插血吸虫虫卵较大难于通过。间插血吸虫虫卵肉芽肿只见于门脉区三角，体积比曼氏血吸虫虫卵肉芽肿小。间插血吸虫感染不引起肝细胞破坏，如果发现肝实质病变，必有其他原因（同时存在其他疾病）。间插血吸虫代谢产物引起的毒性反应，或虫卵分泌物或虫卵周围的炎症引起的反应，有时会出现肝细胞非特异性变化，如多形的肝细胞或细胞核或双核等。上述变化是由血吸虫代谢产物或虫卵分泌物引起的毒性反应，或是由于虫卵周围的炎症作用所致，这些变化并不引起肝功能减退。间插血吸虫感染不引起肝内血管系统的显著变化，中、小门静脉都没有阻塞性病变，没有窦前阻塞，间插血吸虫感染者肝脏血管系统没有像曼氏血吸虫感染者那样严重的变化，因此可以解释间插血吸虫感染者临床上没有发现门脉高压症的原因。间插血吸虫感染有大量色素形成，可能在肝脏内较曼氏血吸虫感染有更多的色素，所以患者肝脏的库普弗细胞普遍肥大，数量增多。间插血吸虫感染和曼氏血吸虫感染造成肝脏损害的明显差异，也许与间插血吸虫虫卵抗原的免疫反应较弱和成虫产卵量较少有关。

动物实验显示，仓鼠感染 35 条间插血吸虫尾蚴后显微镜下肝脾未见明显的改变。仓鼠感染 1500 条尾蚴后肝脏出现不同程度充血、肿大和变黑。肝脏表面有与肉芽肿相关的多个灰白色小点，而此种病变在肝实质深部较少见，未见腹水和明显脾大，仅见脾脏变黑，重度感染动物均未死亡。另有报道，感染同一株间插血吸虫尾蚴 200 条后 40~120 天，有 59% 仓鼠死亡。感染后 50 天，多数仓鼠肝脾肿大。黑猩猩和长臂猿的肝脏病变很轻，肉芽肿内有变性的虫卵，出现血吸虫色素以及门脉区纤维结缔组织增生。虫卵沉积于肝脏后可见炎性渗出物，随后肉芽肿形成，其内层是类上皮细胞和组织细胞；中央是纤维母细胞性组织细胞，外层是淋巴细胞、浆细胞和嗜酸性粒细胞，有时可见肝脏门静脉周围纤维化。电镜下可见库普弗细胞和内发细胞内色素沉着。黑猩猩和长臂猿的肝脏病变很轻。肉芽肿内有变性的虫卵，出现血吸虫色素以及门脉区纤维结缔组织增生。对 49 例间插血吸虫病患者作肝脏穿刺活检，发现肉芽肿病变局限于门脉区，其他部位虫卵很少。5 名患者有轻微或无虫卵组织反应，半数患者门脉区有渗出性炎症反应。肝实质改变是非特异性的，未见肝细胞坏死。未见曼氏血吸虫感染那样的窦前门静脉阻塞性病变和门脉高压。

三、肺脏病变

间插血吸虫感染实验动物，发现动物的肺脏很少发生病变。50 只实验感染间插血吸虫的仓鼠中，大多数无肺部损害，仅从 2 只仓鼠的肺部检出被包裹的成虫和变性的成虫。另一研究发现受间插血吸虫感染的绵羊，肺部未见虫卵、成虫或病理改变。

四、泌尿生殖系统病变

间插血吸虫感染者的泌尿生殖系统很少受累及。动物实验显示，50 只间插血吸虫感染的仓鼠，其泌尿生殖系统仅见微小病理改变，仅在 3 只仓鼠的肾脏发现苍白肿大，且肾皮质出血。极小部分虫卵沉积在膀胱或肾脏。感染绵羊的泌尿生殖系统未见成虫和虫卵。动物实验感染狒狒、猴和长臂猿，发现 3 只猴的输尿管、1 只黑猩猩的睾丸以及 1 只长臂猿和 1 只黑猩猩的前列腺和精囊中发现少量虫卵。

第四节　临床表现

1923 年 Chesterman 和 Clapier 首次报道了肠系膜末端棘状血吸虫病例，最初于刚果河流域被发现。直到 1934 年 Fisher 将其作为新的物种首次命名为间插血吸虫，是人类少见的血吸虫病种，临床表现较曼氏血吸虫病、埃及血吸虫病和日本血吸虫病轻。成虫寄生于肠系膜静脉及门静脉系统并产卵，病变部位多位于直肠、乙状结肠，并可能对肝脏产生轻微的病理损害。多数患者感染后可无明显症状，儿童期感染间插血吸虫后甚至对健康没有明显影响，有的文献甚至认为不是一个公共卫生问题。但也有部分病例出现典型的结肠炎症状，下腹痛和腹泻，这些轻微的损害如果不经治疗，也可能会导致严重的后果。

一、急性期阶段

多发于 8~17 岁青少年，在感染的急性期，可有皮肤轻微瘙痒、但很少出现尾蚴性皮炎。

并可出现发热、恶心、呕吐、腹泻、肝脾肿大和嗜酸性粒细胞增多。这些表现多见于对间插血吸虫无免疫力的初次感染者，而在流行区疫源地很少看到。1995 年，在马里多贡地区（Dogon region）30 名欧洲旅游者曾暴发过曼氏、埃及和间插血吸虫混合感染，其中 36% 出现了尾蚴性皮炎、54% 表现为 Katayama 发热综合征，但也有部分患者仅感染了间插血吸虫，同样也表现为尾蚴性皮炎和 Katayama 发热综合征。严重感染者可有左下腹或左髂骨部骤起疼痛、腹痛、腹泻、黏液血便、里急后重，呈痢疾样表现，这可能与虫卵寄生于直肠、乙状结肠，引起肠道炎症、神经牵涉痛有关。腹泻和便血的程度与感染度相关。部分感染者肠道可表现为无炎症反应型，仅见肠道黏膜增厚，内有虫卵。

腹部多无压痛，但在并发肠道炎症时（炎症反应型），可以出现左下腹部压痛。部分患者可出现肝大，在肋缘下 4cm 以内，脾脏不肿大或轻微肿大。赤道几内亚人群调查显示肝左叶肿大或触痛，在重度感染即 EPG＞400 多见，脾大少见。肝组织病理学检查可发现肉芽肿病变，50% 的病例渗出性炎症病变仅局限于汇管区。

二、慢性期阶段

慢性感染少见，75% 的病例没有症状。在流行区，感染者表现为血便或黏液便，与感染度有关，伴有轻度贫血。感染者体征不明显，50% 患者体检时发现脾大同时行超声检查肝脏和门静脉并无改变。在加蓬的一组 56 例间插血吸虫病患者中，肝大在肋下 3cm 内者占 28%，超过肋下 4cm 者占 20%；脾大者占 22%。其他报道均未能证明间插血吸虫感染与肝脾肿大有关联，迄今尚未出现门脉高压的病例。合并沙门菌感染的间插血吸虫病显著增多，由于沙门菌黏附在血吸虫表面并不断繁殖，致其临床表现加重，需要同时使用抗生素和抗血吸虫药物治疗才可取得良好疗效，否则，会导致病情复发，病期延长。

因为间插血吸虫不引起肝内血管系统的显著变化，中、小门静脉没有阻塞性病变和窦前阻塞，所以临床上没有门静脉高压的表现。间插血吸虫成虫绝大部分寄生在人体大肠的小静脉中并产卵，可能只有少部分虫卵随静脉回流到肝脏，因而患者肝脾病变较轻。感染时间长的患者，可出现与日本血吸虫病患者相似的直肠、乙状结肠纤维化，质地变硬，病变肠管在体检时可以扪及。甚至因肉芽肿病变引起病变段肠腔狭窄，可并发不完全性肠梗阻。此外，肠系膜与大网膜病变可粘连成团，形成腹内痞块。

需要注意的是，间插血吸虫和埃及血吸虫之间存在自然条件下的杂交，尿中的虫卵可能是雄性埃及血吸虫和雌性间插血吸虫杂交的结果，杂交株感染将导致虫卵在膀胱和输尿管中沉积，局部肉芽肿形成，可引起尿频、血尿、排尿困难和精血症。曼氏血吸虫和间插血吸虫也有杂交，杂交形成的卵亦呈母系型，但在流行病学上的重要性不如埃及血吸虫。

第五节　实验室检查

一、病原学检查

在粪便和直肠黏膜中找到具有典型端刺的虫卵，或粪便孵化检出毛蚴即可确诊。虫卵耐酸染色呈阳性反应。虫卵内的毛蚴呈眼镜玻璃状为其特征。

（一）粪便浓集试验

粪便浓集集卵方法有多种，目前普遍采用的有改良 Kato-Katz 法、MIFC 集卵法和改良粪便过滤法。改良 Kato-Katz 法是 WHO 推荐的血吸虫虫卵计数标准方法，已成功应用于流行病学调查，但相对低的敏感性限制了它在临床研究中的应用。MIFC 集卵法较应用 2 个圆锥形尼龙网滤膜的改良粪便过滤法的敏感性差，后者可用水泵抽吸加快过滤过程，以提高检出效率，值得临床应用。

（二）直肠乙状结肠镜检查

由于间插血吸虫病变部位多位于直肠、乙状结肠，通过直肠乙状结肠镜作病变部位肠黏膜活检是较敏感的方法。在距肛门 10cm 左右的病变部位钳取小量结肠黏膜组织，压片后置显微镜下观察可发现近期或钙化的虫卵。同时，可观察到直肠瓣附近黏膜充血、肠壁水肿、颗粒状变或息肉形成等病变。但对于有出血倾向，或有严重痔疮、肛裂及极度虚弱患者不宜行此检查。

（三）Ziehl-Neelsen 染色法

间插血吸虫的卵壳可染成红色，而埃及血吸虫等其他血吸虫则无此反应。用此方法，结合虫卵形态可明确区别间插血吸虫虫卵与其他具端刺的虫卵。虽然齐－尼染色法是鉴别虫卵的有效方法，但组织材料的处理必须正确，否则将可导致错误结果。

二、免疫学检查

采用敏感性高、特异性强的免疫学检查方法如酶联免疫吸附试验（ELISA）等方法检测血清中特异性抗体，可以有效弥补病原学带来的不足，为诊断提供依据。由于间插血吸虫感染的抗原性弱，诱导的抗体应答较低，因而其血清学反应较曼氏、埃及和日本血吸虫感染弱，应用间接免疫荧光试验（IFA）可提高阳性率。Lapierre 等报道应用埃及血吸虫抗原做 IFA 试验，间插血吸虫粪卵阳性率可达 83%。感染者血清 IgG、IgE 和循环免疫复合物（CIC）浓度较未感染者高，可以进行检测。有报道，用抗曼氏血吸虫循环阳极抗原（CAA）小鼠单克隆抗体（McAb）作 ELISA，从间插血吸虫感染者中检出了一种循环阳极抗原。

三、血常规检查

外周血嗜酸性粒细胞增多，大多为白细胞总数的 9%~39%，但白细胞计数多在正常范围。其他血液参数，包括外周血红细胞计数、血细胞压积和血红蛋白基本正常。可见轻度至中度贫血，但无特异性。

四、粪常规检查

肠道症状明显伴有腹痛、腹泻及便血者，大便常规检查可以发现红细胞，并发肠道炎症时有白细胞甚或脓球。大便隐血试验阳性。

五、尿常规检查

感染者尿液检查大多正常，无特异性表现。有报道，极少部分间插血吸虫感染者，特别是埃及血吸虫和间插血吸虫杂交感染将导致虫卵在膀胱和输尿管中沉积，可引起血尿。

六、影像学检查

目前尚未见到影像学检查方面的大样本资料，可能是本病引起人体的病变轻，一般不引起肝实质病变易被忽视所致。但患者肝脏门脉区的肉芽肿性病变、虫卵周围的嗜酸性肝脓肿等的影像学改变值得研究。

第六节　诊断

本病可根据流行病学资料（流行于西非和中非的森林地带以及圣多美岛）、疫水接触史、临床表现以及实验室检查结果等进行诊断。

诊断依据

1. 流行病学资料　发病前有流行区疫水接触史。

2. 临床表现　主要有腹痛、腹泻、黏液血便、里急后重，呈痢疾样表现，并可出现血尿、排尿困难，严重者可出现左下腹或左髂骨部骤起疼痛，可伴有肝脾肿大，结肠增厚或伴有结肠肉芽肿、肝区压痛、贫血、周围血嗜酸性粒细胞增多、肝脏 B 超的影像学改变等。

3. 免疫学检查　ELISA 等免疫学方法检测血清中的特异性抗体阳性。

4. 病原学检查　粪便或直肠黏膜中找到具有典型端刺的虫卵，或粪便孵出毛蚴。

具备 1、2 者为疑似病例；具备 1、2、3 者为临床诊断病例；具备 1、2、4 或 1、2、3、4 者为确诊病例。

第七节　鉴别诊断

间插血吸虫栖息于肠系膜静脉丛，依据其临床表现应与日本血吸虫病、埃及血吸虫病、曼氏血吸虫病、结肠炎、细菌性痢疾、阿米巴痢疾等鉴别。

1. 日本血吸虫病　慢性日本血吸虫病最常见症状为慢性腹泻或痢疾，症状呈间歇性出现。腹痛、腹泻或黏液血便常于劳累或受凉后较为明显，休息时减轻或消失。晚期日本血吸虫病还有肝病表现，可发生门脉高压致脾大、腹水、胃底食管静脉曲张破裂出血、肝性脑病等。两者可通过粪检或直肠镜检中找到虫卵加以鉴定，作为确诊的依据。

2. 埃及血吸虫病　埃及血吸虫病确诊的依据为尿检或膀胱黏膜活检找到埃及血吸虫卵，临床上主要表现为终末血尿、膀胱刺激征和尿路梗阻等特征。埃及血吸虫和间插血吸虫杂交感染将导致虫卵在膀胱和输尿管中沉积，可引起血尿，尿检时容易误诊。在肠黏膜活检中找到虫卵加以鉴定，可作为确诊的依据。

3. 曼氏血吸虫病　其确诊的主要依据是粪检或直肠活检找到曼氏血吸虫卵。临床表现与日本血吸虫病相似但病变程度较之为轻，曼氏血吸虫病慢性期临床表现与间插血吸虫病临床表现相似，尤其是间插血吸虫与曼氏血吸虫存在自然杂交情况，粪检时容易误诊。粪便检查和肠黏膜活检找到血吸虫卵并鉴定虫种在临床诊断上非常必要，是确诊的依据。

4. 结肠炎　指各种原因引起的结肠炎症性病变。临床主要表现为腹泻、腹痛、黏液便及脓血便、里急后重，甚则大便秘结、数日内不能通大便。常伴有消瘦乏力等，多反复发作。结肠炎的临床症状和体征与间插血吸虫病表现相似，故询问病史和进行粪便检查以及肠黏膜活检找到血吸虫虫卵在临床诊断上非常必要。

5. 慢性细菌性痢疾　大多是因为急性期菌痢治疗不当，或有营养不良、维生素 D 缺乏病、肠道寄生虫病以及平素不注意饮食卫生等多种原因造成。主要表现为不典型的痢疾症状，腹痛、腹泻、腹胀等。当受凉或进食生冷食物，可引起急性发作。进行粪便检查以及肠黏膜活检找到血吸虫虫卵等可加以鉴别。

6. 阿米巴痢疾　是由溶组织阿米巴寄生于结肠内引起的疾病，常称为肠阿米巴病或阿米巴结肠炎。也可以从肠道扩延至其他脏器或直接蔓延至邻近组织，尤其是肝脏，成为脓肿。间插血吸虫病患者血象中嗜酸性粒细胞增多，找到虫卵可加以鉴定。

第八节　治疗

吡喹酮是当前治疗间插血吸虫病的首选药物，剂量为 30mg/kg，1 次 /4 小时，共 2 次，疗程 1 天。吡喹酮对尿中排形似间插血吸虫虫卵（雄性埃及血吸虫与雌性间插血吸虫交配产的卵）的 5 个杂交病例同样有效，治疗后均阴转。另有报道以 40mg/kg 吡喹酮顿服，效果亦较好。有研究人员曾对赤道几内亚巴塔市城区居民连续 3 年用吡喹酮治疗间插血吸虫病进行纵向观察，对所有粪检虫卵阳性者给予 40mg/kg 吡喹酮单剂治疗。受观察人群 380 人，干预前人群感染率为 31.9%，第 1 与第 2 年治疗后 1 年人群感染率分别为 9.6% 和 6.6%，分别减少了 69.9% 和 79.3%。感染度亦有明显下降，原粪检虫卵阳性者第 1、2 年后虫卵转阴率分别为 90% 和 98.9%，患者症状（腹痛与便血）消失或明显减轻。

吡喹酮治疗间插血吸虫病的不良反应轻微、短暂，主要为头昏、头痛与胃肠道反应，无需特殊处理。

第九节　预防控制

间插血吸虫中间宿主有福氏水泡螺、非洲水泡螺、球形水泡螺、喀麦隆水泡螺、圈纹水泡螺等其他水泡螺。

积极治疗感染人群和动物，并在流行区进行普查普治；灭螺，消除螺类孳生环境；妥善处理好患者粪便，避免污染水源；注意个人防护，避免接触疫水。

预防控制措施与埃及血吸虫病相类似，详见第三章第九节。

第十节　案例分析

一、群体案例

间插血吸虫病主要流行于喀麦隆、加蓬、乍得、扎伊尔等国家和地区。有研究显示，在喀麦隆 Loum 地区，对 500 名 4~5 岁学龄儿童进行调查，发现仅有在粪中排虫卵的间插血吸虫感染，患病率达 54.2%。也有学者对 85 名间插血吸虫病住院患者进行直肠镜检查，发现 41 名患者有直肠黏膜病变，另 6 名患者同时累及乙状结肠。在加蓬对 56 例间插血吸虫病患者进行检查，结果肝肿在肋下 3cm 内者占 28%，超过肋下 4cm 者占 20%；脾大者占 22%。

二、分析

间插血吸虫感染的临床表现较埃及血吸虫与曼氏血吸虫感染为轻。大多数感染者无症状，有的仅出现典型的结肠炎症状，下腹痛和腹泻，腹泻和便血与感染度有关。感染者可以伴有严重的沙门菌感染。感染者的体征不明显。直肠镜检查活检发现黏膜下有虫卵可分为两类，一类是炎症反应型，与其他肠道血吸虫虫卵肉芽肿相似；另一类为无炎症反应型，仅见黏膜增厚，内有虫卵。

我国目前尚未见间插血吸虫病的病例报道，随着对非援助项目的增多，劳务输出和旅游人员的增加，输入性间插血吸虫病患者极有可能出现。国内医务人员大多对此病认识不足，容易发生误诊漏诊，因此需要进行间插血吸虫病诊治技术储备，及时发现输入性患者，减轻患者的痛苦。

参 考 文 献

1. 毛守白. 血吸虫生物学与血吸虫病的防治. 北京：人民卫生出版社, 1990.

2. 周述龙, 林建银, 蒋明森. 血吸虫学. 北京：科学出版社, 2001.

3. 汪世平. 医学寄生虫学. 北京：高等教育出版社, 2004.

4. 吴观陵. 人体寄生虫学. 第 4 版. 北京：人民卫生出版社, 2013.

5. 任光辉, 梁幼生. 非洲血吸虫病学. 北京：人民卫生出版社, 2015.

6. Mahmoud AA.Schistosomiasis.London: Imperial College Press, 2001.393–398.

7. Toledo R, Fried B.*Biomphalaria* Snails and Larval Trematodes.New York: Springer–Verlag New York, 2011.

8. Chen MG, Mott KE, 陶伊文. 间插血吸虫感染所致疾病评估的研究进展：近期文献综述. 国外医学 – 寄生虫病分册, 1990, 5:203–206.

9. Christensen NO, Nansen P, Frandsen F, et al.*Schistosoma intercalatum* (Fisher, 1934) infection in sheep.J Helminthol, 1982, 56: 11–15.

10. Chen MG, Mott KE.Progress in assessment of morbidity due to *Schistosoma intercalatum* infection: a review of recent literature.Trop Dis Bull, 1989, 86(8): R1–R18.

11. Tzanetou K, Astriti M, Delis V, et al.Intestinal Schistosomiasis caused by both *Schistosoma intercalatum* and *Schistosoma mansoni*.Travel Med Infect Dis, 2010; 8: 184–189.

12. Chu TB, Liao CW, Huang YC, et al.Prevalence of *Schistosoma intercalatum* and *S.haematobium* infection among primary schoolchildren in capital areas of Democratic Republic of São Tomé and Príncipe, West Africa.Iranian J Parasitol, 2012, 7(1):67–72

13. Southgate VR, Bray RA.Medical helminthology.In: Cook GC, Zumla AI, eds.Manson's tropical diseases.London: Saunders, 2003 : 1649–1716.

14. von Lichtenberg, F.Consequences of infections with schistosomes.In:Rollinson, D.& Simpson, A.J.G., ed.The biology of schistosomes, from genes to latrines, London, Academic Press, 1987, 185–232.

15. Elias, EA, van Wijk, HB, Elias, RA.*Schistosoma intercalatum* infection in Syrian hamsters, an experimental and histopathological study.Trop and geog med, 1980, 32:286–297.

16. Wright CA, Southgate VR, Knowles R.J.What is *Schistosoma intercalatum* Fisher, 1934? Transactions of the Roval Society of Trop Med and Hyg, 1972, 66:28–64.

17. Cheever AW, Kuntz RE, Moore J.et al.Proliferative epithelial lesions of the urinary bladder in cynomolgus monkeys (Macaca fascicularis) infected with *Schistosoma intercalatum*.Cancer research,1976,36:2928–2931.

18. Kuntz RE, McCullough B, Huang TC, et al.*Schistosoma intercalatum* Fisher,1934 (Cameroon) infection in the patas monkey (Erythrocebus patas Schreber,1775).International journal for parasitology,1978,8:65–68.

19. Kuntz RE, McCullough B, Moore JA, et al.Experimental infection with *Schistosoma intercalatum* (Fisher,1934) in the chimpanzee (Pantroglodvtes) and the gibbon (Hylobates lar).American journal of tropical medicine and hygiene,1978,27:632–634.

20. Kuntz RE, Moore JA, Huang TC.Variable *Schistosoma intercalatum* infection in cynomolgus macaques (Macaca fascicularis).Journal of medical primatology,1981,10:175–179.

21. Zwingenberger K, Feldmeier H, Stevens WJ, et al.Antibodies of the IgE and IgG isotype,serum IgE and circulating immune complexes in *Schistosomiasis intercalatum*.Parasitology research,1987,73:259–264.

22. Gendrel D, Richard-Lenoble D, Nardou M, et al.Interactions salmonelles- bilharziose a *Schistosoma intercalatum*.Presse medicine,1986,15:689–692.

23. Wolfe MS,*Schistosoma intercalatum* infection in an American family.American journal of tropical medicine and hygiene,1974,23:45–50.

24. Feldmeier H, Zwingenberger K, Steiner A, et al.Praziquantel compared to niridazole in *Schistosomiasis intercalatum*: therapy.Tropenmedizin und parasitologie,1981,32:39–42.

25. Taylor MG.A comparison of the susceptibility to niridazole of *Schistosoma mansoni* and *S.intercalatum* in mice. Transactions of the Royal Society of Tropical Medicine and Hygiene,1973,67:245–249.

26. Southgate V.R.On Factors Possibly Restricting the Distribution of *Schistosoma intercalatum*.Fisher.1934. Z.Parasitenkd,1978,56,183–193.

27. 黄一心,肖树华.抗蠕虫药吡喹酮的研究与应用.北京:人民卫生出版社,2008.

第五章　湄公血吸虫病

第一节　病原生物学

一、生活史

湄公血吸虫成虫寄生于人等终宿主肠系膜上静脉及门静脉中，中间宿主为大口拟钉螺（*Neotriculaaperta*）。除人体感染外，狗、猪等也发现有自然感染，尚无啮齿类动物、牛等自然感染的报告，但有仓鼠实验感染成功的报告。湄公血吸虫的生活史和日本血吸虫相似，分在终宿主体内的有性世代和在中间宿主拟钉螺体内的无性世代，包括虫卵、毛蚴、母胞蚴、子胞蚴、尾蚴、童虫和成虫 7 个阶段。成虫雌、雄异体，寄生于人或狗、鼠等终宿主的门脉 – 肠系膜静脉系统，雌、雄虫合抱，交配产卵，所产虫卵部分沉积于肠壁，部分随宿主粪便排出体外。排出体外的虫卵若有机会入水，卵内毛蚴孵出并主动侵入中间宿主拟钉螺体内，经母胞蚴、子胞蚴等无性增殖发育为尾蚴。尾蚴自螺体内逸出分布在水体，若遇终宿主则迅速钻入宿主皮肤，脱去尾部成童虫。童虫经血液循环系统移行至肝门脉系统，雌、雄虫体合抱后至肠系膜静脉系统寄居，逐渐发育为成虫。

二、形态

（一）成虫

湄公血吸虫成虫形态与日本血吸虫相似，雌雄异体。雌虫常居于雄虫的抱雌沟内，呈合抱状。虫体前端有一口吸盘，腹面近前端有一腹吸盘，突出如杯状。消化系统有口、食管、肠管。肠管在腹吸盘前背侧分为两支，向后延伸至虫体中部以后汇合，终止于盲端。成虫吸食终宿主血液。肠内容物可经口排出至宿主血液中。排泄系统由焰细胞、毛细管、集合管、排泄管及排泄孔组成。神经系统则由中枢神经节与神经干以及延伸至口、腹吸血和肌层的许多神经分支组成。

1. **雄虫**　湄公血吸虫雄虫虫体大小为（9.9~18.0）mm ×（0.38~0.63）mm，平均为 15.2mm × 0.58mm。雄虫体表光滑，无圆凸，除抱雌沟内壁布满许多体棘外，体表无体棘。体壁具有较高而复杂的褶嵴，形似海绵状。体表有 3 型感觉器。第 1 型为半球形，在其顶部有一纤毛；第 2 型呈炸面饼状，中央有凹坑，此型感觉器主要分布于体前端腹面、抱雌沟处及尾的背侧；第 3 型为多形感觉器，无一定形状和大小，散在地分布于体中部背侧面。口吸盘直径 0.26mm × 0.30mm，内壁表面具有小棘。腹吸盘直径 0.30mm，其内壁布满锥状小棘。食管长 0.50 mm，在近腹吸盘前缘处有一群食管腺细胞。睾丸呈椭圆形，位于抱雌沟开始处的两肠管之间，3~8 个，一般以 6~7 个居多数，多呈一串排列，大小为（0.17~0.20）mm×（0.08~0.11）mm。在第一个睾丸连接有储精囊，生殖孔开口于腹吸盘后的抱雌沟入口处。

2. **雌虫**　雌虫虫体大小为（14.5~20.1）mm×（0.38~0.63）mm。雌虫的全身体壁为体棘所覆盖，棘较短小，其褶嵴较低平简单。体表分布的感觉器数目略少于雄虫。雌虫口吸盘大小为 30μm×30μm；腹吸盘径长为 35μm，口、腹吸盘大小比为 1∶1.16。食管长约 220μm，肠管分两支在接近体的后端汇合。卵巢位于近体前 5/8 处，呈长椭圆形，大小为 0.73mm×0.15mm。子宫呈管状，内含卵 20~130 个，位于两肠管的中间，末端通至距体前端 0.21mm 的腹吸盘后的生殖孔。卵黄腺从体后 5/8 处延伸至体的后端。

（二）虫卵

湄公血吸虫虫卵呈圆形，特小，大小仅为 45μm×40μm。在虫卵的一侧 1/3 处伸出一个很小的微刺。成熟的虫卵内可含有成熟的毛蚴。从人、狗和鼠粪中排出的虫卵大小略有不同，分别为（66.1~67.0）μm×（56.7~58.8）μm、（64.6~66.6）μm×（56.3~58.5）μm、（50.0~65.0）μm×（30.0~55.0）μm。湄公血吸虫虫卵壳的结构与日本血吸虫虫卵相仿，但较之为厚。卵壳也为双层结构，外层的电子密度较日本血吸虫虫卵的更为致密，而内层则较薄。偶尔在卵壳可查见微孔，略呈倾斜弯曲状，并非笔直地开孔于卵壳表面。

第二节　流行病学

湄公血吸虫分布于亚洲的老挝、柬埔寨和泰国的湄公河流域，于 1950 年在泰国南部首先发现。湄公血吸虫生活史与日本血吸虫相似，曾一度认为是日本血吸虫湄公河品系，1978 年才正式命名为湄公血吸虫病（schistosomiasis mekongi）。

一、流行环节

湄公血吸虫的生活史涉及终宿主（人、猪和狗等）及中间宿主开放拟钉螺。湄公血吸虫必须在终宿主的体内完成其有性繁殖，然后在中间宿主开放拟钉螺中完成无性增殖；而其自由生存的幼虫阶段（虫卵、毛蚴和尾蚴）还需在两类宿主活动的外界环境中短期停留，从而构成湄公血吸虫病流行的三个基本环节，即传染源、传播途径和易感人群。

（一）传染源

湄公血吸虫病的主要传染源为感染的人、猪和狗。血吸虫尾蚴钻入宿主皮肤后即变成童虫，大多数童虫移行至肺、肝门静脉，发育成熟的成虫抵达肠系膜静脉寄居交配产卵。从尾蚴侵入皮肤至成虫产卵大约需要 43~49 天（狗与仓鼠）。并非所有成虫寄生的人、哺乳类动物都是传染源，只有粪便中有能孵化出毛蚴的虫卵的人或动物才可作为传染源。

湄公血吸虫病亦可认为是人兽共患疾病，但与日本血吸虫相比较，野外环境中自然感染的家畜相对较少，目前已报道的自然感染家畜仅有狗和猪。王辰图（2011 年）在柬埔寨桔井地区调查 3 个村，狗的感染率为 76.2%（160/210），猪的感染率为 51.2%（107/209）。在实验条件下，亦有报道小鼠和仓鼠可被感染，而家兔对湄公血吸虫不易感。

湄公血吸虫病传染源的作用大小，在于排出虫卵数量的多少及进入开放拟钉螺孳生地几率的多少。狗和放养的猪由于活动范围大，排出的粪便无法管理，可成为当地主要传染源。另外，初次感染的急性血吸虫病患者排出的虫卵量较多，如缺乏有效的粪便管理措施，也将增加本病传播的风险。

（二）传播途径

湄公血吸虫曾被视作日本血吸虫湄公河品系，因此，其传播途径与日本血吸虫相似。血吸虫从传染源排出到侵入新的易感终宿主之前，依次经历虫卵、毛蚴、胞蚴和尾蚴4个生活阶段，其中胞蚴是在中间宿主开放拟钉螺体内完成。

1. 虫卵　湄公血吸虫虫卵小而圆，被排出体外后的虫卵在自然界存活的长短受环境特别是温度的影响，温度高能使虫卵致死，温度低虫卵寿命延长。虫卵必须有入水的机会才能孵化，才能进入下一个生活阶段。虫卵孵化以水温20~30℃较为适宜。温度在10℃以下及37℃以上，大多数虫卵的孵化受抑制。光亮能加速虫卵的孵化，黑暗则使孵化受抑制。

在河边设置粪缸、洗刷粪桶粪具以及随地大便等，船民、船客的粪便直接排入或倒入河中，散养的狗和猪的粪便污染有开放拟钉螺孳生水体，均可加重湄公血吸虫病的传播。

2. 毛蚴　湄公血吸虫毛蚴在河水中一般可存活10小时以上。毛蚴在水中不停地游动，所以传染源粪便入水后孵出的毛蚴，亦可感染离粪便污染处较远的开放拟钉螺。湄公血吸虫的终宿主比较狭窄，仅有少量哺乳类动物体内能寄生，对于中间宿主开放拟钉螺的要求也非常严格，虽然α、β与γ三种开放拟钉螺均能传播湄公血吸虫，但以γ种为主要传播媒介种群，该螺的螺壳上有3个大黑点，故又名虎纹螺。

3. 胞蚴　一条湄公血吸虫毛蚴钻入中间宿主开放拟钉螺体内，经过母胞蚴及子胞蚴二代无性生殖，可陆续从螺体逸出数万条尾蚴。血吸虫幼虫在钉螺体内发育所需的时间受温度的影响。

4. 尾蚴　湄公血吸虫的中间宿主开放拟钉螺为水生螺类，开放拟钉螺主要生活在河水中，湄公河雨季水位高时，该螺吸附在河底石块下；在旱季水位低时则大量孳生在河道浅水中，吸附在石块、岩石与树枝上，这为尾蚴的逸出形成了良好的环境条件。在自然条件下，每天的逸蚴高峰在上午6~8时，10时后尾蚴已大幅下降，下午8点后则无尾蚴逸出。这个逸蚴的高峰时间与地处热带地区的老挝和泰国农民为避免太阳高照的炎热均于每天上午清晨进行劳动的时间是一致的，于是增加了当地人群感染的危险性。湄公血吸虫尾蚴可在10秒内钻入宿主的皮肤。如在疫水中停留10秒或沾到疫水未在10秒内擦干，均有被感染的危险。

（三）易感者

大多数研究显示，湄公血吸虫对人、猪和狗易感。1971年在老挝江岛地区调查，居民感染率为62.3%（45/72），其中35名为5~14岁儿童，在流行区狗是重要的保虫宿主。由于湄公血吸虫流行区地处热带地区，居民有给家畜冲洗的习惯，王辰图等（2011年）调查被感染的保虫宿主中曾有过用湄公河的水给狗洗澡的占到95.2%（152/160），给猪洗澡的占到85.6%（91/107），增加了家畜感染血吸虫的机会。

另外，与日本血吸虫一样，初次暴露的儿童和青少年因缺乏对血吸虫感染的免疫而容易患病，且易造成急性感染，应列为是重点保护对象。

二、流行因素

（一）生物因素

影响湄公血吸虫的生物因素与日本血吸虫相似，主要涉及终末宿主及中间宿主作用的两类生物。就传播作用而言，患者可能起主导作用，但散放的狗和猪在湄公血吸虫病流行病学上的意义不容轻视，即使在某些没有人类感染的情况下，动物间湄公血吸虫也能得以保持下去，形成自然疫源地，并在一定的社会和经济条件下传播给人。

开放拟钉螺是湄公血吸虫的唯一中间宿主，是造成湄公血吸虫病流行的最重要的生物因素之一。目前已知的开放拟钉螺家族中存在 α，β，γ 三个亚型。这三个亚型在实验室研究中发现均能传播湄公血吸虫。开放拟钉螺中的 α 和 γ 亚型共同生存在湄公河吉井地区以及泰国东北部，β 亚型则仅存在泰国东北部的蒙河下游。因此，有开放拟钉螺的地区未必一定有湄公血吸虫，而湄公血吸虫流行的地区必然有开放拟钉螺的存在。

（二）自然因素

湄公血吸虫中间宿主开放拟钉螺的孳生与气温、水分等因素密切相关，特别是血吸虫毛蚴和尾蚴在水中各有一短暂的自由生活阶段，毛蚴的孵化及尾蚴的逸出除了与水有关之外，还受温度、光照等条件的影响。

1. 气温　开放拟钉螺孳生湄公河流域水体中，该地区为热带地区，四季不是很明确，主要为旱季与雨季，雨季温度较高更适合开放拟钉螺生长繁殖。开放拟钉螺属水生螺类，一般不离开水体，因此相对受气温升高的影响较小。但当水温偏低时，运动则迟缓或停止活动。但湄公血吸虫虫卵的孵化，尾蚴的逸放，以及它们在外界生存时间的长短均与温度有密切的关系。夏日炎热，居民游泳、戏水的机会增加，由于接触疫水暴露机会增加，容易发生血吸虫病急性感染。

2. 水　湄公血吸虫生活史中的许多阶段都是在有水的条件下完成的。水是促使开放拟钉螺生存、繁殖的必须条件，如离水后即很快死亡。由于开放拟钉螺的锥形螺壳可能对流速较快的水流具有抵抗力，即使是雨季洪水时它们也能不随水流漂移，不仅开放拟钉螺螺卵能在高水位期间存活，且幼螺阶段也能存活。1990 年 10 月在湄公河最大的孔埠岛上开展研究，此时河流水位高、水流急且有大量淤泥沉积。令人惊奇的是在水速为 75~80cm/s，水深为 2~3m 的石块堆中发现 γ 型开放拟钉螺。

（三）社会因素

湄公血吸虫病传播和流行与当地人口社会特征、接触疫水行为、人口流动，水利建设、社会制度等社会因素有着密切的关系。

1. 人口社会特征　从事水上作业的人群感染血吸虫病的危险性要大大高于其他职业人群，特别是每天上午 6~8 时尾蚴逸出高峰时，在水中捕鱼作业时容易被湄公血吸虫感染而得病。如 1968—1969 年柬埔寨枯井地区生活在筏上的水上渔民感染率为 7%~10%，其中儿童为 14%~22%。难民的流动可增加湄公血吸虫病流行的机会。在泰国境内的柬埔寨难民营中曾对 21 496 人用皮内试验过筛，再作粪便检查，发现 74 人阳性，感染率为 0.34%。

2. 接触疫水行为　感染湄公血吸虫的危险度往往因接触疫水活动的性质、暴露于疫水时间的长短、体表暴露的程度以及疫水中尾蚴数量的不同而异。疫水接触按其性质可分为生产性、生活性和娱乐性接触。生产性接触主要包括农业生产、捕鱼、放牧、打草等一

121

切与生产活动有关的行为；生活性接触包括洗衣服、打水等；娱乐性接触包括游泳、戏水等。另外，用湄公河的水给狗和猪洗澡亦增加了家畜感染血吸虫的机会。

3. 人口流动　随着湄公河流域国家经济的发展，大量人口频繁地流动，尤其从相邻国家来的水上运输人员，由于缺乏必要的防病知识，给湄公血吸虫病的预防控制带来了很大的困难，而返回原地后又得不到有效诊治，严重影响了人体健康。同样来自高感染地区的流动传染源也对已经控制流行地区产生负面影响，导致疫情重新回升。

4. 水利建设　水利建设对血吸虫病的传播具有双重性。如果湄公河流域水利建设主要以电力和农业的发展为主，特别是农业作用的水利建设如引起了中间宿主开放拟钉螺的扩散就有可能加剧湄公河血吸虫病的流行。但如果在水利建设之前充分考虑到环境改变将引起生态平衡的改变，制造不利螺类宿主孳生的环境条件，则可起到兴利除害的效果，彻底消灭水利建设地区的血吸虫中间宿主螺蛳。

5. 社会制度　湄公血吸虫病流行国家经济水平较差。一是因为这些国家地处温热带，自然条件有利于螺类宿主的生存及血吸虫完成其生活环节；二是因为经济文化落后，疾病交加；三是个别地区由于历史的原因，政局不稳定，很难组织起有效的防治规划。这些因素都影响血吸虫病的流行。

三、流行特点

（一）地方性

湄公血吸虫病的地方性主要与中间宿主开放拟钉螺的分布有直接的关系。郭源华（1989）等报道已发现可作为血吸虫中间宿主属于拟钉螺属的有 5 种，但迄今已肯定可寄生于拟钉螺并可感染人的血吸虫仅湄公血吸虫一种。但 Kruatraehue（1983）报道，实验证明在东南亚分布的博氏拟钉螺可感染湄公血吸虫和中华血吸虫，湄公血吸虫的中间宿主开放拟钉螺亦可感染中华血吸虫，因此在流行病学上应引起重视。

（二）人群分布

1. 年龄分布　湄公血吸虫与日本血吸虫相似，各年龄组人群都可感染，但各年龄组感染率不同。一般而言，5 岁以下幼儿与自然界疫水接触的机会较少，故感染率较低；5 岁以上的儿童渐渐喜在河（沟、湖）边戏水、游泳，则感染率迅速增加；成人后常年生产劳动，经常与疫水接触，故感染曲线高峰往往在青壮年时期；壮年至 50 岁感染率维持相当高的水平并有逐步下降趋势；50 岁以后因年事渐高，下水和田间劳动大为减少，感染率随年龄增长而逐渐下降。

2. 性别分布　湄公血吸虫对人的感染性与性别关系不大，主要与不同性别人群所从事的劳动接触疫水时间与方式有联系。农业生产劳动主要由男性承担，妇女则以家务及副业为主，故在流行区女性的感染率往往低于男性。但如果一些地区由于妇女在生活上或生产上接触疫水机会多于男性，女性感染率亦可偏高。

3. 职业分布　患湄公血吸虫病的人中，农民占的比例最大。长期活动于水上的渔船民感染率往往是最高。在某些生产劳动中确有较大的感染机会，如在疫水中捕鱼捞虾、打鱼苗、插秧、耕田、推舟等，从事这些工作的人湄公血吸虫病感染率相对较高。

（三）季节分布

在湄公河流域由于气温相对较高，旱季与雨季都能感染血吸虫，但以雨季感染的机会更多。感染多发的季节也因居民居住的地区、职业、生活习惯的不同而有差异。血吸虫感染机会的季节性是由多方面因素造成的。首先，人与疫水接触的机会、时间、次数、方式和人数不同。雨季水体范围大与疫水接触的机会更多，如下河游泳时皮肤与疫水接触的面积大，感染尾蚴的数量大大地增多。

另外，湄公血吸虫在开放拟钉螺内发育与气温有密切关系，气温愈高发育愈快，尾蚴的逸出较多。湄公血吸虫也呈"久旱逢甘雨"的危险。久旱时感染性开发拟钉螺的逸蚴机会相对减少，螺体内累积的尾蚴数量增多，一旦下雨得水，于是大量逸蚴，故雨季开始时易发生感染。

第三节　致病机制

湄公血吸虫病早期的病理变化主要由其虫卵引起。湄公血吸虫虫卵肉芽肿已证明是一种迟发型的细胞介导的变态反应，由成熟虫卵中毛蚴分泌物（可溶性虫卵抗原）致敏 T 细胞，释放各种淋巴因子所致。湄公血吸虫病的免疫病理变化较曼氏血吸虫病更为复杂，由于大量虫卵在组织内成堆沉积，所形成的肉芽肿更大，周围细胞浸润更多，而且细胞组成与曼氏血吸虫虫卵肉芽肿有所不同，即在早期病灶中有大量单核细胞（浆细胞）与中性粒细胞浸润。在湄公血吸虫虫卵肉芽肿中可检测出高浓度可溶性虫卵抗原，虫卵周围有嗜酸性辐射样棒状物，系抗原与抗体结合的免疫复合物，称为何博礼现象。

血吸虫病急性期患者血液中检出循环免疫复合物与嗜异抗体的阳性率甚高，故血吸虫病急性期是细胞免疫反应与体液免疫反应的混合表现；而血吸虫病慢性期的免疫病理变化过去认为属于迟发性细胞变态反应，近年来则认为主要由于与细胞因子网络紊乱有关。血吸虫病引起肝纤维化是在肉芽肿基础上产生的，可溶性虫卵因子、巨噬细胞与 T 细胞均产生成纤维细胞刺激因子，促使纤维细胞增生与胶原合成。血吸虫性纤维化胶原类型主要是 I 型、III 型，后期血吸虫病肝内胶原以 I 型为主。I 型胶原纤维间叉连接牢固，构成不可逆的粗大纤维束，而 III 型胶原是细小纤维，易被胶原酶降解。此外，细胞外间质中含纤连蛋白（fibronetin）与层粘连蛋白（laminin）均为非胶原糖蛋白。纤连蛋白介导成纤维细胞与胶原蛋白相结合，构成结缔组织基质，而层粘连蛋白对纤连蛋白的黏附功能有补充作用。

人体感染湄公血吸虫后可获得部分免疫力。这是一种伴随免疫即患者门静脉血管内仍有成虫寄生和产卵，对再感染有一定免疫力，而这种免疫力无损于体内的成虫。现已证明血吸虫皮层表面覆盖有宿主抗原，由于其有抗原伪装，逃避了免疫攻击故能长期寄生下去。动物实验证明，对血吸虫尾蚴再感染的抵抗力，除取决于体液免疫所产生的抗体外，其主要效应细胞为嗜酸性粒细胞。两者协同作用可杀死侵入皮肤的童虫，故是一种抗体依赖性嗜酸性粒细胞介导的细胞毒性作用。

第四节　临床表现

自 Dupont 于 1957 年首次报道了 1 例具有类似于慢性日本血吸虫病症状的从老挝移民至巴黎的患者以来，至 1978 年这种流行于湄公河流域的血吸虫病才被正式命名为湄公血吸虫病，是流行区国家（老挝、柬埔寨、泰国）一个重要的公共卫生问题。其临床表现与曼氏及日本血吸虫病相似但较日本血吸虫病轻，成虫寄生于肠系膜静脉并产卵，虫卵循门静脉系统回流至肝脏，主要对结肠与肝脏造成病理损害。在柬埔寨，由于合并疟疾，其临床表现（如肝脾肿大等）通常与感染强度并不完全一致。

一、急性期阶段

急性期症状与曼氏血吸虫病相似。尾蚴穿透皮肤 24 小时内，出现一种类似于"游泳者痒"（swimmer's itch）的皮肤改变即皮肤瘙痒伴丘疹，在尾蚴穿透皮肤处很难看到，系局部炎症反应，几天后消失。而尾蚴性皮炎则表现为在尾蚴穿透皮肤处出现直径 1~3cm、高出皮面、突然出现的分散斑丘疹，伴有瘙痒感，病理过程与游泳者痒相似。患者接触疫水 1~2 个月后表现为 Katayama 发热综合征。头痛、发热、荨麻疹、咳嗽为其常见症状，发热呈间歇热或弛张热，可伴有畏寒和出汗。症状较轻时表现为低热，有自限性。头痛是最常见的症状，部分患者也是唯一症状。但有文献报道腹痛是青少年患者最常见的症状。此外尚可表现为腹痛和不适、腹泻或稀便、血便，这些症状离散出现，并不完全表现出来。

体格检查发现绝大多数患者肝、脾、浅表淋巴结肿大，肝左叶肿大明显。肝大系由于大量虫卵结节形成，引起周围组织充血、水肿，造成肝脏急剧肿大，其质软，且有压叩痛。脾脏受虫卵毒素刺激而充血肿大，触感明显。伴有嗜酸性粒细胞增多。尽管毒血症状严重者可能会引起死亡，但大部分病例几周之内病情会逐步缓解。

二、慢性期阶段

长期感染，未能得到及时治疗或治疗不彻底者容易进展为湄公血吸虫病慢性期，其原发性损害是虫卵沉积引起的肉芽肿反应。进入慢性期后，炎症细胞逐渐被纤维母细胞所取代，虫卵肉芽肿逐渐缩小并出现钙化。慢性期可无症状，有症状者常见胃肠道反应，多数病例表现为慢性腹泻、腹痛，大便稀或带黏液，偶尔带血。严重者有脓血便伴里急后重，类似慢性痢疾。慢性期的表现与感染度相关，其临床特征主要为易于疲劳、腹痛、间歇性腹泻或痢疾。

对感染湄公血吸虫的鼠科动物研究显示，虫卵大量沉积在回肠，结肠次之，其肝细胞周围会出现显著的泡沫样变。肝实质内独特的空泡细胞是湄公血吸虫感染的特征。这种损害将导致门静脉周围纤维化和门脉高压。在慢性感染的早期阶段，门静脉被纤维组织所替代，肝脏肿大质地坚硬。慢性感染的后期阶段患者肝功能恶化可表现出恶病质、消瘦、肝脏萎缩质地坚硬、肝硬化、腹水、腹壁静脉怒张、蜘蛛痣、脾大、脾功能亢进等。可因门脉高压、胃底食管静脉曲张破裂出血引起呕血，但死于腹水、黄疸、胃肠出血并不多见。是否会引起肺动脉高压不肯定。部分青少年患者会出现生长发育障碍和性腺功能减退。

虽然慢性期阶段的湄公血吸虫病具有上述严重表现，但与日本血吸虫病相比，湄公血吸虫病仍显得较轻，有的在慢性期甚至没有表现。Keang 等应用便携式 B 超在柬埔寨开展一项横断面调查，发现具有门脉周围纤维化和门脉高压影像改变的湄公血吸虫病患者（25~34 岁）60% 处于亚临床状态，< 25 岁和 > 34 岁的患者一样受到影响，但亚临床状态低于 60%。

湄公血吸虫虫卵循下腔静脉吻合支，可能会沉积于生殖器官、眼部、皮肤等脏器，造成异位损害。既往文献报道湄公血吸虫不会对中枢神经系统造成损害，但 Houston 等于 2004 年首次报道 1 例脑型湄公血吸虫病患者，肉芽肿病变位于左侧颞叶，发病前 2 年曾到泰国北部和老挝旅游，起病 3 周主要表现为头痛、恶心、右侧上下肢感觉异常，语言障碍。检查仅发现视乳头水肿、轻度运动性失语。嗜酸性粒细胞计数增高达 $100 \times 10^9/L$，腹部超声检查正常，提示随着临床研究的不断深入，湄公血吸虫的异位损害会逐渐被发现。

第五节　实验室检查

一、病原学检查

病原学检查对本病的诊断具有重要意义，主要的检查方法为粪便虫卵浓集试验或毛蚴孵化法、肠黏膜活组织检查。此外，尚有部分病例可经手术病理检查证实，见图 5-1。粪便虫卵浓集试验首选 WHO 推荐的改良 Kato-Katz 法，但存在湄公血吸虫虫卵与日本血吸虫虫卵在形态上不易区别，潜伏期难以查到虫卵，轻度感染者敏感度较低等问题。直肠镜或结肠镜检查可发现病变部位肠黏膜充血、肠壁纤维化增厚和（或）肉芽肿、结肠溃疡、假性息肉、微脓肿等。钳取病变部位少量肠黏膜组织压片，置显微镜下观察可发现虫卵。

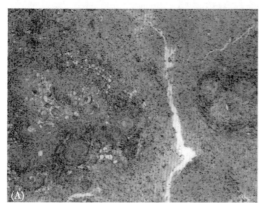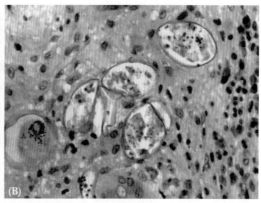

图 5-1　活体脑组织标本病理切片中发现的湄公血吸虫虫卵

（A）低倍镜下脑实质肉芽肿组织中湄公血吸虫虫卵沉积并被慢性炎症细胞浸润（苏木精－伊红染色，×50）

（B）高倍镜下证实成束的湄公血吸虫虫卵沉积于脑实质肉芽肿组织中，卵壳具有折光现象其内包含碎裂的胚胎，图片底部一虫卵被多核巨细胞吞噬，右侧混杂有慢性炎症细胞和嗜酸性粒细胞浸润（苏木精－伊红染色，×400）

二、免疫学检查

湄公血吸虫病患者血清中存在特异性抗体，包括 IgM、IgG、IgE 等，常采用敏感性高、特异性强的免疫学检查方法检测抗体，以弥补粪检带来的不足，为诊断提供依据。目前检测抗体的方法有以下几种。

（一）胶体染料试纸条法

何伟等用国产胶体染料 D-1 标记血吸虫可溶性虫卵抗原（SEA），采用硝酸纤维膜制成试纸条，运用层析技术原理，建立了一种检测患者血清中特异性抗体的新颖诊断方法——胶体染料试纸条法（dipstick dye immuno-assay，DDIA），并开发出相应的诊断试剂盒。实验室研究证明，该法具有较好的敏感性和特异性。朱荫昌等采用 DDIA 试剂盒检测湄公血吸虫病患者的敏感性为 97.06%（33/34，柬埔寨）和 98.57%（69/70，老挝），与 ELISA 的检测结果相一致，对非流行区健康人的特异性为 100%。

（二）酶联免疫吸附试验

酶联免疫吸附试验（enzyme-linked immuno-sorbent assay，ELISA）系将酶与抗体（二抗）用交联剂结合起来，此种标记抗体（酶 - 抗体复合物）可与固相载体上的相应抗原或抗体发生特异性反应，加入相应的酶底物时，底物被酶催化生成可溶性呈色产物，可用肉眼或酶标仪作定性或定量检测。一般采用日本血吸虫虫卵或湄公血吸虫虫卵可溶性抗原（SEA）进行包被，采用 SEA-ELISA 法进行湄公血吸虫病检测，试验具有较高的敏感性和特异性，并可反应抗体水平。Kirinoki 等曾报道采用高碘酸钠 SMP-ELISA 检测湄公血吸虫病患者的敏感度与特异度均达 100%。Ohmae 等报道采用日本血吸虫虫卵可溶性抗原（SEA）包被的 ELISA 检测湄公血吸虫病，结果在湄公河北部一些学校感染率超过 90%，南部感染率约为 40%。免疫学诊断技术对监控地方性湄公血吸虫病有一定价值。

（三）其他抗体检测方法

在检测血吸虫特异性抗体方法中，尚有免疫酶染色试验、间接荧光抗体试验、胶乳凝集试验、酶标记抗原对流免疫电泳等，这些方法有各自的优缺点。

（四）循环抗原检测

由于治疗后抗体在宿主体内存留较长时间，其阳性结果往往不能区分现症感染和既往感染，也不易于评价疗效。循环抗原是活虫体排放至宿主体内的大分子微粒，主要成分为虫体排泄、分泌或表皮脱落物，具有抗原特性，又可为免疫学试验所检出。从理论上讲，循环抗原 CAG 的检测有其自身的优越性，它不仅能反映活动性感染，而且可以评价疗效和估计虫荷。

在感染血吸虫宿主体内循环抗原 CAG 的种类较多，目前可检出比较重要的 3 类游离循环抗原，即肠相关抗原（GAA）、膜相关抗原（MAA）和虫卵可溶性抗原（SEA）。在检测方法上，采用检测不同靶 CAG 的探针，包括抗血吸虫抗原不同表位——单克隆抗体、组合单克隆抗体以及多克隆抗体等。现在检测方法有斑点 ELISA（dot-ELISA）、双抗体夹心 ELISA 等。近年来，国内外学者对 CAG 进行了多方面的研究，已取得了不少可供参考的结果。但是要过渡到临床和现场实用阶段仍有许多问题和影响因素急待探讨与解决，如目前检测的方法有待改进和规范化，免疫复合物的形成和抗独特型抗体存在对检测结果的影响，循环抗原在感染宿主体内消长规律及治疗后的转归等。

三、分子生物学检查

近年来对湄公血吸虫病的诊断开始向分子生物学发展，Kongklieng 等报道采用高分辨熔解 real-time PCR 技术可鉴别日本血吸虫病与湄公血吸虫病。

四、血常规检查

急性期患者外周血以嗜酸性粒细胞显著增多为特点。白细胞总数多在（10~30）×10^9/L

之间，嗜酸性粒细胞一般占 20%~40%，有的高达 90%，但极重型急性期患者血中嗜酸性粒细胞常不增多，甚至消失，而中性粒细胞增多。慢性期嗜酸性粒细胞中度增多。后期则因脾功能亢进，白细胞与血小板减少，并有不同程度的贫血。

五、肝功能检查

血清球蛋白显著增高，血清丙氨酸转移酶（ALT）也轻度增高。慢性感染的后期患者由于肝纤维化或肝硬化，血清蛋白明显降低，出现血清白蛋白与球蛋白比值倒置现象。血吸虫病慢性期尤其是无症状患者肝功能试验大多正常。

六、影像学检查

（一）超声检查

可用于流行区的现场流行病学调查。腹部 B 超检查与日本血吸虫病类似，主要表现为肝脾肿大，脾大较日本血吸虫病更为严重，门静脉周围纤维化增厚，门静脉内径增宽，较少观察到肝实质损害，且没有在日本血吸虫肝纤维化中看到的典型网格状改变。

（二）CT 检查

采用电子计算机 X 线断层摄影（CT）对后期血吸虫病患者进行肝脏扫描，可显示肝包膜与肝内门静脉区有钙化现象；肝包膜增厚钙化，与肝内钙化中隔相垂直；在两者交界处有切迹形成。

第六节　诊断

湄公血吸虫病的确诊有赖于在患者粪便样本中查出虫卵，但该法存在湄公血吸虫虫卵在形态上与日本血吸虫虫卵不易区别，潜伏期难以查到虫卵，轻度感染者敏感度较低等问题，有可能导致假阴性结果。需结合临床表现、流行病学史、免疫学试验及肠黏膜活检结果等进行综合判断。

一、湄公血吸虫病急性期诊断依据

1. 流行病学资料　发病前 1~2 个月内有疫水接触史。
2. 临床表现　头痛，发热，荨麻疹，咳嗽，腹痛和不适，腹泻或稀便，血便，尾蚴性皮炎，肝、脾、浅表淋巴结肿大，肝左叶肿大明显，周围血嗜酸性粒细胞增多，肝脏 B 超的影像学改变等。
3. 免疫学检查　ELISA 等免疫学方法检测血清中特异性抗体阳性。
4. 病原学检查　粪检查出虫卵或孵出毛蚴。

具备 1、2 者为疑似病例；具备 1、2、3 者为临床诊断病例；具备 1、2、4 或 1、2、3、4 者为确诊病例。

二、湄公血吸虫病慢性期诊断依据

1. 流行病学资料　既往有疫水接触史或有明确的湄公血吸虫病史。
2. 临床表现　主要临床特征为易于疲劳、腹痛、间歇性腹泻或痢疾。如肝功能恶化可表现出恶病质、消瘦、肝脏萎缩质地坚硬、肝硬化、腹水、腹壁静脉怒张、蜘蛛痣、脾大、脾功能亢进、胃底食管静脉曲张破裂出血等。部分青少年患者会出现生长发育障碍和性腺功能减退。

3. 免疫学检查　ELISA 等免疫学方法检测血清中特异性抗体阳性。

4. 病原学检查　粪检查出虫卵或孵出毛蚴；无治疗史者肠黏膜活检发现虫卵，有治疗史者发现活卵或近期变性虫卵。

具备 1、2 者为疑似病例；具备 1、2、3 者为临床诊断病例；具备 1、2、4 或 1、2、3、4 者为确诊病例。

第七节　鉴别诊断

湄公血吸虫主要寄生在肠系膜内，临床主要表现为发热、肝脾肿大、腹壁静脉曲张、腹水及胃肠道症状等，在诊断时应与日本血吸虫病、伤寒、肝脓肿、结核性腹膜炎、肠道感染、病毒性肝炎等相鉴别。

1. 日本血吸虫病　日本血吸虫病主要流行于中国、日本、菲律宾和印尼等国家，而湄公血吸虫病主要流行于柬埔寨、老挝及泰国等国家。湄公血吸虫病与日本血吸虫病相比潜伏期更长，根据在粪便中查到的虫卵形态可进行鉴别诊断。

2. 伤寒　伤寒患者的特点为持续高热，表情淡漠，相对缓脉。起病第 2 周胸腹壁出现少量斑丘疹或玫瑰疹。白细胞计数减少及嗜酸性粒细胞百分比减低甚至降至零；早期血细菌培养、后期尿及粪培养可获伤寒杆菌。而湄公血吸虫病患者血液中嗜酸性粒细胞显著增多。

3. 肝脓肿　肝脓肿患者常有肝区疼痛，压痛极为明显且较局限。X 线透视下常见到右侧横膈抬高，表面不整齐以及运动障碍等现象。B 型超声肝区探查可见蜂窝状结构，回声较低，液化处出现无回声区，如行肝穿刺可获得典型的脓液。湄公血吸虫病患者血液中嗜酸性粒细胞显著增多，查到虫卵可确诊。

4. 结核性腹膜炎　患者或家庭成员常有结核病史。肺部 X 线透视或摄片常可见到结核病灶，发热多为弛张热，白细胞总数接近正常，中性粒细胞有时偏高。湄公血吸虫病患者则表现为血液中嗜酸性粒细胞显著增多。

5. 肠道感染　应与慢性痢疾、慢性结肠炎、肠结核等肠道感染疾病进行鉴别。慢性痢疾或慢性结肠炎可凭粪便培养检得痢疾杆菌、其他致病菌或阿米巴原虫进行确诊。肠结核多继发于肺部或其他部位的结核病，常伴有发热等毒性症状，胃肠道钡餐或内镜检查有助于明确诊断。

6. 慢性病毒性肝炎　慢性病毒性肝炎患者大多有食欲减退、肝区胀痛、腹胀、乏力等表现，转氨酶常反复增高。乙型肝炎抗原、抗体检测有助于鉴别。慢性血吸虫病患者绝大多数无明显症状，肝功能无明显变化，转氨酶在正常范围。乙型肝炎抗原、抗体，尤以抗 HBeIgM 的检测有助于乙型肝炎的诊断。B 型超声显像图两者亦不同。

第八节　治疗

湄公血吸虫病病原治疗一般采用吡喹酮 60mg/kg 1 天疗法，分 3 次口服，疗效良好。

Nash 等采用该方案治疗 11 例感染湄公血吸虫的老挝难民，治疗 2.5 个月后复查，仅 1 例粪检虫卵阳性，治愈率达 91%。5~7 个月随访检查，6 例肝大患者肝脏明显缩小。另有报道，泰国治疗 84 例感染湄公血吸虫的柬埔寨难民，剂量为 30mg/kg，1 天 2 次，总剂量为 60mg/kg。1 个月后复查，治愈率为 97.5%（77/79）；2~12 个月复查 41~72 例，治愈率 100%。多数报道认为，总剂量 60mg/kg 分 2 次口服的 1 天疗法对湄公血吸虫病疗效良好；但亦有报道认为，为了彻底治愈，用该剂量间歇重复一次治疗仍有必要。

吡喹酮治疗湄公血吸虫病的不良反应与治疗其他血吸虫病相仿，主要有腹痛、厌食、恶心、呕吐、头昏、头痛等。一般症状短暂、轻微，无需特殊处理。实验室检查心电图等无明显异常变化。

第九节　预防控制

一、群体化疗

湄公血吸虫病流行区主要在湄公河流域的泰国、老挝和柬埔寨三国交界处。采用吡喹酮进行群体化疗是控制湄公血吸虫病流行的重要措施。柬埔寨和老挝在湄公血吸虫病流行区采用单一的群体化疗措施，有效控制了疫情。

1991 年有调查显示，柬埔寨湄公血吸虫病流行区人群粪检阳性率为 26.3%。在柬埔寨湄公河流域的 Kratie 省和 Stung Treng 省湄公血吸虫病流行区，受威胁人口约 80 000 人。1994 年起，先后在无国界医师组织（MSF）、笹川纪念卫生基金会和 WHO 资助下，进行湄公血吸虫病防治工作。开展防治工作前，学龄儿童感染率高达 73%~88%。防治工作主要采用吡喹酮全民化疗，对除妊娠妇女外的 > 2 岁人群，每年采取全民服用吡喹酮 40mg/kg 单剂，覆盖率在 62%~86%。其中 1998 年因外援经费中断停止化疗 1 年，2003 年只进行选择性化疗。在流行区除了化疗和配合化疗进行健康教育以外，限于经费没有开展其他防治活动，如灭螺、建造卫生厕所、控制动物保虫宿主等。自 2000 年起，每年对 Kratie 省 4 个学校的儿童和 Stung Treng 省 1 个村的居民连续 3 天用改良 Kato–Katz 法进行病原学粪检监测，发现粪检阳性率下降十分显著，几个监测点从 1995 年的 50%~70% 降至 2001 年的 10% 以下，2003 年便降至 4% 以下。2004 年未发现湄公血吸虫感染病例，2005 年仅发现 3 例，提示说明传播得到了控制。血吸虫病严重并发症，如上消化道出血、腹水、显著消瘦、贫血等重症病例也大为减少。1999 年在 Kratie 省调查中发现的 124 例血吸虫病严重病例，用吡喹酮治疗以后，101 例获显著改善并能从事轻度劳动；4 例死亡；8 例病情仍较严重；11 例进一步用外科手术治疗后，10 例恢复健康，1 例手术后死亡。柬埔寨先后十余年的血吸虫病防治工作表明，在湄公血吸虫病流行区，采用持续单一的吡喹酮全民化疗，亦可以将感染率降至很低水平。

1989 年起，老挝实施了大规模应用吡喹酮化疗控制湄公血吸虫病规划项目。在主要流行区孔埠岛，当时 5~14 岁学校儿童感染率高达 30%~50%，某些村庄居民感染率高达 100%。不同村庄感染率在 15.3%~92.3% 之间。1989 年估计，60 000 人口受到血吸虫感染威胁，感染者为 11 000 人。对学校儿童感染率 > 50% 的村庄，采用吡喹酮 40 mg/kg 单剂口服全民化疗；对学校儿童感染率为 25%~50% 的村庄，只对 2~14 岁儿童进行选择性人群化疗；对学校儿童感染率＜25% 的村庄，通过粪检对虫卵阳性者进行选择性化疗。第 2 年，全民化疗扩大到孔埠岛以外的孔埠区包括＞2 岁的拥有 52 000 人口的所有村庄。1990 年 12 月份对孔埠岛进行全面考核，感染率从 30% 下降至 5%。1989—1998 年，共进行了 6 轮化疗。经过反复化疗，1997 年孔埠区（含孔埠岛）人群感染率下降至 1%。1998 年第 6 轮化疗共治疗了 129 585 人次，化疗范围已扩大到邻近的 Champassak 省。

二、消灭宿主螺

湄公血吸虫中间宿主是开放拟钉螺（*Tricula aperta*），消灭中间宿主螺是控制湄公血吸虫病流行的措施之一。

三、改善卫生条件

由于经济条件限制，在老挝血吸虫病流行区仅用单一化疗，没有采取消灭中间宿主拟钉螺和粪便管理等控制传播的措施，事后人群化疗一放松，感染率又上升至 10% 以上。要巩固群体化疗成果，还必须采用与控制日本血吸虫病相似的综合性防控措施，包括消灭宿主螺、环境改造、粪便管理、个人防护和健康教育等。

第十节　案例分析

一、案例

1. **案例一**　患者，女性，45 岁，自幼在老挝万象长大，儿童时期曾每周 2 次在湄公河游泳。16 岁时在东北部的桑怒住了 1 年，也常在河里游泳。其后回到万象，20 岁以后很少接触河水。1978 年移居泰国廊开难民营。1 年后到加拿大定居。1974—1980 年每天喝 8 两烈酒。1980—1983 年有 6 次食管静脉出血。最后一次因出血不止而施行外科手术，发现肝脏明显变形，布满血管和大小不等的结节，缺乏坏死后或酒精中毒性肝硬化的典型特征。脾脏明显肿大，左胃静脉扩张，食管壁与横膈增厚，上有许多曲张的小静脉。施远侧脾肾分流术后患者情况良好，无再出血。肝穿刺活检发现小叶结构基本完整，门静脉周围纤维增生。在门静脉分枝处有血吸虫虫卵，并伴有门脉区炎性浸润，在一个穿刺标本内查见 6 只未钙化虫卵。直肠镜检查见部分肠黏膜充血，活检发现 6 只有侧刺的虫卵，大小为 32μm×50μm，已钙化，经鉴定均为湄公血吸虫虫卵。化验结果：嗜酸性粒细胞为 22%，结核杆菌阳性，乙型肝炎抗体阳性，总胆红素自术前的 2.7mg/dl 降至术后的 1.7mg/dl，碱性磷酸酶自 223U/c 降至 94U/c，白蛋白与球蛋白比例倒置。曼氏血吸虫抗原检测阳性。粪检查到华支睾吸虫虫卵，但无血吸虫虫卵。经吡喹酮 60mg/kg 1 天疗法，2 次分服以及抗结核药治疗后 1 个月，嗜酸性粒细胞降为 5%，粪检寄生虫虫卵阴性。根据该患者病原学检查结果确诊为湄公血吸虫病。

2. **案例二**　患者，男性，38 岁，为案例一的兄弟，有在老挝与加拿大居住的经历与其姐相同。有 20 年嗜酒史，以往无严重病史和肠胃疾患。体检未见异常。实验室检查发现嗜酸性粒细胞为 5%，免疫球蛋白 IgE 高于正常值两倍，为 1320ng/ml，甲胎蛋白阳性为 37ng/ml，3 次粪检除查见 2 个湄公血吸虫虫卵外，尚有蛔虫和短膜壳绦虫虫卵以及粪类圆线虫幼虫。曼氏血吸虫血清学检测阴性。直肠镜检查见黏膜呈黄色粟粒状，活检见 80 只有侧刺的虫卵，大小为 46μm × 53μm，虫卵已死亡，无法孵化。经吡喹酮 60mg/kg 1 天疗法，2 次分服及硫苯咪唑治疗后 2 个月，粪检寄生虫虫卵转阴，嗜酸性粒细胞降至 1%。根据病原学检查结果，该病例确诊为湄公血吸虫病。

二、分析

湄公血吸虫病流行于柬埔寨、老挝和泰国等国家，目前在我国尚未有湄公血吸虫病例报道，但随着国际化交流越发频繁，劳务输出和旅游人员的增加，不能排除湄公血吸虫病输入的可能。湄公血吸虫病患者有发热、肝脾肿大及腹痛、腹泻等胃肠道症状，与日本血吸虫相似，可通过流行病学调查、特异性免疫学检测试验、病原学检查等综合方法进行判断，发现湄公血吸虫虫卵者即可确诊为湄公血吸虫病患者。

参 考 文 献

1. 毛守白. 血吸虫生物学与血吸虫病的防治. 北京：人民卫生出版社，1990.
2. 周述龙，林建银，蒋明森. 血吸虫学. 北京：科学出版社，2001.
3. 汪世平. 医学寄生虫学. 北京：高等教育出版社，2004.
4. 吴观陵. 人体寄生虫学. 第 4 版. 北京：人民卫生出版社，2013.
5. 任光辉，梁幼生. 非洲血吸虫病学. 北京：人民卫生出版社，2015.
6. 赵慰先，高淑芬. 实用血吸虫病学. 北京：人民卫生出版社，1996.
7. 王辰囡. 湄公河流域血吸虫病现状调查及其中间宿主基因组测序. 佳木斯大学临床医学硕士专业学位论文，2014.
8. 张仪. 湄公血吸虫中间宿主开放新拟钉螺的生态学现场研究. 国外寄生虫病分册，1995，22(1):30.
9. 郭源华，顾金荣，陈溥林，等. 拟钉螺及其有关血吸虫的研究. 中国血吸虫病防治杂志，1989，1(1):22-27.
10. Attwood, S.W.Schistosomiasis in the Mekong region: epidemiology andphylogeography.Adv Parasitol,2001,50,87-152.
11. Attwood, S.W., Campbell, I., Upatham, E.S.et al.Schistosomesin the Xe Kong river of Cambodia: the detection of *Schistosoma mekongi* in a natural population of snails andobservations on the intermediate host's distribution. Ann Trop Med Parasitol,2004,98,221-230.
12. Attwood, S.W., Kitikoon, V., Southgate, V.R.*Neotricula aperta*(Gastropoda:Pomatiopsidae), the intermediate host of *Schistosoma mekongi*: allozyme variation andrelationships between Khmer,Lao and Thai populations.J Zool,1998,246,309-324.
13. Attwood, S.W., Upatham, E.S.A new strain of *Neotricula aperta* found in Khammouanne Province,central Laos, and its compatibility with *Schistosoma mekongi*.J Moll Stud,1999,65,371-374.
14. 陈德基. 湄公河流域的血吸虫病. 预防医学与实验研究，1985，176-179.
15. 陈溥林. 老挝北部的三例湄公血吸虫病. 国际医学寄生虫病杂志，1985,(6):254-255.
16. Dupont V,Bernard E,Soubrane J,et al.Bilharzioise a *Schistosoma japonicum* a forme hepotospelnique revelee par une grande hematemese.Bull Soc Med Hop,1957,73:933 -941(in French).
17. Voge M,Bruckner D,Bruce JI.*Schistosoma mekongi* sp.n.from man and animals,compared with four geographic strains of *Schistosoma japonicum*.J Parasitol,1978,64:577-584.
18. Olveda DU,Li YS,Olveda RM,et al.Bilharzia: Pathology,Diagnosis,Management and Control.Trop Med Surg, 2014,1(4):1-19.
19. Leshem E,Maor Y,Meltzer E,et al.Acute schistosomiasis outbreak: clinical features and economic impact.Clin

Infect Dis,2008,47:1499–1506.

20. Leshem E,Meltzer E,Marva E,et al.Travel-related schistosomiasis acquired in Laos.Emerging Infectious Diseases,2009,15(11):1823–1826.

21. Ohmae H,Sinuon M,Kirinoki M,et al.*Schistosomiasis mekongi*: from discovery to control.Parasitology International,2004,53:135–142.

22. Hatz C,Odematt P,Urbani C.Preliminary data onmorbidity due to *Schistosomisis mekongi* infections among the population of Sdau village,NortheasternCambodia.1997 Medicins sans Frontieres,report.

23. Chigusa Y,Otake H,Kirinoki M,et al.Splenomegaly of *Schistosoma mekongi* infection in Kratie province Cambodia.Clin Parasitol,2001,12: 63 –65.

24. Pittella JEH.Neuroschistosomiasis.Brain Pathol,1997,7: 649–662.

25. Haribhai HC,Bhigjee AI,Bill PLA,et al.Spinal cord schistosomiasis.Brain,1991,114:709–726.

26. Houston S,Kowalewska-Grochowska K,Naik S.First report of *Schistosoma mekongi* infection with brain involvement.Clinical Infectious Diseases,2004,38:e1–6.

27. Urbani C,Sinoun M,Socheat D.et al.Epidemiology and control of mekongi schistosomiasis.Acta Tropica,2002, 82:157–168.

28. Sayasone S,Utzinger J,Akkhavong K,et al.Multiparasitism and intensity of helminth infections in relation to symptoms and nutritional status among children: A cross-sectional study in southern Lao People's Democratic Republic.Acta Tropica,2015,141:322–331.

29. Kongklieng A,Kaewkong W,Intapan PM,et al.Molecular differentiation of *Schistosoma japonicum* and *Schistosoma mekongi* by Real-Time PCR with high resolution melting analysis.Korean J Parasitol,2013,51: 651–656.

30. Keang H,Odermatt P,Odermatt-Biays S,et al.Liver morbidity due to *Schistosoma mekongi* in Cambodia after seven rounds of mass drug administration.Transactions of the Royal Society of Tropical Medicine and Hygiene, 2007,101:759–765.

31. Barsoum RS,Esmat G,El-Baz T.Human schistosomiasis: clinical perspective: review.J Adv Res,2013,4: 433–444.

32. Mahmoud AAF.Schistosomiasis.London:Imperial College Press,2001,402–405.

33. Clerinx J,Cnops L,Huyse T,et al.Diagnostic issues of acute schistosomiasis with *Schistosoma mekongi* in a Traveler: A Case Report.Journal of travel medicine,2013,20:322–325.

34. 朱荫昌,梁幼生,何伟,等.胶体染料试纸条法(DDIA)诊断湄公血吸虫病的研究.中国血吸虫病防治杂志,2004,16(3):161–163.

35. Biays S,Stich AH,Odrmatt P,et al.A foci of *Schistosomiasis mekongi* rediscovered in Northeast Cambodia: cultural perception of illness; description and clinical observation of 20 severe cases.Trop Med Int Health,1999, 4:662–673.

36. Ohmaea H,Sinuonb M,Kirinokic M,et al.*Schistosomiasis mekongi*: from discovery to control.Parasitology International,2004,53(2):135–142.

37. 黄一心,肖树华.抗蠕虫药吡喹酮的研究与应用.北京:人民卫生出版社,2008.

38. Robert Wittes,J.Dick,Maclean,et.al,Three cases of *Schistosomiasis mekongi* from northern laos.Am J Trop Med Hyg,1984,33(6):1159–1165.

第六章　日本血吸虫病

第一节　病原生物学

一、生活史

日本血吸虫的生活史分在终宿主体内的有性世代和在中间宿主钉螺体内的无性世代，包括虫卵、毛蚴、母胞蚴、子胞蚴、尾蚴、童虫和成虫 7 个阶段。成虫雌、雄异体，寄生于人和多种哺乳动物的门脉 – 肠系膜静脉系统，雌、雄虫合抱，交配产卵，所产虫卵部分沉积于肠壁，部分随宿主粪便排出体外。排出体外的虫卵若有机会入水，卵内毛蚴孵出并主动侵入中间宿主钉螺体内，经母胞蚴、子胞蚴等无性增殖发育为尾蚴。尾蚴自螺体内逸出，多分布在水的表层，若遇终宿主则迅速钻入宿主皮肤，脱去尾部成童虫。童虫经血液循环系统移行至肝门脉系统，雌、雄合抱后至肠系膜静脉系统寄居，逐渐发育为成虫，见图 6-1。

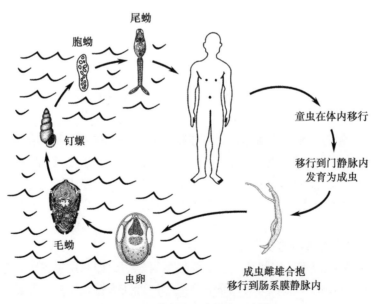

图 6-1　日本血吸虫生活史示意图

（一）成虫寄生和产卵

成虫寄生在终宿主的门脉-肠系膜静脉系统，借吸盘吸附于血管壁，以血液为营养。合抱的雌雄虫体常逆血流移行至肠黏膜下层小静脉的末梢产卵。雌虫产卵时可暂时离开或离开雄虫抱雌沟，虫卵呈阵发性地成串产出，每条雌虫每天可产卵 300~3000 个。所产虫卵大部分沉积于肠壁的小血管壁，部分虫卵随血液进入肝脏，在宿主肝、肠组织血管中沉积的虫卵往往呈串状排列。

（二）虫卵的发育和排出

沉积在肝、肠组织中的虫卵，约经 11 天，卵内细胞经过初产期、空泡期、胚胎期发育至成熟期毛蚴，含毛蚴的成熟虫卵在 10~11 天后逐渐死亡。沉积于肠组织的虫卵，由于毛蚴分泌的溶细胞物质能透过卵壳，破坏血管壁，使其周围的肠黏膜发炎、坏死，加上肠蠕动、腹内压和血管内压的作用，致使坏死的组织向肠腔溃破，部分虫卵可随溃破的坏死组织落入肠道，随粪便排出体外。未排出的虫卵沉积在局部组织中，逐渐死亡、钙化。

发育成熟的虫卵在排出宿主体外后，在不同环境中的存活情况不同。一般情况下，在 0℃以上的气温，温度愈高，虫卵死亡愈快；而在 0℃以下时，温度愈低，则虫卵死亡率愈高。

（三）毛蚴的孵化

成熟虫卵在粪便中不能孵化，只有当虫卵进入水中，在低渗透压的作用下，水分经卵壳的微管道进入卵内，卵壳膨胀，发生裂隙，毛蚴才能孵出。水越清、粪渣越少，越有利于毛蚴的孵化。毛蚴从虫卵内孵出需要适宜的温度，5~35℃之间均能孵出，以 25~30℃ 最为适宜，一般温度愈高，孵出愈快，毛蚴的存活时间也愈短。光线的照射可以加速毛蚴的孵出。水的 pH 为 6.8~7.8 时，有利于毛蚴的孵化，最适 pH 为 7.5~7.8。

毛蚴孵出后，其借助纤毛运动，在水中直线运动，如遇到障碍物则作探索性的转折或回转再作直线运动。一般来说，毛蚴具有向光性、向上性和向清性的特征，故毛蚴在水里较多地分布于水体的表层。但毛蚴的向光性与环境温度有密切关系。水温在 10℃以下或 35℃以上时则无向光反应，在 15℃时则对一切强度的光均有向光性；15~34℃间，则仅对一定强度的光才有向光反应。另外，日本血吸虫毛蚴尚有"穿泳性"，即毛蚴孵出后具有穿过粪层或由棉花纤维构成的微隙层而到达水体上层的能力。

毛蚴在自然气温范围内的寿命很短，一般毛蚴可在水中存活 1~3 天，在此期间若遇到中间宿主钉螺，即主动侵入钉螺体内进行无性繁殖。日本血吸虫毛蚴孵出后的时间愈久，感染钉螺的能力愈低。适宜毛蚴孵化的温度也适宜毛蚴的活动。但 10~33℃之间，温度愈高，毛蚴的活动愈活跃，衰竭死亡也愈快。在 37℃时 20 分钟内，活动的毛蚴数则大大减少，经 1 小时则仅有少数毛蚴作缓慢活动，经 2 小时则几乎全部停止活动并趋于死亡。毛蚴对氯的抵抗能力要低于虫卵。水中含氯 0.7~1.0μl/L 经 30 分钟，或余氯 0.2~0.4μl/L，毛蚴全部死亡。

（四）幼虫在钉螺体内的发育繁殖

钉螺是日本血吸虫唯一中间宿主。毛蚴接触钉螺后，即利用顶突附着于钉螺的软体组织，顶腺和侧腺分泌的黏多糖及蛋白酶沿顶突定向地注入钉螺组织，起黏附、润滑和溶解细胞的作用，同时毛蚴不断地机械伸缩，经已被溶解的组织钻入钉螺体内，整个过程一般在 3~15 分钟内完成。进入钉螺体内的毛蚴体表纤毛脱落，胚细胞分裂，在钉螺头足部及内脏等处形成具有薄壁、充满胚细胞的母胞蚴。早期（45 天以内）的母胞蚴有 55.5% 寄生于钉螺的头足部，44.5% 生长在钉螺的内脏；而后期（45 天以后）的母胞蚴则有 14.2% 发现位于钉螺的头足部，85.8% 则发现于钉螺的内脏。早期母胞蚴多发现于螺体的口囊前后的肌肉和神经节之间，足部肌肉次之，偶尔可在触角等部位找到。母胞蚴在内脏时多发现于鳃丝及内脏膜等处，心脏被寄居也不在少数。此外可散见于肠、前列腺等壁上或附近血淋巴之间。后期的母胞蚴则多发现于肠、摄护腺、胃等空隙的地方，或在此器官的壁上。日本血吸虫毛蚴入侵宿主钉螺时，主要进入螺体的解剖学孔道（约 57.0%），可能是为了有利于幼虫寄生在两栖类的钉螺时可以抵抗干旱等不利条件，其有别于以水生螺为中间宿主的曼氏血吸虫、埃及血吸虫等。

胞幼期是血吸虫的无性繁殖阶段。母胞蚴体内的胚细胞经过分裂、增殖形成许多呈长袋状的子胞蚴。子胞蚴具有运动性，发育成熟后自母胞蚴逸出，并移行至螺体肝脏和生殖腺组织寄生。子胞蚴体内的胚细胞经胚球阶段发育为大量尾蚴。成熟的尾蚴从子胞蚴体末端破裂处进入螺体组织，在头腺分泌物的作用下从钉螺体内逸出。同时，许多胚细胞继续形成胚球，因此子胞蚴可持续产生尾蚴。在子胞蚴进入钉螺肝脏后，不仅大小增大，并不断蟠蜷而压缩螺肝组织。此时的子胞蚴体内含有大量发育期蚴胚胎，一方面成熟的尾蚴逸出，另一方面体内胚胎不断增殖，因此子胞蚴阶段是血吸虫无性繁殖能力的主要阶段。一个钉螺可以受多个毛蚴的侵入，而一个毛蚴侵入钉螺体内，经无性繁殖可发育为数万条尾蚴。尾蚴在钉螺体内分批成熟，陆续逸出。尾蚴形成所需时间与温度有关，少则 44 天，最长达 159 天。

（五）尾蚴逸出与侵入终宿主

含有成熟尾蚴的钉螺在水中、湿泥土或有露水的植物上均可逸出尾蚴。影响尾蚴逸出的因素很多，最主要是水温。水温在 15~35℃ 范围内尾蚴均可逸出。最适温度为 26~28℃。5℃ 时尾蚴逸出受到抑制。尾蚴的逸出也受光线的影响。光线有促进尾蚴逸出的作用。一般尾蚴的逸出数量在光亮中要较黑暗中为多。而在自然环境中，上午 4~8 时逸蚴数开始上升，到 8~12 时达到高峰。

尾蚴逸出后主要分布在水面，其寿命很短。尾蚴的寿命与水中的环境因素密切相关。一般温度下可存活 1~3 天，冬天可达 7 天左右。5℃ 时最长可达 204 小时，25℃ 时存活 23 小时，40℃ 时存活 2 小时，55℃ 以上半分钟到 1 分钟即死亡，温度愈高死亡愈快。水的 pH 对尾蚴也有较大的影响。pH 1.0~1.2 时尾蚴立即死亡，pH 1.6~3.0 时存活数分钟至 10 多分钟，4.6~9.8 时可存活 2 天。

日本血吸虫尾蚴的游动常是尾部在前，体部在后，以尾部作为推进的主力。尾蚴的尾干上双极肌细胞的伸缩，使尾干反复作弧形摆动，加以尾叉的转动，拖着尾蚴的体部前进。日本血吸虫尾蚴在水中分布大体上是浮悬于水面上，极少游动于水中或沉于水底，这是其普遍而稳定的习性。另外，日本血吸虫尾蚴不仅具有向光性，同时还对不同颜色的可见光有趋集作用。

活动于水面的尾蚴接触到人或哺乳动物皮肤后，即以吸盘吸附，并借体部的伸缩、尾部摆动的机械作用和钻腺分泌物的酶促作用协同完成钻穿宿主皮肤的过程，一般数秒至数分钟即可完成。尾蚴腹吸盘后有 3 对后钻腺，嗜碱性，内含细颗粒，其富含糖蛋白。糖蛋白遇水膨胀变成黏稠的胶状物，能黏着皮肤，利于前钻腺分泌酶的定向流动和避免酶的流失；腹吸盘前有 2 对前钻腺，嗜酸性，内含粗颗粒和钙及蛋白酶，能使角蛋白软化，并降解皮肤的表皮细胞间质、基底膜和真皮的基质等，有利于尾蚴钻入皮肤。尾蚴一旦侵入终宿主皮肤脱去尾部即为童虫。尾蚴对终宿主的感染能力也与水中的环境因素密切相关。日本血吸虫尾蚴在 3~5℃经 72 小时、15~18℃经 60 小时、25℃经 56 小时，其感染能力不变。pH 在 6.5~7.5、4.6~8.0、4~8.6 时，尾蚴的感染力分别为 75.0%~85.2%、6.5% 及 8%~38%。

（六）童虫移行和发育

童虫在终宿主皮下组织中停留数小时，旋即侵入小血管或淋巴管，进入静脉系统随血液循环，经右心至肺，再由左心入体循环，到达肠系膜上下动脉，经毛细血管到肝内门静脉分支内寄生。此期童虫开始摄食红细胞，待发育到一定程度，雌雄虫体分化，合抱并继续发育，最后逆血流移行至肠系膜静脉及痔上静脉所属血管内寄生、交配和产卵。日本血吸虫自尾蚴侵入终宿主体内到成虫成熟产卵约需 24 天，产出的虫卵发育成熟需 11 天左右。所以成熟虫卵开始出现在终宿主粪便中常在感染后 35 天。成虫在人体内的存活时间平均为 4.5 年。

在终宿主体内，两性童虫必须合抱、相互作用才能发育成熟，即雌虫在抱雌沟与雄虫紧密接触是两性虫体发育成熟的重要条件。一方面雄虫释放出性信息素，通过合抱从体壁传递给雌虫，另一方面雄虫与雌虫的营养性联系也可以促进双方的发育。一般认为，不论在何种终宿主体内，单性感染的虫体均难以发育至性成熟，尤其是单性雌虫感染。

二、形态

（一）成虫

日本血吸虫为雌雄异体，雌虫常居于雄虫的抱雌沟内，呈合抱状。虫体前端有一口吸盘，腹面近前端有一腹吸盘，突出如杯状。消化系统有口、食管、肠管。肠管在腹吸盘前背侧分为两支，向后延伸至虫体中部以后汇合，终止于盲端。成虫吸食血液，雌虫摄取红细胞的数量远大于雄虫，肠管内因充满被消化的血红蛋白而呈黑色。肠内容物可经口排出至宿主血液中。排泄系统由焰细胞、毛细管、集合管、排泄管及排泄孔组成。排泄液经焰细胞进入毛细管，再经集合管达排泄管，经排泄孔排出体外。神经系统则由中枢神经节与神经干以及延伸至口、腹吸盘和肌层的许多神经分支组成。

1. **雄虫**　日本血吸虫雄虫呈乳白色，长 12~20mm，宽 0.5~0.55mm；腹吸盘后的虫体扁平，两侧向腹面蜷曲，形成抱雌沟，故外观呈圆筒状。生殖系统主要由睾丸、储精囊、生殖孔等组成，无阴茎。睾丸椭圆形，位于腹吸盘背侧，一般为 7 个，呈串珠状排列。生殖孔开口于腹吸盘下方。

2. **雌虫**　雌虫前细后粗圆，形似线虫。虫体长 20~25mm，宽 0.1~0.3mm。雌虫肠管内由于充满消化或半消化的血液，故外观上显黑褐色。生殖系统由卵巢、卵黄腺、卵模、梅氏腺、子宫等构成。卵巢位于虫体中部，长椭圆形。输卵管始于卵巢后端，绕过卵巢而向前。虫体后段充满卵黄腺，卵黄管与输卵管汇合成卵模，并被梅氏腺所围绕。与卵模相连，并开口于腹吸盘下方，内含虫卵约 50~300 个。

（二）虫卵

日本血吸虫虫卵呈椭圆形，淡黄色，大小约（74~106）μm×（55~80）μm，平均为 89μm×67μm。卵壳薄而均匀，无卵盖，表面常附有宿主组织残留物，卵壳一侧有一小刺，称为侧刺。成熟虫卵内为一葫芦状毛蚴，毛蚴与卵壳之间的间隙可见大小不等圆形或椭圆形的油滴状头腺分泌物。见图 6-2、图 6-3。

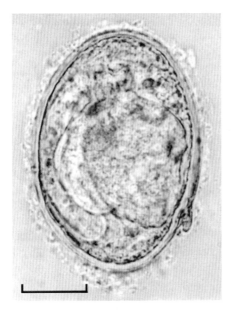 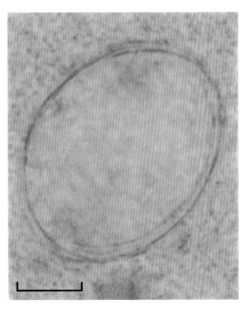

图 6-2　沉渣涂片法中日本血吸虫虫
卵（图中标尺 =25μm）

图 6-3　改良 Kato-Katz 厚涂片法中日本
血吸虫虫卵（图中标尺 =25μm）

（三）毛蚴

日本血吸虫毛蚴呈梨形或椭圆形，左右对称，灰白色。大小约（78~120）μm×（30~44）μm，平均为99μm×35μm。周身覆有纤毛，纤毛为其活动器官。顶突位于体前端，呈嘴状突起。体内前部中央为呈袋状的顶腺，其两侧是呈长梨形的单细胞腺体——侧腺，均开口于顶突。体后部有许多胚细胞。毛蚴借助前端顶突和腺细胞的分泌作用主动侵入钉螺。见图 6-4。

（四）胞蚴

日本血吸虫毛蚴侵入中间宿主钉螺体后，48 小时内毛蚴体表纤毛脱落，胚细胞分裂，在钉螺头足部及内脏等处形成两端钝圆而透明，具有薄壁并充满胚细胞的母胞蚴。母胞蚴再经发育、分裂繁殖形成子胞蚴。一个

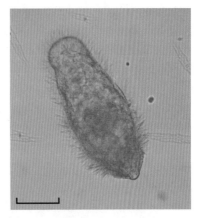

图 6-4　碘液染色后日本血吸虫毛蚴
（图中标尺 =25μm）

母胞蚴可产生 50 多个子胞蚴。早期的母胞蚴多寄生于钉螺体的口囊前后的肌肉和神经节之间，足部肌肉次之，偶可在触角、足跖、鳃丝、内脏膜、心脏、肠、前列腺、胃等处寄生。

母胞蚴的形状也随发育的进程而略有不同。早期母胞蚴多呈球形，也有呈椭圆形或长椭圆形。母胞蚴体内的胚细胞经过分裂、增殖而形成子胞蚴。子胞蚴形态细长，发育较成熟者多呈节段状。其一端较钝圆，具有小棘，成为前端。体部可分扩张区和收缩区，扩张区常有 3~4 段，是幼胚和尾蚴的发育部位，两段之间为收缩区，较短，无幼胚和尾蚴。子胞蚴具有运行性，发育成熟的子胞蚴自母胞蚴逸出，并移行至消化腺等继续发育。其体内生殖腺囊中的胚细胞发育不同步，不断发育为胚团和尾蚴。子胞蚴体内的胚细胞经胚球、胚胎发育而生成许多尾蚴，成熟的尾蚴从子胞蚴体前端钻出进入螺体组织，通过螺体组织

进入消化腺的小叶间隙，再经血窦到外套膜及暴露于水中的伪鳃，然后自外套膜右侧方逸出钉螺体。

（五）尾蚴

日本血吸虫尾蚴属叉尾型尾蚴，由体部和尾部组成，尾部又分尾干和尾叉。大小约为（280~360）μm×（60~95）μm，体部（100~150）μm×（40~66）μm，尾干（140~160）μm×（20~30）μmm，尾叉长50~70μm。周身被有小棘并具有许多单纤毛的乳突状感觉器。体部前端特化为头器，头器中央有一大的单细胞腺体即头腺；口位于虫体前端正腹面，腹盘位于体后部1/3处，由发牵肌肉构成，具有较强的吸附能力。体中后部有5对单细胞钻腺，左右对称排列，其中2对位于腹吸盘前，称前钻腺，嗜酸性，内含粗颗粒；3对位于腹吸盘后，称后钻腺，嗜碱性，内含细颗粒。前后5对钻腺分别同5对腺管向体前端分左右两束伸入头器，并开口于头器顶端。

胞蚴在螺宿主体内增殖属多胚现象，子胞蚴可长时间持续产生尾蚴，并分批成熟。一个毛蚴感染钉螺后可产生数万条尾蚴。

（六）童虫

日本血吸虫的童虫在移行过程中，虫体的形态和结构与其生态相适应而变化，一般可将其分为皮肤型、肺型和肝门型。皮肤型童虫外形为曲颈瓶，大小为63.3μm×32.4μm。肺型童虫体形纤细，此时头器仍存在，肠管透明，大小为128.8μm×23.2μm。肝门型童虫由于发育不同步，体型可有曲颈状、腊肠状、延伸状等，大小差异也很大，10天龄童虫大小为183.4μm×106.1μm，而15天龄的可从205.8μm×94.4μm到1752.1μm×134.4μm。这个期的童虫肠管出现黑褐色颗粒，随着时间的延迟，肠管向体中后侧汇合并延伸。生殖器从雏形发展而至发育完善，雄虫出现睾丸和贮精囊，囊中可含有精子。雌虫的卵巢、输卵管、受精囊、卵模、梅氏腺及卵黄腺发育完备。

日本血吸虫雌雄合抱及成熟前各期形态模式图，见图6-5。

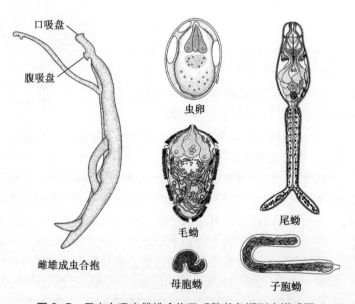

图6-5　日本血吸虫雌雄合抱及成熟前各期形态模式图

第二节　流行病学

日本血吸虫分布于亚洲的中国、日本、菲律宾、印度尼西亚、马来西亚和泰国6个国家。其中马来西亚和泰国曾在20世纪60、70年代发现与日本血吸虫相似的病例，而当地均未发现钉螺，泰国的血吸虫病似有自然消失的趋势，而马来西亚的血吸虫后经进一步证实不同于流行于中国和菲律宾的日本血吸虫，1988年定名为马来血吸虫。日本曾有5个血吸虫病流行区，到1978年粪检结果全部阴性，认为血吸虫病在日本的传播已中止。目前日本血吸虫病主要在中国、菲律宾和印度尼西亚3个国家流行。中国是日本血吸虫流行范围最广的国家，涉及12个省（市、自治区）的454个县（区、市），到2017年底已有上海、浙江、福建、广东和广西等5个省（市、自治区）达到了消除标准，四川省达到了传播阻断标准，江苏、湖北、湖南、江西、安徽和云南等6省先后达到传播控制标准，防治工作取得了举世瞩目的成效。

一、流行环节

日本血吸虫的生活史涉及人和哺乳动物宿主及中间宿主湖北钉螺（简称钉螺）。血吸虫必须在人或哺乳动物的体内完成其有性繁殖和在中间宿主钉螺中完成无性繁殖；而其自由生存的幼虫阶段（毛蚴与尾蚴）还需在外界环境中短期停留，从而构成血吸虫病流行的三个基本环节：传染源、传播途径和易感人群。

（一）传染源

日本血吸虫病为人兽共患寄生虫病，其传染源为人和哺乳类动物。日本血吸虫尾蚴钻入宿主皮肤后脱尾即变成童虫，皮肤期童虫随血流移行至肺、肝内门静脉，虫体在此停留一段时间并继续发育，雌、雄合抱并移行到门脉-肠系膜静脉寄居逐渐发育成熟并交配产卵。从尾蚴侵入皮肤至粪中查到虫卵的开放前期，大约在34~44天之间。并非所有有成虫寄生的人、哺乳类动物都是传染源，只有粪便中有能孵化出毛蚴的虫卵的人或动物才可作为传染源。成虫在宿主体内的寿命呈偏态分布，多数在3~5年内死亡，但有的能在宿主体内存活长达30年之久。

日本血吸虫病为人兽共患疾病，现已发现能自然感染的动物分属于7个目内的28属，42种。在家畜中有黄牛、水牛、山羊、绵羊、马、骡、驴、猪、犬、猫及家兔等。在野生动物中有沟鼠、黑家鼠、黄胸鼠、姬鼠、獐、猴、野兔、狐、豹等。家畜特别是牛在中国血吸虫病的流行中占有十分重要的地位（图6-6），但因流行区环境、社会、经济及行为因素的差异，各地主要传染源种类也不尽一致。因此，在血吸虫病防治中，各

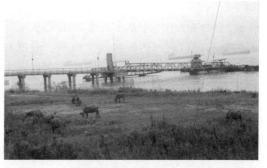

图6-6　江湖滩洲散放牛是血吸虫主要传染源

地区应根据流行病学调查的结果确定主要传染源和治疗重点。但从总体上说，中国血吸虫病的主要传染源为牛、人、猪、犬、羊等。

日本血吸虫病传染源的作用大小在于排出虫卵数量的多少与所排出虫卵进入钉螺孳生地几率的多少，排卵多而久者为主要的传染源。在同样的暴露条件下，初次感染者排出虫卵量高于多次重复感染者；急性血吸虫病患者排出的虫卵量高于慢性和晚期血吸虫病患者，而晚期血吸虫病患者排出的虫卵量最少。

（二）传播途径

传播途径是指病原体从传染源排出后，侵入新的易感宿主之前，在外界环境所经历的全部过程。血吸虫从传染源排出到侵入新的易感终宿主之前，依次经历虫卵、毛蚴、胞蚴和尾蚴4个生活史阶段，其中胞蚴是在中间宿主钉螺体内完成。

1. 虫卵 日本血吸虫虫卵被宿主排出体外后，在自然界存活的长短受环境的影响，温度高能使虫卵致死，温度低虫卵寿命延长，粪便中虫卵在10℃以下可活40~60天。温度和光亮能加速虫卵的孵化，低温和黑暗则使孵化受抑制。不良卫生习惯如船民、船客的粪便直接排入或倒入河中，耕牛散养粪便污染有螺孳生环境，以上均可加重日本血吸虫病的传播。

2. 毛蚴 日本血吸虫毛蚴在11~25℃温度条件下，一般可存活10小时以上。过高或过低的温度对毛蚴不利。毛蚴在水中不停地游动，所以传染源的粪便入水后孵出的毛蚴，亦可感染离粪便污染处较远的钉螺。血吸虫毛蚴侵入螺蛳并无选择性，但只能在易感的湖北钉螺体内继续发育。湖北钉螺对日本血吸虫均易感，但同一株钉螺的易感性也可能存在个体差异。

日本血吸虫的终宿主是广谱的，几乎所有哺乳类动物体内均能寄生，但对于中间宿主的适应却是非常严格的，中国、日本、菲律宾及印度尼西亚流行的日本血吸虫的唯一中间宿主是湖北钉螺。调查资料显示，凡有血吸虫病流行的地方，必有钉螺孳生。没有钉螺的地方，虽然可以有输入性血吸虫病患者，但不能在本地传播流行，因此研究钉螺生态学对于血吸虫病流行病学有重大的意义。

3. 胞蚴 一条日本血吸虫毛蚴钻入中间宿主钉螺体内，经过母胞蚴及子胞蚴二代无性生殖，可陆续从螺体逸出数万条尾蚴。血吸虫幼虫在钉螺体内发育所需的时间受温度的影响。6~7月的气温（30℃左右）平均需要47~48天；10~11月的气温（17℃左右）平均需159~165天。在22~26℃温度下，约需60天可发育为成熟的尾蚴。

4. 尾蚴 钉螺中尾蚴逸出必须在水体中。一般以入水后3~4小时为逸蚴高峰。日本血吸虫尾蚴在水体中水面浮悬，能随水流漂浮至远处。风力、水位涨落也能使其扩散。尾蚴的分布也以近岸边的水面为最多。温度和光照对尾蚴从钉螺逸出有明显的影响。白昼有利于尾蚴逸出。在自然条件下，一般接近中午逸出较多，早晨或黄昏次之，夜间最少。尾蚴可在10秒内钻入宿主的皮肤。如在疫水中停留10秒或沾到疫水未在10秒内擦干，均有被感染的危险。

（三）易感者

有了传染源和适宜的传播途径，必须有易感者的存在，血吸虫得以完成其生活史，血吸虫病才能在一个地区维持流行。日本血吸虫对人和大多数动物均呈易感性。人感染血吸虫后可获得部分免疫力，患者门静脉内仍有成虫寄生和产卵，但宿主对再感染有一定免疫力，而无损于体内的成虫，这种免疫称为伴随免疫（concomitant immunity）。伴随免疫是一种非消除性免疫，其所赋予宿主的保护力并不完全。另外，人群反复暴露后可产生部分获得性免疫，能产生对日本血吸虫再感染的部分抵抗力，因此应将初次暴露的儿童和青少年列为重点保护对象。1岁以内的犊牛对血吸虫易感性亦高，感染度也高于成牛，是日本血吸虫重要的传染源，应作为防治的重点对象。

二、流行因素

（一）生物因素

日本血吸虫的生物因素涉及终宿主及中间宿主作用的两类生物。就传播作用而言，牛起主导作用，但在同一地区黄牛的感染率往往高于水牛，两者存在着种间差异。一般来说牛的血吸虫感染与性别无关。水牛的感染率随着年龄的增长而降低，有自愈的倾向，黄牛则不然。从血吸虫病流行病学角度看，牛感染使得血吸虫病在某些地区，即使无人类感染的情况下得以形成自然疫源地，并在一定的社会和经济条件下传播给人。

钉螺是日本血吸虫的唯一中间宿主，是造成血吸虫病流行的最重要的生物因素之一。有钉螺的地区未必一定有血吸虫病，而血吸虫病流行的地区必然有钉螺孳生。

（二）自然因素

日本血吸虫中间宿主钉螺的孳生与气温、水分、土壤、植被等因素密切相关。血吸虫毛蚴和尾蚴在水中各有一短暂的自由生活阶段，毛蚴的孵化及尾蚴的逸出除了与水有关之外，还受温度、光照等条件的影响。

1. 气温　最适宜于钉螺孳生的温度为15~25℃，是钉螺交配、产卵、卵的孵化及幼螺成长的最佳温度范围。钉螺的活动随着温度升高而加强，但是当温度达到30℃以上时，钉螺容易出现衰竭的现象。低于10℃时，运动则迟缓或停止活动。过冷和过热均能影响钉螺的活动、繁殖及寿命。钉螺暴露于 –15~–7℃，5分钟后就出现死亡；暴露于 –9℃以下4小时后，死亡率可达90%以上；在 –13℃ 1小时，–14℃ 15分钟，–15℃ 5分钟以上，死亡率均达到100%。

虫卵的孵化，尾蚴的逸放，以及它们在外界生存时间的长短均与温度有密切的关系。夏日炎热，居民游泳、戏水的机会增加。由于大面积的疫水暴露，容易发生血吸虫病急性感染。

2. 水　血吸虫生活史中的许多阶段都是在有水的条件下完成的。水是促使钉螺活动的重要条件之一，特别是在幼螺阶段必须在水中生活，离水后即很快死亡。洪水亦能严重地影响血吸虫病的疫情。洪水经常发生的地带往往是血吸虫病的疫区。洪水之后，新感染血吸虫病例增加，且常有急性病例发生，甚至有成批的急性感染病例出现。

3. 土壤　钉螺喜在富有有机质，含氮、磷、钙的肥沃土壤环境中生活，在这种土壤上钉螺的分布密度有增加的趋势。微碱性（pH为6.8~7.5）、微酸性和中性的土壤都适于钉螺生存。如无泥土，钉螺即不能产卵和繁殖后代。钉螺孳生地往往是杂草丛生，而无草处难发现钉螺。在有草的环境中，钉螺能获得适宜的温度、湿度和食物等条件，而且在夏季可避免阳光直射，在冬季聚集在草根附近可避严寒。

（三）社会因素

影响血吸虫病传播与流行的社会因素包括人口社会特征、接触疫水行为、人口流动、水利建设和社会制度等。

1. 人口社会特征　从事水上作业的人群感染血吸虫病的危险性要大大高于其他职业人群。据吴昭武（1992）等报道，洞庭湖沿岸居民在化疗后，男性重复感染率为15.0%，明显高于女性的 8.3%；在不同年龄组中，10~40 岁人群重复感染率较高，5 岁以前和 50 岁以上年龄组较低。

2. 接触疫水行为 疫水接触按其性质可分为生产性、生活性和娱乐性接触。生产性接触主要包括农业生产、捕鱼、放牧、打草等一切与生产活动有关的行为；生活性接触包括洗衣服、打水等；娱乐性接触包括游泳、戏水等。感染的危险度往往因接触疫水活动的性质、暴露于疫水时间的长短、体表暴露的程度以及疫水中尾蚴数量的不同而异。近年来，随着渔牧业的迅速发展，在江湖洲滩地区放牧的牲畜、到有螺洲滩捞鱼虾、打草、放牧的人数都日益增多，导致了流行区传染源和易感者数量的增加。同时，湖滩上活动的耕牛数量多、排粪量大、虫卵在牛粪中生存长且多在钉螺繁殖的季节频繁地上洲活动，它们在湖沼型地区是主要的传染源。

3. 人口流动 据调查活动于洞庭湖上的渔民来自全国 12 个省份，每年有 4 万人次之多。渔民的血吸虫感染率均高于当地居民。外来渔船民的血吸虫感染率均在 40% 以上，甚至有高达 60%~70% 的。直接在湖滩上排粪者占 70% 以上，污染严重。流动的渔船民是湖区的重要传染源，由于难于管理，增加了血吸虫病防治工作的难度。

另外，随着我国市场经济的发展，大量人口频繁地流动，尤其是农村人口大量进城务工，给血吸虫病的防治与控制带来了很大的困难，除作为易感人群之外，来自疫区的感染者作为传染源的危害性更大。

4. 水利建设 水利建设对血吸虫病的传播具有双重性。如果水利建设创造了有利于钉螺孳生的环境，农业的发展带来了人口的增多，就有可能引起血吸虫病的扩散或加剧血吸虫病的流行。四川省丹棱县在 1970 年前是血吸虫病轻流行区，1972 年兴建水库及长 23km 的灌溉渠，渠道经过一个未清理的有螺地带，1979 年在渠水所及处发现新的钉螺孳生地，1986 年还发生多起急性感染疫情。湖北的四湖水系，安徽宣城的弋阳河流域，由于存在钉螺孳生的良好条件和钉螺不断地从外面输入，水利建设后已逐渐变成垸内水网型流行区，成为血吸虫病重点疫区。但如果在水利建设之前充分考虑到环境改变将引起生态平衡的改变，制造不利螺类宿主孳生的环境条件，则可起到兴利除害的效果，彻底消灭水利建设地区的血吸虫中间宿主钉螺。我国浙江的新安江水库、福建的东张水库等就是实证。结合灭螺修建水泥硬化沟渠、围垦、矮围蓄水养鱼等措施，既有利于生产又有利于血吸虫病防治，这些均是我国成功控制血吸虫病流行的经验。

5. 社会制度 社会因素中社会制度起着决定性的作用，一旦社会制度有所改变，血吸虫病流行的态势有可能随之改变。新中国建立以后，党和政府非常重视血吸虫病的防治。当 1958 年余江县消灭了血吸虫病时，毛泽东主席谱写了光辉诗篇《送瘟神》二首，给予全国人民极大的鼓舞。经过努力，我国血吸虫病防治工作取得了举世瞩目的成就。日本自第二次世界大战后废除了农村封建制度，实现了农业工业化、农村城市化，于 1978 年基本消灭了血吸虫病。但是还有一些国家由于国内政局不稳，经济文化发展缓慢，以致血吸虫病迟迟得不到控制，甚至有蔓延扩大的趋势。

三、流行特点

（一）地方性

日本血吸虫病的地方性更为明显。在我国南方 12 省（市、自治区）有血吸虫病流行，但并非普遍流行。各省有其一定的县，各县有其一定的乡，各乡有其一定的居民点在流行，轻重程度也各不相同，这取决于钉螺的分布特征。钉螺的分布是非随机，具有相当的聚集性。湖区大多数流行地区是连成片的，连绵几百平方公里，但在这广阔的流行区内，也往往可找到小范围没有血吸虫病的地区。相距2~3公里的两个自然村，可能一个是严重流行区，一个则不是。在山区的一些省份，流行地区局限于小块或呈狭长带状分布，有的面积很小，仅为数平方公里，这都和钉螺特别是感染性钉螺的地理分布密切吻合。

（二）自然疫源性

日本血吸虫病是一种自然疫源性疾病，先由野生动物、后由家畜分别构成原发性及继发性疫源地。后者与人类血吸虫病的关系远比前者密切，在一定地区成为人群感染的主要传染源。但人、畜和钉螺宿主三者之间的关系亦随之变化，畜的传染源作用可因地而异。例如在日本千叶县，在血吸虫病已被认为获得控制后的一段时间内，野鼠感染并未绝迹，在1971年于乳牛群中发生急性感染，第二年检查当地居民，3050人中有10人虫卵阳性。因此进行流行病学调查时，必须了解畜类在当地血吸虫病流行中的意义。

（三）人群分布

1. 年龄分布 日本血吸虫病各年龄组人群都可感染，但各年龄组感染率不同。一般而言，5岁以下幼儿与自然界疫水接触的机会较少，故感染率较低；5岁以上的儿童渐渐喜在河（沟、湖）边戏水、游泳，则感染率迅速增加；10岁以后逐渐参加涉水生产劳动，故感染率上升更快；成人后常年生产劳动，经常与疫水接触，故感染曲线高峰往往在青壮年时期。壮年至50岁感染率维持相当高的水平并有逐步下降趋势；50岁以后因年事渐高，下水和田间劳动大为减少，感染率随年龄增长而逐渐下降。

2. 性别分布 在我国汉族，农业生产劳动主要由男性承担，妇女则以家务及副业为主，故在一般的流行区，女性的感染率往往低于男性。如在安徽贵池湖阳乡，钉螺分布在湖滩中间，生活用水接触不到，因而女性的感染率大大低于男性。又如在江苏无锡郊区农民副业较多，故女性的感染率显著低于男性。但在大山区的一些少数民族地区（云南巍山彝族自治区），由于妇女在生活上或生产上接触疫水机会多于男性，因而感染率偏高。

3. 职业分布 患血吸虫病的人群中，农民占的比例最大。长期活动于水上的渔、船民感染率往往是高的。在某些生产劳动中确有较大的感染机会，如在疫水中打草、割麦、捕鱼捞虾、捞鱼苗、插秧、耕田、推舟以及放牧等，从事这些工作的人血吸虫病感染率较高。

（四）季节分布

一年四季都能感染血吸虫，但以春夏感染的机会最多，冬季感染的机会较少。感染多发的季节也因居民居住的地区、职业、生活习惯的不同而有差异。血吸虫感染机会的季节性是由多方面因素造成的。首先，人与疫水接触的机会、时间、次数、方式和人数不同。但春夏之交，由于劳动，农民与疫水接触的机会繁多。夏季与疫水接触的机会更多，如下河游泳时皮肤与疫水接触的面积大，感染尾蚴的数量大大地增多。

其次，钉螺逸放尾蚴受自然因素的影响很大。血吸虫在钉螺内发育与气温有密切关系，气温愈高发育愈快。尾蚴的逸放亦受温度影响，以20~25℃时逸蚴最多。雨量影响钉螺逸蚴。春季多雨，水栖钉螺增多，尾蚴亦随之增多。雨后，草叶上滴水增多，地面上水量亦增多，增加了钉螺逸放尾蚴的机会，因此可能发生感染的机会也大为增加。久旱无雨时，河、沟水位低落，如钉螺不随水位下降，则水里的尾蚴减少。但"久旱逢甘雨"最为危险。

久旱时感染性钉螺的逸蚴机会减少，螺体内累积的尾蚴数量增多，一旦下雨得水，于是大量逸蚴。钉螺逸放尾蚴开始时多，以后逐渐减少。故雨季开始时，最易发生感染。

第三节　致病机制

日本血吸虫尾蚴、童虫和虫卵对宿主产生机械性损伤，引起复杂的免疫病理反应。尾蚴穿透皮肤时引起皮炎，仅发生于曾感染过尾蚴的人群，是一种速发型和迟发型变态反应。尾蚴性皮炎对童虫在皮肤内的破损有一定的促进作用，是宿主的获得性免疫对再感染的反应。童虫在体内移行时，对所经过的器官，主要是肺脏，引起血管炎，毛细血管栓塞、破裂，出现局部细胞浸润和点状出血。患者可表现为咳嗽、咯血、发热、嗜酸性粒细胞增多等。童虫移行时所致损害与虫体代谢产物引起的变态反应有关。成虫的代谢产物可形成免疫复合物，引起全身反应与局部血管损害及组织病变；寄居于门静脉系统，可引起轻度静脉内膜炎与静脉周围炎；死虫可随血流入肝脏，在栓塞处引起周围组织炎。血吸虫感染可导致宿主免疫功能的下降，从而加剧伴发疾病的发展或并发感染，在虫卵周围出现细胞浸润，形成虫卵肉芽肿。肉芽肿的形成和发展过程与虫卵的发育程度有密切关系。当虫卵尚未形成毛蚴时，周围的组织可仅有轻度反应；卵内毛蚴成熟后，由卵分泌的酶、蛋白质及糖等可溶性抗原可引起肉芽肿反应。肉芽肿的发展与虫卵的发育过程一致，开始局部渗出与增生反应逐渐增强，虫卵变性钙化后，肉芽肿开始退化形成纤维瘢痕组织。此反应既有助于破坏和清除虫卵，又可使虫卵抗原局限化，减少对全身影响。肉芽肿可影响宿主的肝肠组织，造成肝硬化与肠壁纤维化。目前认为，在虫卵可溶性抗原刺激下，宿主产生相应的抗体，抗原抗体在虫卵周围形成复合物，引起局部变态反应，是日本血吸虫肉芽肿形成的主要机制。另一方面，肉芽肿反应有助于破坏和清除虫卵，并使虫卵渗出的抗原局限于虫卵周围，以减少和避免抗原抗体复合物引起全身性损害。随着感染过程的发展，肉芽肿的反应强度逐渐减弱，由于宿主的免疫调节，对虫卵的破坏能力持续增强，起着保护宿主的作用。

虫卵肉芽肿反应是本病的基本病理改变。自尾蚴钻入皮肤至成虫产卵，每个发育阶段均可造成人体损害。第一阶段：尾蚴钻入宿主皮肤，其头腺分泌的溶组织酶和其死亡后的崩解产物可引起组织局部周围水肿，毛细血管扩张、充血，白细胞、嗜酸性粒细胞浸润，局部发生红色丘疹即"尾蚴性皮炎"，持续1~3天消退。第二阶段：幼虫随血流入右心而达肺，部分经肺毛细血管可穿破血管引起组织点状白细胞浸润，严重时可发生"出血性肺炎"。第三阶段：成虫及其代谢产物仅产生局部轻微内膜炎，轻度贫血，嗜酸性粒细胞增多。虫体死亡后可引起血管壁坏死和肝内门静脉分支栓塞性脉管炎，较轻微。自尾蚴侵入体内至其成熟产卵的时期约为1个月左右。虫卵引起本病的主要病理损害，形成典型的虫卵肉芽肿。

血吸虫病虫卵结节可分为急性和慢性两种：①急性虫卵结节：由成熟活虫卵引起，结节中央为虫卵，周围聚积大量嗜酸性粒细胞，为细胞包绕并有坏死，称为嗜酸性脓肿，脓肿周围有新生肉芽组织与各种细胞浸润，形成急性虫卵结节。②慢性虫卵结节：是在急性虫卵结节形成10天左右，卵内毛蚴死亡，虫卵破裂或钙化，围绕类上皮细胞，异物巨细胞和淋巴细胞，形成假结核结节，以后肉芽组织长入结节内部，并逐渐被类上皮细胞所代替，形成慢性虫卵结节。最后结节发生纤维化。

病变部位主要在结肠及肝脏，异位损害则在肺及脑部较为多见。

一、肠道病变

成虫大多寄生于肠系膜下静脉，移行至肠壁的血管末梢在黏膜及黏膜下层产卵，故活组织检查时发现虫卵多排列成堆，以结肠尤其是直肠、降结肠和乙状结肠最为显著，小肠病变极少，仅见于重度感染者。早期变化为黏膜水肿，片状充血，黏膜有浅溃疡及黄色或棕色颗粒。由于溃疡与充血，临床上见有痢疾症状，此时，大便检查易于发现虫卵。晚期变化主要为肠壁因纤维组织增生而增厚，黏膜高低不平，有萎缩、息肉形成、溃疡、充血、瘢痕形成等复杂外观。血吸虫病变所形成的息肉有转变为肿瘤可能，应予重视。由于肠壁增厚，肠腔狭窄，可致机械性梗阻。由于阑尾炎组织也常有血吸虫虫卵沉着，阑尾黏膜受刺激及营养障碍，易发生阑尾炎。

二、肝脏病变

早期肝脏充血明显、肿胀，表面光滑，有黄褐色粟粒样虫卵结节；晚期肝内门静脉分支的虫卵结节形成纤维组织，呈典型的干线纤维化。因血液循环障碍，导致肝细胞萎缩，表面有大小不等结节，凹凸不平，形成肝硬化。由于门静脉血管壁增厚，门静脉细支发生窦前阻塞，引起门静脉高压，致使腹壁、食管、胃底静脉曲张，易破裂引起上消化道出血。虫卵随门静脉血流入肝，抵达于门静脉小分支，在门管区等处形成急性虫卵结节，故在肝表面和切面可见粟粒或绿豆大结节，肝窦充血，肝窦间隙扩大，窦内充满浆液，有嗜酸性粒细胞及单核细胞浸润；肝细胞可有变性，小灶性坏死与褐色素沉着。晚期可见门静脉周围有大量纤维组织增生，形成肝硬化，严重者形成粗大突起的结节。较大门静脉分支管壁增厚，管腔内血栓形成。由于肝内门静脉阻塞，形成门静脉高压，引起腹水、脾大及食管静脉曲张。

三、脾脏病变

早期脾脏肿大，与成虫代谢产物刺激有关。晚期因肝硬化引起门静脉高压和长期淤血，致脾脏呈进行性肿大，有的患者肿大的脾脏可占据大部分腹腔甚至下抵盆腔，并伴有脾功能亢进现象。镜检可见脾窦扩张充血，脾髓内、血管周围及脾小梁的结缔组织增生，脾小体萎缩减少，中央动脉管壁增厚发生玻璃样变。脾脏中偶有虫卵发现。

四、其他病变

在胃及肠系膜以及淋巴结、胰、胆囊等偶有虫卵沉积。血吸虫病侏儒症患者有脑垂体前叶萎缩性病变和坏死，并可继发肾上腺、性腺等萎缩变化，骨骼发育迟缓，男子有睾丸退化，女子有盆腔发育不全等。

五、异位损害

系指在偶然的情况下成虫或虫卵可超出其正常寄生的门静脉系统，而在异常部位造成病变，临床上以肺及脑部病变较为常见，其他部位则为罕见。肺部可有大量虫卵沉积并发生出血性肺炎，病变为间质性虫卵肉芽肿伴周围肺泡性浸润。脑部病变多见于顶叶皮层部位，脑组织有肉芽肿和水肿，多发生在感染后 6 个月至 1 年内。

第四节 临床表现

日本血吸虫病临床表现复杂，至晚期阶段，病情重，并发症多，胃底食管静脉曲张破裂出血是其常见的死亡原因。成虫寄生于门脉系统，虫卵主要对肝脏和结肠产生病理损害。根据病程及其临床特点，可分为急性、慢性、晚期血吸虫病 3 种类型。

一、急性日本血吸虫病

一般见于初次大量感染尾蚴 1 个月以后，相当于虫体成熟并大量产卵时期，大量虫卵沉积于肠壁和肝脏。但少数慢性甚至晚期患者在感染大量尾蚴后亦可发生。其潜伏期长短不一，短者 11 天，长者 97 天，一般 40 天左右。潜伏期长短与感染严重程度、机体免疫反应有关。症状主要由幼虫机械性损害及其虫卵毒素和组织破坏时产生的代谢产物所引起的过敏与中毒反应所致。在接触疫水后数小时至 2~3 天内，尾蚴侵入处可出现尾蚴性皮炎，局部有红色小丘疹，奇痒，数日内即自行消退。当尾蚴行经肺部时，亦可造成局部小血管出血和炎症，患者可有咳嗽、胸痛、偶见痰中带血丝等。另外未抵达门脉的幼虫死亡后成为异体蛋白，引起异体蛋白反应，而出现低热、荨麻疹、嗜酸性粒细胞增多等表现。临床上常有如下特点：

1. 发热 为本期主要症状，也是判断病情的一个重要依据。发热的高低、持续期限与感染度及机体免疫状态有关。热型不规则，可呈间歇热、弛张热或稽留热，热度多在 39~40℃，同时伴有畏寒和盗汗。发热可持续数周至数月，轻症患者的发热较低，一般不超过 38℃，仅持续数日后自动退热。其他全身症状大致与发热相平行。严重者可伴有反应迟钝、昏睡、谵妄、相对缓脉等毒血症症状。

部分轻型和中型病例，即使不经特效治疗，亦可自行退热，转入慢性期。重型病例一般不能自行退热，如不予治疗，可迅速出现消瘦、贫血、营养不良性水肿、腹水而导致死亡。在吡喹酮临床应用以前，此型病死率在 2.5%~20.7% 之间。但吡喹酮临床及时使用，病死率可降为零。

2. 胃肠道症状 虫卵在肠道，特别是降结肠、乙状结肠和直肠大量沉积，造成急性炎症，患者可有不同程度食欲减退，少数有恶心、呕吐，腹泻较为常见，大便 3~5 次/日，严重者由于肠道嗜酸性脓肿，可引起表层黏膜坏死形成溃疡，故常呈痢疾样大便，可带血和黏液，腹泻可达 20~30 次/天，常带黏液和血液。多伴有腹痛，偶有腹部压痛，肠鸣者亢进。部分病例可有便秘。此时若做乙状结肠镜检查，可见黏膜充血、水肿，并可发现黄色小颗粒（为虫卵结节）及少数溃疡。

重度感染者由于虫卵在结肠浆膜层和肠系膜内大量沉积，可引起腹膜刺激症状，腹部饱胀，有柔韧感和压痛，可误诊为结核性腹膜炎。少数患者可出现腹水，其成因不同于晚期血吸虫病腹水，可能由于肝、肠急性虫卵肉芽肿的广泛形成，导致肝内窦前门脉高压和肠淋巴渗液增多而漏入腹腔所致。

3. 肺部症状 咳嗽相当多见，见于 50% 左右病例，可有胸痛、血痰等症状。肺部体征不明显，偶可闻及少许干性啰音或水泡音。胸片可见肺纹理增加，片状阴影，粟粒样改变等。

4. 肝脾肿大 肝大见于绝大部分患者，左叶较右叶显著，可有肝区疼痛，系由于大量虫卵结节形成，引起周围组织充血、水肿，造成肝脏急剧肿大。检查见肝质地较软，表面平滑，有明显压痛。肝大一般在剑突下 5cm 内，亦有超过 6cm 者。脾大约见于半数患者，质地软，无压痛。早期轻度脾大主要与抗原刺激引起免疫反应有关，脾脏中很少发现虫卵。

5. 过敏反应 除皮炎外，荨麻疹、神经血管性水肿、淋巴结肿大、出血性紫癜、支气管哮喘等均可能发生，但发生率很低。

6. 肾脏损害 少数患者有蛋白尿，尿中管型和细胞则不多见。动物实验提示血吸虫病性肾炎与免疫复合物有关。日本血吸虫病伴发肾小球肾炎的情况，国内外均有报道。

7. 其他 常见有面色苍白、贫血、消瘦、乏力、头昏、肌肉关节酸痛、荨麻疹、神经血管性水肿、淋巴结肿大、出血性紫癜、支气管哮喘等。重型患者可有反应迟钝、心肌损害、重度贫血、高度消瘦及恶液质等。个别病例出现偏瘫、昏迷、癫痫等脑型血吸虫病症状。

急性血吸虫病病程一般不超过 6 个月。根据发热程度、克粪卵数（EPG）及毒血症轻重等，分为轻、中、重三型，见表 6-1。

表 6-1 急性血吸虫病临床分型及临床特征

临床特征	临床分型		
	轻型	中型	重型
发热	低热型，多低于 38℃	间歇热或弛张热，多在 38~40℃	稽留热，常达 40℃或以上
神经系统症状	无	无	可有
黄疸、腹水或腹膜刺激征	无	无	可有
全身症状持续天数	< 30	30~60	> 60
周围血象	E↑	E↑、N↑	N↑、E不高
EPG	< 50	50~100	> 100

二、慢性日本血吸虫病

是指人体经常接触疫水或少量多次感染血吸虫尾蚴所致。部分急性期患者未治愈或者部分轻型和中型病例，即使不经治疗症状亦可自然缓解，可转入慢性期。在流行区，90% 的血吸虫病患者为慢性期，临床表现较轻或无症状。经半年至一年左右可出现隐匿型间质性肝炎或慢性血吸虫结肠炎病变，一般可持续 10~20 年，由于虫卵长期反复在肝脏及肠壁沉积，造成肝脏门静脉周围及结肠壁纤维化，病变日益加重。因其病程漫长症状轻重可有很大差异，临床上将其分为隐匿型（无症状型）和普通型（有症状型）两类，见表 6-2。

表6-2 慢性血吸虫病临床分型及临床特征

临床特征	临床分型	
	隐匿型（无症状型）	普通型（有症状型）
症状	无明显自觉症状	非特异性表现
体征	无体征	可有肝、脾肿大
结肠、直肠病变	无明显异常	可有结肠炎表现
肝功能	无明显异常	可有轻度至中度异常
直肠镜检或粪检	查到虫卵	查到虫卵

（一）普通型

此型颇为常见，又称为有症状型慢性血吸虫病，是由于流行区居民少量多次重复感染，或急性期症状消退而未经病原治疗而获得部分免疫力者，或非疫区人群进入疫区，偶尔接触疫水，轻度感染，未表现急性期临床症状，经半年以上的病理过程，出现慢性血吸虫性肉芽肿肝炎和结肠炎病变。两者可同时出现，或仅以一种表现为主。最常见症状为慢性腹泻或慢性痢疾。症状呈间歇性出现，轻症患者每日 2~3 次稀便，粪内偶带有少量血丝和黏液，重症患者可有腹痛，伴有里急后重，脓血黏液便，颇似菌痢。腹泻、黏液血便常于劳累、受凉或饮食不当出现或加重，休息时减轻或消失。患者一般情况尚好，能从事体力劳动，或仅感乏力、食欲减退、轻微劳动耐力下降。病程长者可出现不完全性肠梗阻、贫血、消瘦、劳动耐力下降等。重者可有内分泌紊乱，男性性欲减退，女性有月经紊乱、不孕等。

患者可无明显体征，或有不同程度的贫血，消瘦，营养不良，肝大先于脾大，肝左叶较右叶肿大明显，肝表面尚光滑，质地中等，无压痛。随着病情进展，脾大者，一般在肋缘下 2~3cm，无脾功能亢进及门脉高压症征象。有时左下腹可触及似条索状物的结肠，或在下腹部摸到质硬而又固定的大小不同的包块，此系虫卵沉积在大网膜、肠系膜及腹膜后淋巴结所形成的纤维性肉芽肿。此型患者如不积极治疗或受重复感染，可进展为晚期血吸虫病。

（二）隐匿型

多数轻度感染者可始终无任何症状，过去亦无急性感染病史，仅于体检普查，或其他疾病就医时偶然发现，患者主要表现为隐匿型间质性肝炎。患者健康和劳动力未受影响，一般无明显症状，少数可有肝脏、脾脏肿大，肝功能正常。由于诊断困难常需免疫学检查、直肠黏膜活检或 B 超协助诊断。无症状型患者常终身无显著的临床表现，但亦可因重复感染、饮酒、营养失调、感染肝炎病毒而出现明显症状与体征。

患者一般情况可，能从事体力劳作，各年龄组以 5~14 岁肝大较为常见。肝左叶常不成比例的肿大，肝大一般在右肋缘下 3cm 内，剑突下 5cm 内，表面光滑，质地中等或较硬，无压痛。脾脏肿大者常伴有肝大，程度较轻，不超过Ⅱ级，无脾功能亢进及门脉高压症征象。

三、晚期日本血吸虫病

经过较长时期的病理发展过程，慢性血吸虫病可演变为晚期血吸虫病，这个过程，短则不到1年，长至5年以上，可分为肝功能代偿期与失代偿期。进入肝功能失代偿期后，由于肝功能严重受损及门静脉高压形成，产生一系列严重的病理损害和并发症。患者极度消瘦，出现营养不良性水肿，此时肝硬化多发展至后期，因门静脉栓塞形成，侧支循环障碍，出现腹水、巨脾，腹壁静脉怒张等严重症状。患者可随时因门静脉高压而引起食管静脉破裂，造成致命性上消化道出血，或诱发肝衰竭。此外，性功能往往减退，乃因严重肝损害引起全身营养不良和对激素灭能作用减弱，垂体功能受到抑制，性腺及其他内分泌腺亦产生了不同程度的萎缩所致。

近年来，有学者基于循证医学的要求，在考虑原分型目的和结构不变的情况下，于2012年首次提出了一种以肝纤维化、门脉高压为基础的新分型方法并于2015年达成了湘鄂赣专家共识。研究资料显示晚期血吸虫病构成比以巨脾型多见，其次为腹水型、出血型，再次为混合型和普通型，较少见于肝性脑病型、结肠增殖型，罕见于侏儒型。除了消化系统的常见表现外，其临床特征主要表现为脾大、脾功能亢进、腹水、胃底食管静脉曲张和（或）破裂出血、结肠肉芽肿、肝性脑病、生长发育障碍等，严重者可导致患者死亡，见表6-3。

表6-3 晚期血吸虫病临床分型及临床特征

分型	临床特征
巨脾型	脾大Ⅲ级或Ⅱ级伴重度脾亢，可有胃底、食管静脉曲张
腹水型	分轻、中、重度或Ⅰ、Ⅱ、Ⅲ级，特殊类型有顽固性腹水
出血型	门脉高压症所致上消化道出血或胃底、食管静脉重度曲张伴明显红色征
混合型	同时具2型以上临床表现者
普通型	严重肝纤维化，但肝功能处于代偿期，无门脉高压并发症
肝性脑病型	分5期即0~4期，主要表现为认知功能障碍、性格行为异常，重者可有神经系统表现和脑电图异常
结肠增殖型	结肠、直肠单一部位或多部位出现虫卵肉芽肿并引起相应症状
侏儒型	生长发育受阻，主要为骨生长和性发育障碍，可伴门脉高压症表现

（一）各型主要临床表现

1. 巨脾型 脾静脉是门静脉的重要属支，其血流量占门静脉血流的20%以上。由于血吸虫成虫寄生于门静脉系统并产卵，引起门静脉回流受阻，门静脉压力增高，导致脾脏长期淤血肿大，常有纤维组织和脾髓细胞增生现象，其体积可较正常脾脏大5~10倍。一般而言，年轻患者较老年患者严重，大结节性肝硬化脾大较小结节性肝硬化明显，血吸虫性肝纤维化脾大较酒精性肝硬化更为突出。肿大的脾脏大小不等，巨大时可以达脐下。肝纤维化患者约有1/4伴有脾功能亢进，表现为白细胞减少、血小板减少和增生性贫血。值得注意的是，脾脏大小与门静脉压力的高低并不成正比。因此，以脾脏大小难以预测是否将发生上消化道出血。

晚期血吸虫病门脉高压症患者脾脏一般为中度肿大，有时可为巨脾，达到脐下，这种情况在血吸虫性肝纤维化患者中更为常见。早期肿大的脾脏质地较软，且有活动性，后期质地变硬，活动度减少。并发上消化道出血时，脾脏可暂时缩小，甚至不能触及，一般脾大一倍时才能在肋下触及，故肋缘下未触及脾脏并不能否定脾大。此外，由于脾上极部位的变异，虽然可于肋缘下触及脾脏也不能认为脾大。因此，脾脏的影像学检查包括B超、CT、MRI等可客观准确地评价脾脏的大小。

需要指出的是，此型患者并不单纯表现为脾大，往往合并血吸虫病肝硬化门静脉高压症的其他表现。诸如侧支循环的建立与扩张、乏力、抵抗力低下、腹水、易出血和出现紫癜、男性乳房发育、蜘蛛痣、肝掌、体毛分布改变和性功能减退等。约有1/3的患者常有不规则低热，一般不超过38℃。发热与肝脏灭活能力减退有关，某些代谢产物不能完全降解，蓄积体内，成为致热源，如雌激素和胆酸的中间代谢产物，有可能引起低热。此外，肝脏组织的坏死也可能成为低热的原因。此类发热抗生素治疗无效。如出现持续发热尤其是高热，多提示并发呼吸道、泌尿道或腹水感染、革兰阴性杆菌败血症等。

2. 腹水型　腹部增大和腹胀为腹水型患者的主要临床表现。一般初次发生腹水者耐受程度较差，即使为轻至中度腹水亦感腹胀明显；而病程较长，且反复出现腹水者，耐受性较好。其形成机制比较复杂，为多因素所致，其主要原理是肝脏纤维化、窦前阻塞，导致门静脉压力增高，大量血管内液体渗入腹腔；以及由于肝功能失代偿，肝脏对白蛋白的合成功能发生障碍，引起血浆白蛋白降低，血浆胶体渗透压降低所致。

临床上，将腹水分为Ⅰ型、Ⅱ型、Ⅲ型。患者早期饮食尚可，但进食后上腹饱胀不适，常有不规则的腹痛、腹泻，乏力、劳动力不同程度的减退，患者面容苍老而消瘦，男性表现为性欲减退、睾丸萎缩及乳房发育等；女性可有月经失调、闭经或不育。病程晚期常有贫血、牙龈出血、皮肤出血点、蜘蛛痣、营养不良性水肿等。肝脏萎缩、质硬、表面不平、无压痛；腹壁静脉、食管、胃底静脉曲张、脾大、脾功能亢进等。5%~10%的腹水患者可同时伴有胸腔积液，以右侧多见，系腹水通过淋巴管或瓣性开口进入胸腔所致。并发自发性细菌性腹膜炎时，可表现为持续性低热，体温波动在38~38.5℃之间。

初发少量腹水仅在B超检查时被发现。腹水严重者可表现为腹部膨隆，腹部绷紧发亮，状如蛙腹，少数可出现脐疝。男性可伴阴囊水肿，患者常行走困难。由于腹部膨隆、横膈显著抬高，可出现端坐呼吸。常可于脐周曲张静脉处触及震颤及听到持续性静脉杂音，称为Cruveilhier-Baumgarten综合征。

3. 出血型　此型除具有肝硬化及门脉高压症的一般表现外，主要表现为食管、胃底静脉曲张破裂出血，大量迅速失血可立即出现血流动力学障碍，促发肝功能恶化、肝性脑病、肝肾综合征等发生，严重者危及生命，是晚期血吸虫病肝纤维化的严重后果及首位死亡原因。

呕血与便血或黑便是食管胃底静脉曲张破裂出血的特征性表现，食管胃底静脉曲张破裂时，一般出血量较大、较猛，当胃内积血达到400ml时就会出现呕血，表现为咖啡色液体或暗红色血块甚至鲜血，当出血量较小时也可表现为黑色柏油样大便。出血量大、出血速度快，或是使用垂体后叶素时，由于肠蠕动加速，可排暗红色血便。急性大量失血时，由于血容量的急剧减少，往往导致周围循环衰竭，一般表现为头昏、乏力、心悸心慌，进而出现口渴、肢体湿冷、血压下降等。严重者血压测不到，脉搏微弱或摸不到，患者烦躁不安或神志不清、面色苍白、呼吸急促，尿量减少或无尿。

此外，尚可表现为急性失血后贫血、发热、氮质血症等。贫血程度除取决于失血量外还与出血前是否贫血、出血后液体平衡状态等因素有关。多在出血24小时后，患者出现低热，一般不超过38.5℃，持续3~5天，发热原因不明，可能系失血后，循环血量减少，周围循环衰竭，导致机体体温调节中枢功能障碍、贫血等因素影响所致。

消化道大出血后，大量血液成分滞留肠道，经消化吸收后，血中尿素氮会有所升高，称此为肠源性氮质血症，一般于出血数小时后血尿素氮开始升高，24~48小时后达高峰。一般不超过14.3mmol/L，在无肾功能不全和出血停止的情况下多于3~4天恢复正常。也有部分患者因血容量减少及失血性休克，导致肾血流量减少，肾小球滤过率降低，出现一过性氮质血症。如果血尿素氮持续升高，超过3~4天或更长时间，或血尿素氮明显升高超过17.9mmol/L，而活动性出血已停止，且血容量已补足但仍然少尿或无尿者，则应考虑由于休克时间过长或原有肾脏疾患的基础上发生肾功能不全。

4. 混合型 晚期血吸虫病患者常同时存在不包括普通型在内的2种或2种以上临床类型，称之为晚期血吸虫病混合型。如巨脾型或出血型患者合并腹水，侏儒型患者合并巨脾等均称为混合型。混合型患者病情更严重，也更复杂，随着病情发展或治疗的影响，各型可能相互转化，而各型转化也存在一定的因果关系。如出血型患者出血时可诱发或加重腹水，腹水型患者在利尿或放腹水治疗时可诱发肝性脑病等。晚期血吸虫病混合型诊断并不困难，但治疗比较棘手。

5. 普通型 是指门静脉压力增高，但肝功能尚处于代偿期的一种临床类型。主要表现为腹泻、便稀、食欲减退、恶心呕吐、乏力和体重减轻等消化道非特异性表现，腹部B超检查可发现门静脉压力增高及肝纤维化，血液生化检测肝功能正常。

6. 肝性脑病型 本型死亡率较高，仅次于上消化道出血。是由于在血吸虫病肝硬化的基础上，发生肝衰竭或门体分流引起代谢紊乱，使从肠道来的毒性物质不能被肝脏解毒或清除，或通过侧支循环绕过肝脏直接进入体循环，透过血脑屏障到达脑组织中而引起大脑功能紊乱。以神经精神症状为主，表现为性格智能改变、行为异常、意识障碍和昏迷等。

目前我国学者制定的《肝性脑病诊断治疗专家共识》，根据其临床表现把肝性脑病分为5期（表6-4）。但各期之间并无明确的界线，前后期临床表现可有部分重叠，病情发展或经治疗好转时，病情严重程度可升级或退级。少数慢性肝性脑病患者由于中枢神经不同部位有器质性损害而出现智能减退、共济失调、锥体束征阳性或截瘫，这些表现可能暂时存在，也可能成为不可逆损害。

表6-4 肝性脑病临床分期

分期	认知功能障碍及性格和行为异常的程度	神经系统体征	脑电图改变
0期（轻微肝性脑病）	无行为、性格的异常，只在心理测试或智力测试时有轻微异常	无	正常α波节律
1期（前驱期）	轻度性格改变或行为异常，如欣快激动或沮丧少语、衣冠不整或随地便溺、应答尚准确但吐字不清且缓慢、注意力不集中或睡眠时间倒错（昼睡夜醒）	可测到扑翼样震颤	不规则的本底活动（α和θ节律）

续表

分期	认知功能障碍及性格和行为异常的程度	神经系统体征	脑电图改变
2期（昏迷前期）	睡眠障碍和精神错乱为主、反应迟钝、定向障碍、计算力及理解力均减退、言语不清、书写障碍、行为反常、睡眠时间倒错明显、甚至出现幻觉、恐惧、狂躁。可有不随意运动或运动失调	腱反射亢进、肌张力增高、踝阵挛阳性、巴氏征阳性、扑翼征明显阳性	持续的 θ 波，偶有 δ 波
3期（昏睡期）	以昏睡和精神错乱为主、但能唤醒，醒时尚能应答，但常有神志不清或有幻觉	仍可引出扑翼征阳性、踝阵挛阳性、腱反射亢进、四肢肌张力增高，锥体征阳性	普通的 θ 波，一过性的含有棘波和慢波的多相综合波
4期（昏迷期）	神志完全丧失，不能被唤醒。浅昏迷时对疼痛刺激有反应，深昏迷时对各种刺激均无反应	浅昏迷时腱反射和肌张力仍亢进、踝阵挛阳性、由于不合作扑翼征无法检查、深昏迷时各种反射消失	持续的 δ 波，大量的含棘波和慢波的综合波

　　肝性脑病的发生，在晚期血吸虫病较门脉性与坏死后肝硬化为少，国内报道占1.6%~5.4%，其病程也较长。晚期血吸虫肝硬化患者轻微肝性脑病发生率高达32%~52.6%。患者除了具有晚期血吸虫病肝功能失代偿期的常见表现外，还可具备血吸虫病的其他表现。

　　肝性脑病最早出现的症状是性格改变，一般原神经类型属外向型者由活泼开朗，表现为抑郁；原内向型者由孤僻、少言转为欣快多语；第二是行为改变，初只限于不拘小节的行为，如乱扔纸屑、随地便溺、寻衣摸床等毫无意义的动作。这些变化只有密切观察，细心体会才能发现；第三是睡眠习惯改变，常白天昏昏欲睡，夜晚难以入眠，呈现睡眠倒错，预示肝性脑病即将来临；第四是肝臭出现，是由于肝功能衰竭，机体内含硫氨基酸代谢中间产物（如甲硫醇、乙硫醇及二甲硫化物等）经肺呼出或经皮肤散发出的一种特征性气味，此气味有学者称烂苹果味、大蒜味、鱼腥味等。

　　肝性脑病常伴脑水肿，其临床表现主要有恶心、呕吐、头昏、头痛；呼吸不规则，呼吸暂停；血压升高，收缩压升高可为阵发性，也可为持续性；心动过缓；肌张力增高，呈去大脑姿势，甚或呈角弓反张状；瞳孔对光反射迟钝或消失，瞳孔散大或两侧大小不一；跟膝腱反射亢进。这些征兆可能到肝性脑病晚期出现，也可能不明显。临床如观察颅内压可用硬脑膜下、外或脑实质内装置监测，正常颅内压 < 2.7kPa（20mmHg），超过此值即可伴脑水肿。

　　肝性脑病的体征，除有重症肝病的深度黄疸、出血倾向、肝浊音区缩小、腹水等外，重要的是扑翼样震颤，该体征出现意味着肝性脑病进入Ⅱ期。检查时患者微闭双目、双臂平伸、手掌向背侧伸展、五指分开、掌指关节及腕关节甚至肘与肩关节在30秒内呈无规律的屈曲和伸展抖动即为扑翼样震颤阳性。嘱患者手紧握医生手1分钟，医生能感到患者抖动。另外，思维和智能测验如数字连接试验、签名测验、作图试验及计算力测定等，肝性脑病者能力均下降。

7. 结肠增殖型　本型起病缓慢，病程大都较长，不少患者可达 10 年以上，主要以结肠、直肠壁及其系膜、网膜形成虫卵肉芽肿为特征。部分患者可表现低热、消瘦，有的患者发生结肠梗阻前，可无任何前驱症状。大多数患者可合并肝大，主要为肝左叶肿大，质地偏硬，可有轻度压痛。脾大者较少见。病变多发生于直肠、乙状结肠占 81.20%，其次为降结肠、横结肠、升结肠，回盲部也有一定的发生率，只是相对较少，另外，发生于十二指肠及其他小肠亦有个案报道。女性显著多于男性。男女之比为 1∶3.7。女性发病率较高的原因可能与妇女既往连续怀孕，哺乳、家务繁忙而延误血吸虫病的病原治疗有关。年龄以青壮年（20~40 岁）多见。

临床突出表现为腹痛、腹泻、便秘或腹泻与便秘交替出现，可有血便和黏液便，里急后重感，严重者可发生急性结肠梗阻。腹痛以左下腹疼痛最为常见，可呈阵发性或持续性疼痛，疼痛剧烈时常可放射至腰背部，少数患者在肛门及其周围亦感疼痛。一般在排便时疼痛加重，排便后有所缓解。多数以便秘为主，但亦可有腹泻或便秘与腹泻交替出现。排便常有不畅的感觉。便秘时 2~3 天或 5~6 天解一次，粪质较硬或粟粒状。腹泻时每天解大便 3~4 次或 5~6 次，但很少超过 10 次者，粪质多为稀薄可伴有黏液，个别患者可带脓血。

触诊时左下腹可触及长短不一、硬度不等的条索状肿块，轻压痛。条索状物长度 3~10cm，一般多在 5~8cm，疼痛时条索状物常更明显。有时如果发生在其他部位结肠也可扪及肿块，由于结肠周围炎症粘连，肿块境界不清，比较固定，有触痛和压痛。

纤维结肠镜可见结肠壁黏膜增厚、苍白、血管网消失，肠壁黏膜表面有大小不一的黄色粟粒状结节或有息肉形成。严重者可见肠腔狭窄，肠镜不易通过。结肠和直肠黏膜组织病理学检查可发现血吸虫虫卵。

此型病变与结肠癌之间到底是因果关系还是伴随关系尚无定论。有学者认为两者之间关系密切，郭志荣等对江苏省的 7 个县死于消化系统癌症的回顾性流行病学调查，显示结肠直肠癌与日本血吸虫之间有正相关关系。同时也有学者认为两者之间并无因果关系。Cheever 等指出，动物实验表明大肠的血吸虫损害与肿瘤无关，在人体也无证据说明结肠癌在血吸虫病例中比一般人更常见。

8. 侏儒型　儿童期反复感染血吸虫尾蚴后，引起体内各内分泌腺出现不同程度的萎缩及功能减退，以垂体前叶和性腺功能受累最常见。垂体前叶功能减退，前叶嗜酸性细胞显著减少，是侏儒型晚期血吸虫病患者生长发育障碍的主要原因。表现为生长发育障碍，青春期身材呈比例性矮小、生长多停滞在 11~15 岁之间、性器官不发育、没有生育能力，面容苍老，形似先衰的"小老人"，而智能往往正常。部分侏儒型晚期血吸虫病患者同时可以伴有腹水、巨脾、胃底食管静脉曲张等门脉高压症征象。这些病理损害会使患者长期生存变得更加困难而显著缩短寿命。随着血防工作的深入全面开展，本型病例在晚期血吸虫病中的构成比已由新中国成立初期的 5.8%~8.1% 下降至目前的 0.2%~1.7%，其患病率由约占血吸虫病患者总数的 4%~25% 下降至 1.5%~1.7%。流行病学调查资料显示，侏儒型晚期血吸虫病患者的男女比例约为 2∶1，年龄大多为 16~20 岁，个别为 30 岁，35 岁以上的血吸虫病性侏儒症患者罕见。一个地区血吸虫病流行严重，居民感染率高，感染度重，那么侏儒型晚期血吸虫病的患病率也相应较高。目前，此型新发病例已十分罕见。

（二）并发症

1. 肝肾综合征　晚期血吸虫病并发症多而复杂，其中以肝肾综合征预后最差，一旦发生，死亡率达 80%~100%。大多发生于晚期血吸虫病末期，所有患者均有腹水，主要表现为不同程度的门脉高压、黄疸、低蛋白血症、低血压，以及少尿或无尿，肌酐清除率降低，氮质血症及稀释性低钠血症，严重时有肝性脑病存在。但肾脏病理检查无明显器质性病变，如不及时纠正，肾内小血管微血栓广泛形成后将演变成器质性病变导致不可逆性肾衰竭。常见诱因与下列因素有关：①大量腹水时或因进食减少、呕吐、腹泻、利尿剂应用不当，使循环血容量减低，肾脏有效血容量减少，肾小球滤过率及肾血浆流量下降；②肝衰竭时，肝脏对血液中有毒物质清除力减弱，加重了肾的损害；③内毒素血症。

2. 肝肺综合征　多见于晚期血吸虫病腹水型（Child-Pugh C 级）患者，是指在无明显的肺部疾病而继发于肝疾病的低氧血症，即肝病、肺泡 - 动脉氧差加大（＞ 20mmHg）、肺内血管扩张为三主征的综合征。可能与晚期血吸虫病肝硬化患者门静脉血流可循食管静脉，经前纵隔静脉进入肺静脉，形成门-肺分流有关。主要表现为运动性/进行性呼吸困难、发绀等，平均生存时间明显缩短，夜间睡眠时氧饱和度会明显下降。主要死亡原因为肝衰竭、门脉高压并发症和肝肺综合征引起的严重低氧血症。

3. 自发性细菌性腹膜炎　是腹水型患者一种常见而严重的并发症，腹腔内没有原发的感染病灶，由致病菌经肠道、血液或者淋巴系统引起的腹腔感染。主要表现为全身中毒症状，发热，体温一般波动在 38~39℃，少数患者体温骤升，可达 40℃以上，脉搏加快、血压可下降、全身乏力、精神萎靡、意识淡漠、嗜睡。腹围增大，腹式呼吸消失。腹部压痛、反跳痛、腹肌紧张，并可加重肝脏损害，诱发肝性脑病、肝肾综合征，病死率高，治疗效果差。

4. 门静脉血栓形成（PVT）　约 10% 的晚期患者可并发 PVT，与门静脉梗阻时门静脉内血流缓慢、门静脉硬化、门静脉内膜炎等因素有关。如血栓缓慢形成，局限于肝外门静脉，或侧支循环丰富，则可无明显临床症状。如突然产生完全性梗阻，可出现剧烈腹痛、腹胀、便血、呕血、休克等，脾脏常迅速增大，腹水加速形成，并常诱发肝性脑病。

四、异位日本血吸虫病

急性、慢性、晚期血吸虫病均可出现异位寄生，异位损害多发生在大量尾蚴感染的急性期，但慢性期及晚期患者也可出现。引起异位损害的途径非常复杂，有的至今尚未阐明。由于虫卵可以通过不同途径进入体循环，因此，理论上讲全身各器官均可发生虫卵异位沉积而产生异位损害，但部分异位损害病例因缺乏临床症状而可能被忽视。异位血吸虫病散见于临床病例报道，缺乏大样本分析。

目前，脑型血吸虫病（cerebral schistosomiasis，CSM）颇受临床关注，是指寄生于人体的血吸虫排出的虫卵沉积于脑组织和（或）脑膜所引起的中枢神经系统疾病。其发病率报道不一，占血吸虫病的 1.7%~4.3%，可发生于血吸虫感染的任何时期，大多发生于血吸虫尾蚴感染后 3~6 个月，急性 CSM 潜伏期短至数周或数月，慢性 CSM 潜伏期长达数年以上，急性期和慢性期临床表现不一。

（一）急性期表现

常在夏季发病，青少年居多，男性多于女性，多有明显疫水接触史，潜伏期 4 周左右，发病较急，畏寒或寒战，高热、出汗，热型以间歇热为主，其次弛张热，稽留热少见。临床症状明显偏重，常表示感染者为初次受染而没有产生免疫力或免疫缺陷者，但也可见于再次大量感染的慢性血吸虫病患者。当出现脑膜炎的症状时，表示神经系已受到损害。主要表现为发热、头痛、恶心、呕吐、颈部抵抗、厌食、咳嗽、皮疹、腹泻、腹痛、嗜睡感、疲倦、时间、地点人物定向障碍；也可有精神症状，如幻视、幻听、妄想，缺乏判断力和自信心，答非所问，有时被误诊为精神疾病而就诊。重者可以癫痫发病、意识障碍、肢体瘫痪、大小便功能障碍、脑膜刺激症状和锥体束征。

急性感染血吸虫后，成虫和虫卵分泌的毒素和代谢产物所致的变态反应也可出现急性脊髓炎的症状如进展性运动障碍。感觉迟钝或减退，麻木或感觉过敏、共济失调以及括约肌功能障碍的症状。偶尔出现周围神经损害的症状，如四肢麻木，远端对称性或不对称性手套和袜套样感觉障碍。神经系统查体可见四肢肌力下降，肌张力减退，腱反射减弱或消失，可出现传导束型感觉障碍，深感觉、震颤觉以及本体感觉均减退或消失，出现共济失调，病理反射阳性，大小便功能障碍。

（二）慢性期表现

感染后 6 个月或数年后出现不同类型的神经系统症状。通常表现为一种缓慢进展的颅内损害，其临床表现主要取决于脑内损害的部位和颅内压力的升高。表现为头痛、抽搐、视乳头水肿、视觉异常、语言功能紊乱、感觉损伤、偏瘫、眼球震颤、共济失调等，上述表现可波动于数周之内或超过 1 年。

（三）临床分型

根据发病机制、起病时间和临床表现可分为急性型和慢性型。有极少数慢性型病例症状复杂多样不易分型，也可称为混合型。

1. 急性型

（1）脑膜脑炎型：多于感染后 4~6 周发病，有高热、恶心、呕吐、意识障碍，定向力障碍、烦躁不安及精神症状，多伴有颅内高压及局灶性脑部症状体征，有的伴有脑膜刺激征，严重者癫痫样发作、昏迷、大小便失禁。

（2）急性脊髓炎型：与常见的急性脊髓炎表现相同，可表现为急性截瘫、感觉障碍、大小便障碍等。

2. 慢性型

（1）癫痫型：占慢性型的大多数，因虫卵积聚在大脑皮层所致或附近局限性脑膜脑炎并形成以虫卵为中心的嗜酸性肉芽肿，晚期为纤维性肉芽肿所致刺激性病灶异常放电，其发病率为 33.8%~62.0%。表现为各种类型的癫痫发作，发作的形式主要取决于病变的部位、大小等因素，其中以单纯和复杂部分性发作多见，也有部分患者表现为全面性发作。

（2）脑瘤型：由于脑组织中数个甚或数十个虫卵肉芽肿（早期嗜酸性和晚期纤维性）聚集形成较大类肿瘤组织所致的占位病变，发生率约 18%~35%。表现为逐渐加重的头痛、呕吐、视物模糊、复视等颅内压增高的症状。局灶性神经定位体征有偏瘫、偏身感觉障碍、失语、偏盲、共济失调等。少数病例可出现内分泌失调症状，系病变累及下丘脑–垂体所致，表现为多饮、多尿、月经不调、阳痿、性功能障碍等。

（3）脑卒中型：血吸虫虫卵栓塞脑血管，或者是由于血吸虫虫卵侵蚀脑血管（小动脉或小静脉），使血管壁炎性改变而破裂出血，形成脑卒中或蛛网膜下腔出血。表现为卒中样发病，骤然出现偏瘫、偏身感觉障碍、失语、意识障碍、大小便失禁、常伴有癫痫发作。严重者病情进展快，迅速出现脑疝甚至死亡。

头部 CT 对 CSM 有良好的定位价值，而 MRI 更优于 CT。MRI 能够克服骨性伪影的干扰，全方位显示颅内病灶的形态及范围，易于发现细小病变，T$_2$WI 能更清晰地显示病灶周围水肿带。

第五节　实验室检查

一、病原学检查

确诊迄今仍依赖于直接从被检者粪便或直肠黏膜活组织中找到虫卵。

（一）粪便检查

粪便内检查虫卵和孵出毛蚴是确诊血吸虫病的直接依据。但慢性血吸虫病患者粪便虫卵量少，需反复粪便检查虫卵和毛蚴可获阳性，晚期血吸虫病患者一般难以在粪便中找到血吸虫虫卵。常用改良 Kato-Katz 法或集卵透明法检查虫卵，尼龙绢集卵孵化毛蚴。以 EPG 作定量计数指标，在流行病学评价感染度方面起到重大意义。感染 5 周后连续 3 次粪便沉渣集卵孵化检查虫卵和毛蚴阳性率可接近 100%。

（二）活组织检查

适用于怀疑血吸虫病，而多次粪便检查找不到虫卵或免疫学检查不能确定，有疫水接触史无血吸虫病原治疗史者。常用的技术为直肠镜或结肠镜窥视下的肠黏膜活组织压片检查。由于宿主组织内虫卵会长期存在，所以直肠组织检获虫卵的几率较高，但 90% 以上是远期变性虫卵或钙化虫卵，10% 以下为近期变性血吸虫虫卵，很难查到新鲜虫卵，阳性结果仅反映曾患过血吸虫病，若能发现新鲜虫卵，特别是看到活动毛蚴，说明体内尚有活虫存在，对疗效考核有重要价值。

二、免疫学检查

（一）间接红细胞凝集试验

间接红细胞凝集试验（indirect haemagglutination assay，IHA）是以红细胞为载体，将血吸虫可溶性虫卵抗原（SEA）吸附到经醛化处理的红细胞（人"O"型或绵羊红细胞）表面，吸附有抗原的红细胞叫做致敏红细胞，它与血吸虫病人血清（抗体）结合后，发生凝集反应，使红细胞被动地凝集在一起。红细胞凝集后表明有相应的抗体存在，即为阳性反应；反之为阴性。现已广泛用于现场，作为血吸虫病的辅助诊断方法，用于流行病学调查及综合查病。

（二）酶联免疫吸附试验

酶联免疫吸附试验（enzyme-linked immunosorbent assay，ELISA）的优点是敏感性较好、特异性较强、稳定性较高，适合于大规模应用。其原理是将酶与抗体（二抗）用交联剂结合起来，此种标记抗体（酶-抗体复合物）可与固相载体上的相应抗原发生特异性反应，加入相应的酶底物时，底物被酶催化生成可溶性呈色产物，可用肉眼或酶标仪作定性或定量检测。

（三）金标免疫渗滤法

金标免疫渗滤法（dot immuno-gold filtration assay，DIGFA）是继免疫酶、免疫荧

光和放射免疫三大标记技术后发展起来的以胶体金为标记物的新技术。免疫渗滤试验（immunofiltration assay，IFA）始创于 1985 年，最初以酶作为标记物。1989 年 Du Pont 公司推出了用于检测抗 HIV 抗体的金免疫渗滤试验（GIFA），确立了 GIFA 的基本技术。该技术已成功地应用于肿瘤标志物（如 CEA、AFP）、感染性疾病（如弓形虫、衣原体）及自身免疫疾病（如抗精子抗体）等的诊断。在血吸虫病免疫诊断方面，裘丽姝等 1992 年，丁建祖等 1998 年先后以血吸虫虫卵浸出液为抗原建立金标免疫渗滤法（DIGFA）检测血吸虫病患者血清中相应抗体；2000 年张素娥等以 GST-PcAb 为捕获抗体兼金标记抗体，沈丽英等 2000 年以抗血吸重组蛋白（SVLBP）多抗为捕获抗体，金标抗 SEA 多抗为覆盖抗体建立双抗体夹心斑点免疫金渗滤法（S-DIGFA）检测日本血吸虫病患者血清循环抗原。试验时将标本滴加膜上，通过渗滤抗原抗体在膜上反应；然后滴加金标抗体，阳性结果在膜上出现红色斑点。

该法简便、快速，数分钟即可得出结果，无需特殊设备，工作人员不需特殊培训就能操作，适合于基层单位和现场应用。

（四）快速斑点免疫金染色法

快速斑点免疫金染色法（fast-dot-immuno gold staining assay，F-Dot-IGS）是由郑葵阳等于 2003 年建立的一种比较快速、简便、经济的金免疫技术。原理是将日本血吸虫可溶性虫卵抗原点加于混合纤维素酯微孔滤膜，以快速斑点免疫金染色法检测日本血吸虫病患者血清抗体。

该方法是在免疫金银染色法（IGSS）和斑点免疫金银染色法（Dot-IGSS）的基础上更进一步优化实验条件，简化操作，将上述方法中的银显色省略而建立的快速斑点免疫金染色法。减少了操作步骤，节约了时间，使整个实验从点加待测血清到显示结果，数分钟内便可完成。所需器材简单，实验时只需将预点好抗原的微孔滤膜平铺于一块平板上即可，更利于基层单位、流行病学调查和现场查病的应用。既适合单个样本，也能满足批量样本的检测，且特异性、敏感性均较好。

（五）胶体染料试纸条法

胶体染料试纸条法（dipstick dye immuno-assay，DDIA）是朱荫昌等于 1995 年首次筛选出国产胶体染料 D-I 为标记物，建立的胶体染料斑点免疫实验，成功地用于血吸虫病的诊断。但由于斑点法的反应是直接浸在标记染料中进行，如果操作不当对结果判断影响甚大。因此，何伟等于 2000 年对方法进行改良，建立了胶体染料试纸条法（层析法）。

DDIA 敏感性和特异性均较高，且有快速、简便、价廉等优点，整个操作过程不需特殊设备和仪器，方法容易掌握，试剂在常温下保存期较长，适宜临床和现场使用。

（六）其他免疫学方法

免疫学检测在血吸虫病诊断中起着极为重要的作用，但存在一些技术上的瓶颈。循环抗原（CAA）检测能实时监测血吸虫感染状态，血吸虫病患者 CAA 及循环免疫复合物（CIC）的检测，动物试验显示了很好的前景，但最终因 CAA 在人体内含量甚微，CIC 易于解离不够稳定等问题，尚不能作为临床应用。而血吸虫抗体在患者体内存在时间长，即使治愈后 1~3 年内仍可检测到抗体的存在，因此，以目前的检测抗体的方法无法甄别现症感染和既往感染。现在有些学者力求寻找短程抗体，即杀灭血吸虫后消失较快的抗体，以便检测结果能够更好地反映治疗效果和监测病情。

三、分子生物学检查

在血吸虫病研究领域，尽管分子生物学方法基本上只停留在基础研究阶段，如各类成虫抗原分子基因克隆，成虫基因库的建立等，但国内外学者开始着手将这些领域比较前沿的研究成果引入血吸虫病诊断，并取得了可喜的成果。

（一）基因重组技术

利用基因重组技术克隆一批具有潜在诊断价值的组分抗原，较大地改善了成虫和虫卵粗抗原免疫交叉反应的缺陷，如 31/32kDa 重组抗原、重组铁蛋白等，较传统的组分抗原有了新的发展，但是重组抗原难以纯化，导致了免疫特异性不太理想，Noya 等用化学合成的办法得到了较为纯化的 Sm31/32kDa 抗原多肽 IMT-180、IMT-164，利用两者检测 51 例血吸虫病患者和 20 例正常人血清，其敏感性分别为 86% 和 49%，特异性为 100%；两种多肽同时检测其敏感度可提高至 96%。利用合成多肽作为诊断手段，在血吸虫病诊断方面开辟了一条新的道路。

（二）PCR 技术

有研究者采用实时 PCR 研究日本血吸虫线粒体 NADH 脱氢酶 I 及编码 SSU rRNA 的基因，发现较常规免疫学技术具有更高的敏感性和特异性，特别是在患者虫荷量极低的情况下，更加显示出它的优越性，而且受检样本可以是患者血清或粪便。但由于技术要求高及成本等问题，该方法目前仍停留在一些研究型的试验室。

（三）单克隆抗体技术

经过十多年的发展，单克隆抗体技术在血吸虫领域得到广泛应用，检测循环抗原具有较高的特异性和敏感性，且与其他蠕虫交叉反应低。国内外报道单克隆抗体诊断、甄别血吸虫循环抗原 Sj23、Sm38 等，阳性率在 90% 以上。陈红根，Hirayama K 等报道用 TM5.28 单克隆抗体生物素 - 亲和素系统诊断日本血吸虫循环抗原，重度感染人群检出率为 90%，中轻度感染人群各为 83.9% 和 82.1%。

（四）LAMP 技术

LAMP 是由 Notomi 等于 2000 年开发的一种新颖的恒温核酸扩增方法，这种方法应用针对 6~8 个靶序列的 4~6 条特异性引物，利用一种具有链置换活性的 DNA 聚合酶（Bst）在等温条件下扩增 60 分钟左右，即可实现核酸的大量扩增，通过肉眼观察扩增产物颜色的变化即可判断样本中是否存在特异性 DNA 扩增片段，因其敏感、快速、不需特殊仪器设备的优点，已被人们广泛应用于病原微生物感染的检测。LAMP 方法已成为日本血吸虫病检测的新型基因学检测方法，其在临床实验诊断的应用前景还需进一步验证。

四、血常规检查

急性期绝大多数患者有白细胞和嗜酸性粒细胞增多。白细胞一般在 $(10 \sim 30) \times 10^9/L$，亦可超过 $50 \times 10^9/L$。嗜酸性粒细胞一般在 15%~50% 间，偶尔可达 90%，重症患者反而减少，甚至消失。常有不同程度贫血和 ESR 加速。

慢性期患者大多数无明显贫血，少数可有不同程度贫血，白细胞计数多正常或略高，嗜酸性粒细胞可略增高多在 20% 以内或不增高。

晚期患者由于出血、营养不良和脾功能亢进等因素而发生轻重不等的贫血。在脾功能亢进时，血细胞"三系"减少，其中以血小板降低尤为明显。骨髓涂片可见造血细胞增生，粒细胞有核左移现象。

五、尿常规检查

部分急性、慢性血吸虫病例尿常规检查可见少量蛋白，但管型及红细胞罕见。晚期患者尿常规一般无明显变化。并发肝肾综合征时，尿比重常＞1.025，尿钠排出量明显降低（4~10mmol/L），有的低至1mmol/L，尿钠/血钠＜1。尿常规检查亦有轻微改变，但很少出现有意义的蛋白尿、血尿和管型尿。

六、粪常规检查

当出现门脉高压胃底食管静脉曲张破裂出血或门脉高压性胃病出血时，可出现黑色柏油样大便，隐血试验阳性。

七、肝功能检查

肝功能大多在正常范围内。急性期血清球蛋白、血清转氨酶可轻度增高。慢性期γ-GT、γ-球蛋白的升高在隐匿型血吸虫病上更能确切地反映肝功能情况。晚期患者肝细胞受损不严重时，转氨酶不增高，只有病程发展至终末期或夹杂有病毒性肝炎时，转氨酶可升高，血浆白蛋白下降，白球蛋白比值倒置。此类患者，预后不良。一般认为，AST、总胆汁酸和前白蛋白与Child-Pugh分级有良好的相关性，其数值越高，肝功能储备越差，且比ALT及总胆红素敏感。

八、腹水常规检查

凡有腹水者均应做腹腔穿刺进行腹水常规和生化检查。腹水为漏出液，还应测定血清-腹水白蛋白梯度，如＞11g/L提示门静脉高压。腹水培养应在床旁进行，使用包括需氧、厌氧两种血培养瓶，每个培养瓶接种的腹水至少10ml。

九、内镜检查

（一）胃镜检查

通过胃镜可直接观察并确定食管及胃底有无静脉曲张，了解其曲张程度与范围，有助于门脉高压和上消化道出血的鉴别诊断。同时观察有无门脉高压性胃病，它与食管静脉曲张共同构成大多数门脉高压性上消化道出血的原因。

（二）超声内镜检查

超声内镜（EUS）在检查晚期血吸虫病时，可清晰显示食管、胃壁5层结构图像，判断胃底食管静脉曲张的程度尤其可显示胃镜检查不能发现的食管周围和胃周围侧支静脉扩张的图像。EUS检查还有助于食管静脉硬化治疗或套扎术后的追踪观察和疗效判断。

（三）直、乙状结肠镜检及纤维（电子）结肠镜检

对于结肠增殖型患者，病灶位于直肠或乙状结肠的可作直肠镜、乙状结肠镜检查；对于乙状结肠以上的病变，可应用结肠镜检查，以便细致观察多种病灶，不致遗漏。常可见到肠黏膜色泽苍白、黏膜面粗糙、增厚或萎缩、血管纹理不清、充血、水肿、点状出血、

溃疡等病理改变。息肉或葡萄状肉芽肿，有的肉芽肿表面可呈菜花状改变，血吸虫虫卵性息肉体积小，呈圆形或条索状，常成簇分布，表面橘黄色。部分患者可见结肠痉挛、狭窄、息肉或肉芽肿形成，个别患者可有癌变。

十、影像学检查

（一）超声检查

B 型超声检查对血吸虫性肝纤维化是一项特异性高的观察指标并可评估肝脏病理改变程度，同时还可作为一种廉价的常规随访方式和流行区现场普查手段，具有较高的应用价值。其肝脏超声图像分为光点型、光斑型、网状型三类，图像特征为：Ⅰ级表现为增强增粗光点呈星空状弥漫分布于全肝即光点型；Ⅱ级表现为肝脏大小正常，肝区光点增粗呈网络状，肝内血管壁回声稍强、稍增厚，肝内静脉变细尚清晰，稍迂曲。门静脉直径＜13mm；Ⅲ级表现为肝脏缩小，以右叶缩小为主，肝区光点增粗呈龟背状、大网络状且多数网眼直径＞20mm。肝内血管腔变细变窄，甚至显示不清。门静脉直径＞13mm。这种光带型肝纤维化有别于其他原因所引起的肝纤维化，为血吸虫病肝纤维化的特征性改变。

混合性肝硬化既具有血吸虫病干线型肝纤维化的特征，又有肝细胞的炎症、坏死、假小叶形成及结缔组织增生等病理组织学改变。声像图可见肝脏明显萎缩，以右叶为甚，肝表面不光滑，呈"绳索""锯齿"状，左叶形态完全不整即背面凸起，下缘圆钝。肝实质光点增粗、回声增强，分布极不均匀，以光点型改变为主。亦可呈强光带网络状即"鱼鳞""龟背"状表现。肝静脉变形，甚至显示不清。脾脏肿大，门、脾静脉及分支内径增宽，管壁增厚。胆囊壁增厚（前壁），甚至呈双边影。腹腔亦可见液性暗区。

（二）X 线检查

1. 胸片检查　如出现肺部异位损害，则肺部 X 线病变视急性期不同阶段而异。可有絮状、绒毛斑点阴影，粟粒阴影较少见，常对称地分布于两侧，以中下肺野为主。肺门边缘模糊，肺纹理增多，粗糙紊乱，伸展至肺外侧。这种病变持续 3~6 个月消失，杀虫治疗可使消失过程加快。

2. 食管钡餐 X 线检查　晚期血吸虫病门静脉高压症时可出现食管静脉曲张，钡餐 X 线检查显示曲张的静脉高出黏膜，钡剂在黏膜上分布不均匀而呈现虫蚀状或蚯蚓状充盈缺损以及纵行黏膜皱襞增宽。胃底静脉曲张时，吞钡检查可见菊花样缺损。

3. X 线钡剂灌肠检查　该检查对结肠肉芽肿的诊断较可靠，可以发现结肠炎症刺激征象。可见到结肠袋形变浅，甚至袋形消失、黏膜增粗、紊乱、少数患者可有不同程度的充盈缺损以及结肠痉挛（结肠腔变狭窄、袋形加深、锯齿状边缘或环状缺损，但边界光滑柔软）等 X 线征象，而且病变较为广泛。

（三）CT 检查

晚期血吸虫病腹部 CT 表现为肝硬化、肝叶比例失调（肝左叶、尾叶增大）、门脉高压后脾大、腹水等。具有特征性的 CT 影像改变包括肝包膜及肝实质内钙化、肝内汇管区低密度灶及中心血管影、门脉系统血管壁钙化，钙化形态多样化，常呈线样、网状、蟹爪状、地图样、团块状或肝包膜下钙化。结肠增殖型病例主要累及左半结肠，以直肠、乙状结肠最显著，CT 图像上表现为沿结肠壁分布的线状钙化影。这些特征性的 CT 影像改变对诊断晚期血吸虫肝硬化具有重要参考价值。

（四）MRI检查

MRI影像改变除了具有类似于在肝炎后或酒精性肝硬化病例中观察到的肝实质的特异性改变、门脉周围纤维化增厚、肝裂隙增宽、侧支循环形成以外，其特征性改变为外周门脉周围纤维化、左叶尾叶增大、右叶萎缩、脾参数显著增大并有脾含铁结节（splenic siderotic nodules），T_2WI肝内纤维间隔呈网格状或小环状高信号影，网织分隔内为粟粒状低信号。而肝炎后肝硬化则位于门脉中心区域。这种改变与血吸虫成虫寄生在肠系膜下静脉内，排出的虫卵沉积于门脉周围分支有关，这也是引起肝左叶、尾叶增大的主要原因，而不同于酒精性或肝炎性所引起的弥漫性肝实质损伤。

虽然彩色多普勒超声、CT、MRI对晚期血吸虫病门静脉血栓形成（PVT）所引起的门静脉海绵样变性能够做出影像诊断，但是MRI对PVT最具诊断价值，尤其是MRI能够区分超声检查发现不了的门脉周围纤维化。

（五）放射性核素检查

$^{99m}TC-$ 经直肠同位素扫描测定的心/肝比值可间接反映门静脉高压和门体分流程度，对诊断有一定的意义，正常值0.26，晚期血吸虫病患者一般在0.6以上，伴门脉高压者常 > 1。

十一、病理学检查

肝组织病理学检查是确诊肝纤维化的最佳方法，也是病原学最好的诊断方法；还可以了解组织学类型、肝细胞损害和结缔组织形成的程度，有助于决定治疗和判断预后。通常采取肝穿刺、腹腔镜或手术切取活体肝病变组织。一般取肝左叶组织行压片镜检或病理切片，借以了解病程和治疗后的恢复情况，但本法造成的痛苦和风险甚于直肠镜活体组织检查，费用较高，患者一般不易接受，难以推广。

第六节 诊断

日本血吸虫病诊断并不困难，主要根据流行病学史、临床表现及实验室检测结果进行诊断。分为疑似病例、临床诊断病例和确诊病例。

一、诊断依据

（一）流行病学史

1.1 发病前2周至3个月有疫水接触史。

1.2 居住在流行区或曾到过流行区有多次疫水接触史。

（二）临床表现

2.1 发热、肝脏肿大及周围血液嗜酸性粒细胞增多为主要特征，伴有肝区压痛、脾脏肿大、咳嗽、腹胀及腹泻等。

2.2 无症状，或间有腹痛、腹泻或脓血便。多数伴有以左叶为主的肝脏肿大，少数伴脾脏肿大。

2.3 临床有门脉高压症状、体征，或有结肠肉芽肿或侏儒表现。

（三）实验室检测

3.1 下列试验至少有一种反应阳性

间接红细胞凝集试验、酶联免疫吸附试验、胶体染料试纸条法试验、斑点金免疫渗滤试验。

3.2 粪检找到血吸虫虫卵或毛蚴。

3.3 直肠活检发现血吸虫虫卵。

3.4 吡喹酮试验性治疗有效。

二、诊断标准

1. 急性血吸虫病

疑似病例：应同时符合 1.1 和 2.1。

临床诊断病例：应同时符合疑似病例和 3.1 或 3.4。

确诊病例：应同时符合疑似病例和 3.2。

2. 慢性血吸虫病

临床诊断病例：应同时符合 1.2、2.2 和 3.1。

确诊病例：应同时符合 1.2、2.2 和 3.2 或 3.3。

3. 晚期血吸虫病

临床诊断病例：应同时符合 1.2、2.3 和 3.1（既往确诊血吸虫病者可血清学诊断阴性）。

确诊病例：应同时符合 1.2、2.3 和 3.2 或 3.3。

第七节 鉴别诊断

日本血吸虫病临床表现轻重不一，症状亦较复杂。急性日本血吸虫病早期粪检可找不到虫卵或毛蚴，临床表现颇似其他发热疾病，如疟疾、伤寒、副伤寒、肝脓肿、败血症、结核病、钩端螺旋体病等。慢性日本血吸虫病易与慢性痢疾、慢性结肠炎、肠结核、慢性病毒性肝炎等混淆。晚期血吸虫病易与结节性肝硬化、原发性肝癌、疟疾、慢性淋巴细胞性白血病等相混淆。故应根据本病的特点，结合临床分析和免疫学检查、病原学检查结果等进行综合分析，加以鉴别。

1. 疟疾　急性日本血吸虫病患者有间歇性发热及大量出汗的症状，酷似疟疾。但大多数疟疾患者有寒战，间歇型发热可每日发作，但多为隔日发作；肝脏肿大不明显。而急性日本血吸虫病患者肝大较疟疾明显；疟疾患者白细胞计数往往正常或减少，嗜酸性粒细胞百分比不增高而急性日本血吸虫病患者白细胞计数往往增多，嗜酸性粒细胞百分比明显增高；疟疾患者血液检查可找到疟原虫。

2. 伤寒、副伤寒　严重的急性日本血吸虫病患者可出现显著中毒症状，如弛张热或持续型高热，显著衰弱，胃纳减退，腹胀腹泻或伴有神情淡漠及精神异常等，临床表现类似伤寒。但伤寒患者的特点为持续高热，表情淡漠，相对缓脉。起病第 2 周胸腹壁出现少量斑丘疹（玫瑰疹）。白细胞计数减少及嗜酸性粒细胞百分比减低甚至降至零；早期血细菌培养、后期尿及粪培养可获伤寒杆菌。肥达反应在急性血吸虫病患者中亦可出现阳性，如病程中凝集效价持续增高，则伤寒的可能性较大。

3. 肝脓肿　肝脓肿患者常有肝区疼痛，压痛极为明显，且较局限。而急性日本血吸虫病患者有肝区疼痛者少，压痛亦较轻，没有明显的压痛点。肝脓肿患者 X 线透视下，常见到右侧横膈抬高，表面不整齐以及运动障碍等现象。急性血吸虫病患者横膈的位置、形态及运动均正常。B 型超声检查肝脓肿患者肝区探查可见蜂窝状结构，回声较低，液化处出现无回声区，如行肝穿刺可获得典型的脓液。

4. 败血症　弛张热、畏寒、出汗、全身关节酸痛、毒血症和白细胞总数及中性粒细胞增高等为其特征。皮肤黏膜常有出血点。多伴有皮下脓肿、肺炎、胸膜炎、胆道及泌尿道感染等感染性疾病。血细菌培养常可出现阳性。

5. 粟粒型肺结核　急性日本血吸虫病患者伴有腹膜刺激症状者，其腹部症状如腹痛、腹泻、腹肌阻力增加、腹部压痛，甚至出现腹水等，均类似结核性腹膜炎。但结核性腹膜炎患者，本人或家庭中常有结核病史。肺部 X 线透视或摄片常可见到肺部结核病灶，发热多为弛张热，白细胞总数近正常，中性粒细胞有时偏高。

6. 钩端螺旋体病　钩端螺旋体病潜伏期较短，一般为 8~12 天，病程亦短，一般为 1~2 周。临床表现多为"流感伤寒型"，患者先有寒战，继而发热，并有头痛、眼结膜充血、怕光及全身肌肉疼痛等；肌肉疼痛尤以腰、颈及腓肠肌痛为明显；白细胞总数升高，以中性粒细胞为主。在发病第 1 周的血液和第 2 周的尿内，可找到钩端螺旋体，血培养可分离出病原体。发病 2 周以后，患者血清中出现抗体，凝集试验或补体结合试验可呈阳性。

7. 慢性痢疾、慢性结肠炎、肠结核　应注意与慢性血吸虫病相鉴别。慢性痢疾或结肠炎可凭粪便培养检得痢疾杆菌，其他致病菌或阿米巴原虫。肠结核多继发于肺部或其他部位的结核病，因此常伴有发热等毒性症状，胃肠道钡餐或内镜检查有助于明确诊断。

8. 慢性病毒性肝炎　应注意与慢性血吸虫病患者区别。慢性病毒性肝炎患者大多有食欲减退、肝区胀痛、腹胀、乏力等表现，转氨酶常反复增高。乙型肝炎抗原、抗体检测有助于鉴别。慢性血吸虫病患者绝大多数无明显症状，食欲、肝功能无明显减退，转氨酶在正常范围。乙型肝炎抗原、抗体，尤以抗 HBeIgM 的检测有助于乙型肝炎的诊断。但血吸虫病患者血清中存在嗜异性抗体，用反相间接法检测血吸虫病患者乙肝表面抗原（HBsAg）可出现假阳性，尤其是急性日本血吸虫病患者，其假阳性率甚高，应予注意。B 型超声显像图两者亦不同。

9. 结节性肝硬化　应注意与晚期日本血吸虫病的鉴别。结节性肝硬化多由病毒性肝炎引起。肝细胞损害较明显，临床上乏力、食欲减退、腹胀、黄疸、蜘蛛痣、肝掌及男性乳房肿大等较为多见。肝脏表面有时可扪及较粗大的结节，后期肝脏常萎缩而难以触及。脾脏肿大不明显。肝功能损害显著，血清丙氨酸转氨酶常增高。乙型肝炎表面抗原（HBsAg）及核心抗体（抗 HBc）测定可呈阳性，病程进展快，预后较差。应注意晚期血吸虫病可并存乙型肝炎病毒（HBV）感染，表现为以肝炎后肝硬化为主的混合性肝硬化。

10. 原发性肝癌　应注意与晚期日本血吸虫病的鉴别。原发性肝癌病程进展迅速，常有发热、体重显著减轻，肝区持续疼痛，肝呈进行性肿大，质地坚硬，表面凸凹不平，可出现迅速加深的黄疸和急剧增加的腹水，腹水呈草黄色或血性。血清碱性磷酸酶增高，甲胎蛋白（AFP）阳性。肝脏 B 超检查、放射性核素扫描和电子计算机 X 线体层摄影（CT）显示占位性病变。

11. 慢性粒细胞性白血病　脾脏明显肿大，可达巨脾程度，常伴有低热。血液检查周围血液中白细胞数显著增多，并有幼稚白细胞，骨髓检查有助于诊断。

第八节 治疗

一、急性血吸虫病

确诊后，应立即进行住院治疗。对体温＞39℃，中毒症状明显或有严重毒血症、脑膜脑炎症状的患者，在病原治疗前应予以支持和对症治疗。

（一）病原学治疗

1. 治疗原则　对轻型及体温＜39℃、一般情况较好的中型患者，可尽早进行病原治疗；对病情较重的重型患者，先给予支持和对症治疗，改善机体状况后再择期进行病原治疗。

2. 治疗方法　首选药物为吡喹酮，成人采用120mg/kg（儿童140mg/kg）6天疗法，每天总剂量分3次服，其中1/2剂量在第1天及第2天服完，剩余1/2剂量在第3~6天分服完。体重＞60 kg者，仍按60kg计算。吡喹酮见效快，轻型患者在服用1个疗程后2~4天体温即可降至正常；中型或重型患者需治毕1周或更长时间体温才降至正常。

3. 注意事项

（1）类赫氏反应：约50%患者于服药后当天可发生伴有寒战、高热等赫氏反应，为区别起见，称之为类赫氏反应。最高体温较治前升高1℃左右。出现体温"反跳"现象，系血吸虫大量死亡释放出异性蛋白刺激机体所致。类赫氏反应诊断较容易，凡急性血吸虫病患者服用首剂吡喹酮后，出现三联征（即寒战继之高热，急性血吸虫病症状和体征加重，心率、呼吸加快，血压升高），并有4个时期（即前驱期、寒战期、高热期、退热期）即可确诊。反应周期平均约为7小时，大多数患者在12小时内体温降至正常。但应注意与青霉素过敏、输液反应及急性血吸虫病症状自身加重相鉴别。不能忽视类赫氏反应，其有加重病情甚至导致死亡的可能，因此对重度感染和体质较差的患者应及时采取措施，加强监护。为防止或减轻类赫氏反应，可同时应用肾上腺皮质激素，但是应掌握短期、适量的原则。

（2）复燃：有20%~30%的患者于体温恢复正常后不久又升高，是为"复燃"。这类患者大多数有反复疫水接触史，故推测其致病机制为分批感染。当接受第一疗程时，末次感染的血吸虫尚处于童虫阶段，对吡喹酮不敏感，其后则成熟排卵，引起症状复发。临床上可再给予吡喹酮总剂量60mg/kg 2天疗法或120mg/kg 3~4天疗法，往往可以收到满意效果。

（3）重复治疗：对服药前体温已降至正常的急性血吸虫病患者，吡喹酮用量可按慢性血吸虫病疗法进行治疗。对经1个疗程治疗后发热不退者，不要盲目做第2个疗程治疗。宜先进一步做鉴别诊断，然后在治毕20天后粪检复查，如仍可查到血吸虫虫卵者予以再次治疗。

（4）联合用药：青蒿琥酯联合吡喹酮治疗急性血吸虫病，能显著降低急性血吸虫病复燃率，并减轻临床症状，疗效优于单用吡喹酮，值得进一步验证。

（5）合并症：急性血吸虫病患者同时患有伤寒、肝炎等合并症，或妇女正值孕期或哺乳期，仍应及时予以吡喹酮病原治疗，同时辅以其他措施。

（6）沙门菌-血吸虫综合征：沙门菌可寄生于虫体肠道或黏附于虫体表面，因此血吸虫感染可并发沙门菌血症（沙门菌-血吸虫综合征，Salmonella-schistosome syndrome）。患者可表现为长期间歇性发热、沙门菌培养阳性，单纯抗生素治疗会很快复发，抗生素和吡喹酮联合应用效果明显。

（二）一般治疗

1. 退热　发热是由于患者机体受到大量血吸虫虫卵抗原的强烈刺激所表现的一种毒性过敏反应。所以对一般轻型、中型患者，直接使用药物杀灭虫体，控制抗原物质产生，即可逐渐退热。吡喹酮治疗急性血吸虫病具有很好的特异性退热作用。并发感染者，应及时使用有效抗生素并作细菌培养。

非特异性退热药物一般采用皮质激素。对高热或中毒症状严重者可于病原治疗前或同时合并应用，可增强退热效果，改善病情。轻型患者一般不需使用激素治疗，中型患者可短期应用并以口服为主，重型患者宜将激素加在输液中静脉滴注。常用的皮质激素有氢化可的松、地塞米松及泼尼松等。对重症高热者，开始用氢化可的松或地塞米松加在输液中静脉滴注，待退热后改为口服。使用激素时间不宜太长，在体温降低、症状改善后即可逐渐减量并维持 1 周左右。合并有粪类圆线虫感染患者，在有效驱虫前不可使用激素，以免产生免疫力降低而造成幼虫播散性感染，严重者可致患者死亡。

2. 抗休克　对出现休克者，必须积极进行抗休克治疗，应先补充有效循环血容量。有中毒性休克时，可应用氢化可的松或地塞米松，一般使用 2~3 天，待休克控制后即可停用。在治疗休克的同时必须注意电解质平衡。

3. 护肝　急性血吸虫病患者出现肝功能损害者，应在血吸虫病原治疗期间同时予以护肝药物辅助治疗。

4. 合并疾病治疗　农村急性血吸虫病患者常合并肠道寄生虫感染。在病原治疗前，宜先行驱虫治疗，可减少病原治疗药物的胃肠道反应。如合并伤寒、痢疾、钩端螺旋体感染，均应用特效抗生素先予治愈。如合并肺结核，可在抗结核治疗过程中，适时采用吡喹酮予以病原治疗。

5. 饮食　患者宜尽可能地减少各项活动，尽量卧床休息。进食易消化吸收食物，保持营养供给。注意补充蛋白质、维生素，同时保证热量供给。有明显腹泻及消化系统症状的患者，应注意补充能量、水、电解质，保持其平衡。对不能进食的患者，则需要进行输液以达到维持正常的体液代谢和内环境。

（三）预后

急性血吸虫病患者经及时治疗后，常很快痊愈，多不留后遗症。如未治疗或治疗不彻底，可发展为慢性或晚期血吸虫病。

二、慢性血吸虫病

慢性血吸虫病一经确诊，如无严重合并症或禁忌证，应尽早进行病原治疗。治疗目的在于杀灭机体内血吸虫成虫，以消除病原体、保护机体免受血吸虫损害、防止病变发展，对消灭传染源、阻断血吸虫病传播具有积极意义。

（一）病原学治疗

吡喹酮可造成成虫活动兴奋、肌肉挛缩、皮层呈空泡变性、影响其蛋白和糖代谢，达到杀灭虫体的效果，是治疗血吸虫感染的首选药物。对发育成熟的虫卵有效，含毛蚴的虫卵治疗后呈空泡样变性。

1. 治疗方法　成人总剂量按 60mg/kg 2 天疗法，每天 3 次饭后 0.5 小时口服，体重以 60kg 为限。儿童体重不足 30kg 者总剂量可加至 70mg/kg。也可用成人总剂量 40mg/kg，儿童 50mg/kg，顿服或每天 2 次分服。对年老体弱，或有明显夹杂症的患者可采用总剂量 60mg/kg 3 天疗法。吡喹酮治疗慢性血吸虫病疗效十分肯定，表现为粪检虫卵和毛蚴阴转，症状和体征好转或消失，血常规及肝功能检查好转或恢复正常，血清中特异性抗体水平降低以至消失等。

2. 不良反应　吡喹酮治疗慢性血吸虫病不良反应较轻，约 40% 患者无任何不良反应。口服吡喹酮不良反应出现在服药后数小时，且持续时间短，一般不需处理，可自行消失，少数反应重者应及时正确处理。

（1）消化系统：主要表现为以上腹部不适、不定位腹痛较多见，恶心、呕吐、食欲减退和腹泻。个别患者出现黄疸、ALT 和 AST 升高，严重者偶有上消化道大出血发生。服药前应了解患者有无合并消化道疾病，对有严重病变或疾病活动期患者应经有效治疗后方可考虑采用吡喹酮病原治疗。一般呕吐、腹痛病例可给予盐酸甲氧氯普胺（胃复安）、颠茄类等药物；个别呕吐严重、进食甚少伴腹泻者应给予补液，并注意补钾。上消化道出血为较严重的不良反应，应予以停药并采用积极止血、护胃等对症支持治疗。对服药后出现肝功能指标异常的病例，应给予护肝、降酶、退黄等药物治疗。

（2）神经系统：主要表现以头昏、头痛、乏力较多见，其他有嗜睡、失眠、视物模糊、肢体麻木、肌肉颤动、耳鸣等，大多于数小时内减轻或消失。严重不良反应有下肢瘫痪、共济失调、癫痫或分离性障碍（癔病）发作、精神失常等。对不良反应较重的患者可给予地西泮（安定）、罗痛定、维生素 B_6、维生素 B_1、谷维素等药物治疗，有癫痫史者应同时服用抗癫痫药物。

（3）心血管系统：少数患者有心悸、胸闷、期前收缩、心率减慢或心率加快。个别有心血管疾病患者治疗后病情加重，如血压升高，偶发期前收缩转为频发期前收缩或阵发性室上性心动过速。心电图示 T 波改变、ST 段压低、QT 延长、期前收缩。偶见房颤、结性逸搏、室上性心动过速、各种传导阻滞等。绝大多数患者症状可很快消失，如较明显者可给予镇静剂、抗心律失常药物。对合并高血压、冠心病等心血管疾病的患者，服药前给予降压、抗心律失常、扩冠药物及对症治疗，待症状改善后，给予适当延长吡喹酮疗程（60mg/kg 3 天疗法）病原治疗。但对心力衰竭、严重心律失常的患者而未能控制者，一般不宜用吡喹酮治疗。

（4）过敏反应：个别患者可出现 Ⅰ～Ⅳ 型变态反应，也可以一种类型反应为主兼有其他类型表现同时参与。表现为荨麻疹、血管性水肿、过敏性紫癜、支气管哮喘、间有或高或低的发热，偶可引起过敏性休克。在服用吡喹酮期间，应停药，根据病情变化和严重程度不同采取相应措施，给予抗过敏（包括抗组胺药物、非特异性抗过敏药物、糖皮质激素）和对症治疗。

（二）一般治疗

慢性血吸虫病一般无肝功能损害。极个别患者可出现血清转氨酶升高，有条件者可在病原治疗前进行护肝治疗。在护肝治疗过程中，护肝用药不宜太多，疗程不宜太长，以免加重肝脏代谢负担。对病原治疗后出现肝功能指标异常者，应予以改善和恢复肝功能的药物治疗：①非特异性护肝药物如维生素类（B 族、C 等），还原型谷胱甘肽、葡醛内酯、乐水飞蓟素、氨基酸等。②降酶药如五味子类（联苯双酯等）、山豆碱类（苦参碱等）、甘草提取药（甘草甜素、甘草酸苷等）。③退黄药物如腺苷蛋氨酸、门冬氨酸钾镁、茵栀黄等。

积极治疗合并的慢性消化道疾病，以改善体质；有贫血及营养不良者，予以加强营养支持对症治疗。对于以慢性腹泻为主要临床表现的患者，采用中西医结合治疗及利用结肠透析仪进行中药保留灌肠。慢性腹泻合并有细菌感染者可适当使用抗生素。

（三）预后

慢性血吸虫病患者经及时治疗后，可以治愈。如未治疗或治疗不彻底，可发展为晚期血吸虫病。

三、晚期血吸虫病

（一）病原学治疗

患者一般情况良好、肝功能处于代偿期，可以考虑病原治疗。常用吡喹酮口服给药，总剂量按照 40~60mg/kg 2 天疗法，每天 2~3 次口服。如年老、体弱及肝功能稍差者，应适当减少剂量或采用 3 天疗法。

（二）一般治疗

常用护肝药有还原型谷胱甘肽、水飞蓟素片、复方二异丙胺等。但护肝药不宜用得太多、用得太乱，以简而精为好。避免使用对肝脏有毒性作用的药物。

患者应避免较重体力劳动，注意休息，进食清淡易消化食物，定期进行肝功能及肝脏超声检查。

（三）预后

单纯血吸虫性肝硬化预后较其他类型肝硬化好；当合并存在慢性肝炎时，其预后较差。

第九节　预防控制

一、防控策略

日本血吸虫病作为一种人兽共患的传染病，其传播过程涉及传染源、传播途径及易感人群三大流行环节以及自然因素、社会因素等，从理论上讲，只要阻断血吸虫病传播中的任何一个环节，均可阻断疾病的传播。但由于日本血吸虫自然感染的动物终宿主多，包括家畜、家养动物和野生动物共计 7 目 28 属 42 种，以及受技术条件限制和社会经济因素的影响，仅靠单一的措施都难以达到 100% 防控效果。因而，"因地制宜，采取综合性防治措施"是血吸虫病防控基本策略。但全面实施综合措施受诸多因素和条件的制约。自 1950 年以来，我国按照不同时期疫情特征和科技与经济发展水平，采取了不同防控策略。

1950 年至 1980 年间，鉴于治疗药物不理想，我国采用了以消灭钉螺为主导的综合性防治策略。该策略以消灭钉螺为主（大力开展钉螺调查、环境改造和药物灭螺），结合人畜普查普治、改水改厕、宣传教育和防护等综合治理，使一大批疫区特别是水网和山丘地区控制了血吸虫病，大幅度地压缩我国流行范围。但在湖沼地区和高原山区，由于钉螺分布广泛、有螺面积大，原有的以消灭钉螺为主的综合性措施实施难度大。

1980 年以后，随着高效、低毒的抗血吸虫药物吡喹酮的问世，WHO 提出了以化疗为主导和有重点消灭钉螺的控制策略。20 世纪 80 年代开始，我国实施以人畜化疗控制传染源为主的防治策略。该策略以化疗为主，结合易感地带灭螺及其他措施（健康教育、防护）进行综合治理。此后的世界银行贷款中国血吸虫病控制项目执行了这一策略，使我国湖沼地区和大山区的疫情得以减轻。实践证明以化疗为主的控制策略，可以在短期内达到控制疫情的效果，但难以控制和阻断血吸虫病传播，在局部地区即使阻断了传播，如停止防治措施，一般在 2~3 年后疫情可恢复到防治前的水平。

2004 年开始，我国开始实施以传染源控制为主的综合性防控策略，按照"预防为主、科学防治、突出重点、分类指导"的原则，即在政府的统一领导规划下，农业、林业、水利、卫生等部门密切配合，在组织、经费、法规、技术、机构和人员等保障下，加大综合治理，实施以机代牛、封洲禁牧，减少家畜传染源粪便对水源的污染；改建无害化卫生厕所，杀灭人、畜传染源粪便中的虫卵；加强渔船民粪便管理，减少水上作业人群传染源粪便的污染；结合水利、农田基本建设和农业产业结构调整，改变钉螺孳生环境，在建设新农村和发展经济的同时，压缩钉螺面积，减少虫卵污染和人群感染的机会，从而达到控制乃至于消除血吸虫病的目的。这一策略体现了政府在血吸虫病防治中的主导地位，突出了改变传统生产方式、生活习惯在血吸虫病防治中的作用，2015 年实现了全国达到血吸虫病传播控制的目标。

二、防控目标

我国根据日本血吸虫病流行和防治的实际情况，将血吸虫病防控目标分为疫情控制、传播控制、传播阻断和消除 4 个阶段，消除血吸虫病是防控的最终目标。2015 年 6 月 2 日国家修订并发布最新版的《血吸虫病控制与消除》（GB 15976–2015）标准，并于 2016 年 1 月 1 日开始实施。具体的标准为：

1. 疫情控制　应同时符合下列各项：居民血吸虫感染率低于 5%；家畜血吸虫感染率低于 5%；不出现急性血吸虫病暴发。

2. 传播控制　应同时符合下列各项：居民血吸虫感染率低于 1%；家畜血吸虫感染率低于 1%；不出现当地感染的急性血吸虫病患者；连续 2 年以上查不到感染性钉螺。

3. 传播阻断　连续 5 年未发现当地感染的血吸虫病患者；连续 5 年未发现当地感染的血吸虫病病畜；连续 5 年以上查不到感染性钉螺；以县为单位，建立和健全敏感、有效的血吸虫病监测体系。

4. 消除　达到传播阻断要求后，连续 5 年未发现当地感染的血吸虫病患者、病畜和感染性钉螺。

三、群体化疗

对人群进行化疗，用药物杀灭感染者体内的血吸虫，以降低感染率和感染度，既是消除传染源的主要措施，又是控制临床发病、提高人体健康的重要手段。高效低毒口服抗血吸虫药物吡喹酮的问世和现场有效应用，为大规模人群化疗提供了有利条件。我国自 20 世纪 80 年代以来，人群化疗作为湖沼地区和大山区的一项重要的防治措施全面开展。经过 3~5 年群体化疗，可使流行区居民感染率降低 40%~90%。由于化疗后使体内虫负荷消除或减少，既降低了患者粪便中的虫卵数，从而减轻了对有螺环境的污染；也显著改善了人群患病状况，有症状的病例和新的晚期患者明显减少。

（一）疫区分类

20 世纪 80 年代，根据"分类指导"原则，我国血吸虫病人群化疗按疫区行政村居民感染率进行分层，分层标准为：居民粪检阳性率 ≥ 10% 为 I 类村；居民粪检阳性率 ≥ 5%

且＜10% 为 Ⅱ 类村；居民粪检阳性率≥1% 且＜5% 为 Ⅲ 类村；居民粪检阳性率＜1% 为 Ⅳ 类村。疫区检查及化疗对象为流行区 6~65 岁无禁忌证的居民和流动人群，居民受检率应达常住应检人口的 90% 以上。

（二）化疗策略

全民化疗（mass chemotherapy）是指不经检查、不问病史，每年对 6~65 岁居民普遍进行化疗 1 次，此策略适用于人群居民感染率＞15% 或＞20% 的 Ⅰ 类村中的重疫区村；选择性人群化疗（selective population chemotherapy）是指采用询检法或免疫学检查对 6~65 岁疫区居民进行普查，阳性者给予化疗。其中居民感染率＜15% 的 Ⅰ 类村查病可用询检法或免疫学检查；Ⅱ 类村查病采用免疫学检查，由于人群化疗后再感染率较低，以 2 年为一轮较适宜；Ⅲ~Ⅳ 类村查病方法与 Ⅱ 类村相同，但间隔时间可适当延长，以 3 年为一轮。询检阳性是指末次治疗后近 1~2 年内有疫水接触史或疑似血吸虫病症状；选择性群组化疗（selective group chemotherapy）是指对高危年龄组或高危职业人群中的感染者或全部每年进行 1 次化疗；分段化疗（phased chemotherapy）是指随着血吸虫感染率变化，在不同阶段选择执行上述相关的化疗方案。

（三）化疗方法

对疫情较重的 Ⅰ、Ⅱ 类村，在每年感染季节后 2 个月实施；对 Ⅲ、Ⅳ 类，化疗时间可适当提前或推后；对高危人群宜在年中或年末各进行 1 次。人群化疗方案可选择 50mg/kg 吡喹酮分 2 次分服或 40mg/kg 吡喹酮顿服，其疗效一般前者优于后者。对防汛抢险人群和持续接触疫水人群可作早期治疗，即对前者在接触疫水后 30 天内 1 次顿服 40mg/kg 吡喹酮；若持续接触疫水，则每月 1 次，并在脱离接触疫水后 2 个月加服一次。群体化疗效果取决于化疗人群的覆盖面。当人群血吸虫感染率＜5% 时，仅采用化疗措施不能进一步降低其感染率。

（四）化疗效果

群体化疗应强调人群化疗和家畜同步进行。群体化疗的目的是控制传染源、减少污染。达到疾病控制的目的。但在日本血吸虫病流行区，家畜和野生动物在传播中起十分重要的作用，如忽视家畜化疗，则将起不到控制传染源的目的。因此，应将人群化疗和家畜化疗作为控制传染源的一个整体，统一规划、同步进行，才能达到群体化疗的目的。同时，在制订化疗规划时要注意化疗地区的单元性，尽可能扩大化疗覆盖面，以减少传染源扩散，避免影响化疗效果。群体化疗最好在当年传播结束后 1 个月左右的非感染季节实施，尤以冬季为宜；在非感染季节化疗，可保证化疗的效果，避免或减少重复感染。

为巩固和发展人群化疗成果，在实施正规化疗地区，人群化疗覆盖率应保持在 85% 以上，至少不低于 80%；小学生吡喹酮用量要称重后精确计算，不能随意估算；健康教育和其他防治措施要与人群化疗并进，以减少化疗后的再感染。

四、消灭钉螺

钉螺是日本血吸虫的唯一中间宿主，消灭钉螺后血吸虫病将不能流行，因此消灭钉螺是控制以至消灭血吸虫病的重要措施之一。

（一）灭螺原则

采取先上游、后下游，由近及远、先易后难的原则，力求做到灭一块、清一块、巩固一块。消灭钉螺要坚持以环境改造为主，以药物灭螺为辅的原则。改造环境要坚持结合农田水利建设、发展生产的原则，既易为群众和社会接受，又能收到一举多得的效果。消灭钉螺要坚持反复斗争的原则，在大规模灭螺后，要深入细致复查、复灭，以巩固灭螺成果。消灭钉螺，特别是大型环境改造工程，要坚持专业人员与群众相结合的原则，加强技术指导和把关，注意质量，严格按照技术规程进行，不留隐患。

（二）灭螺方法

消灭钉螺要全面规划，因地制宜地选择行之有效的灭螺方法，要按照水系和自然环境单元分片、一块块地消灭。具体方法可分为药物（化学方法）灭螺、环改（物理方法）灭螺、化学和物理方法相结合灭螺等几类。

（三）药物灭螺

采用化学药物灭螺具有投工少、见效快、可反复使用，适用于小环境灭螺。但必须注意药物对环境的污染，谨防对人、畜和水产生物产生的毒害。

1. 灭螺药物　氯硝柳胺（5，2'-二氮-4'-硝基水杨酰苯胺）是目前 WHO 推荐现场使用的最常用化学杀螺药。氯硝柳胺的氨基乙酸盐称贝螺杀（bayluscide），该药无特殊气味、对皮肤无刺激、对人畜毒性低、不损害农作物，可直接加水稀释应用。此药杀螺效果好、持效长，用于杀螺药量对螺卵、血吸虫尾蚴也有杀灭作用。氯硝柳胺主要影响钉螺能量代谢而导致钉螺死亡，也可引起钉螺腺体和消化腺上皮组织损伤。低剂量时对钉螺有激动作用而致钉螺逃逸出水体，且皆可存活。为防止钉螺上爬、提高药效，可合并使用其他杀螺药。该药对鱼及水生生物毒性大，灭螺所用剂量可使鱼虾在数小时内死亡，故不可在鱼塘内施药。蚂蟥在接触药物后 24 小时内死亡率为 80%，48 小时全部死亡。目前已商品化的氯硝柳胺产品有 50% 氯硝柳胺乙醇胺盐可湿性粉剂、25% 氯硝柳胺悬浮剂、25% 氯硝柳胺乙醇胺盐悬浮剂、26% 四聚乙醛·氯硝柳胺乙醇胺盐悬浮剂、4% 氯硝柳胺乙醇胺盐粉剂、5% 氯硝柳胺乙醇胺盐颗粒剂和 1% 氯硝柳胺乙醇胺展膜剂等，可用现场杀灭钉螺和日本血吸虫尾蚴。

2. 灭螺方法　消灭钉螺的方法有浸杀法、喷洒（粉）法、铲草皮沿边药浸法。

（1）浸杀法：主要适用于有少量积水或水位能控制的沟、渠、塘、田等，江湖筑圩、湖滩矮围药浸亦可使用。浸杀时先筑坝堵住水流，如水源丰富则可用引流法排出多余水。短期内保持水不流通，然后计算水容量，根据用药剂量和水容量计算灭螺所需药量。落差较大的沟渠可分段浸杀。施药时先将药物置于桶中，加少量清水充分搅匀配成母液，然后将母液均匀泼浇至灭螺区水中，并搅匀。周边有螺区域水线以上的草土均要铲入水中浸泡。露出水面的杂草、树枝等均要割除并浸泡于水中，四周堤岸以喷洒剂量泼浇药液，以防钉螺上爬。浸杀时间不少于 72 小时，浸杀期间须保持水位恒定。浸杀可使用 50% 氯硝柳胺乙醇胺盐可湿性粉剂，投药剂量 $2g/m^3$。

（2）喷洒（粉）法：喷洒法主要适用于不能采用浸杀法的环境。喷洒时按有效用药量称取药品加入定量水中，搅匀后进行喷洒。有螺环境草多草长处要在喷药前割草清障。溶解度低的药物在喷洒时要经常搅拌，使其不产生药物沉淀。喷洒的药水量一般以 $1L/m^2$，但通常提高土壤含水量可显著提高喷洒法灭螺效果。喷洒法可使用的药物有 50% 氯硝柳胺乙醇胺盐可湿性粉剂，投药剂量 $2\sim4g/m^2$。也可使用 25% 氯硝柳胺悬浮剂、25% 氯硝柳胺乙醇胺盐悬浮剂、26% 四聚乙醛·氯硝柳胺乙醇胺盐悬浮剂，使用剂量均为 $2\sim4g/m^2$。

喷粉法主要适用于水源缺乏或水位不稳定的环境，如山丘地区、洲滩地区，干湿相间的灌渠农田，以及涵闸、石驳岸、树林等复杂有螺环境。采用农田背负式喷粉机进行喷施4%氯硝柳胺乙醇胺盐粉剂，用药量为50g/m²，边喷边退。喷粉时操作人员要戴防尘口罩、手套及透气性好的连帽防护服，走上风向，按一定顺序均匀喷施。喷粉采用5%氯硝柳胺乙醇胺盐颗粒剂，用药量为40g/m²，可避免粉尘，同样可达到很好的灭螺效果。

（3）铲草皮沿边药浸法：适用于积水多的河、沟、渠、塘等环境，不强调保持水位。使用时将一定量药物沿水线上30~70cm撒布于河岸，再将河岸孳生钉螺的草皮与药物一起铲入水中，使土表、土内、水上、水下的钉螺同时受到药液浸杀。铲草皮要先铲近水线处，再铲水线上较高处，铲的厚度一般为6~10cm，要将铲下草皮推到水线下，以防钉螺上爬。水利防汛堤不可采用此法。药物可使用50%氯硝柳胺乙醇胺盐可湿性粉剂，投药剂量2g/m²；或4%氯硝柳胺乙醇胺盐粉剂，投药剂量50g/m²；或用5%氯硝柳胺乙醇胺盐颗粒剂，投药剂量40g/m²。

（四）环改灭螺

1. 土埋灭螺 ①开新填旧法：结合农田基本建设规划，开挖新的并填埋旧的灌溉系统，以此达到灭螺目的，这是比较彻底的灭螺方法。②半移沟法：在不能开挖新沟的条件下，将沟向一边移动若干距离，此法灭螺效果不如开新填旧。③挑土填埋法：对于坑、塘、废沟、洼地、小河等环境采用挑土填埋改造为田地。④开沟平整法：对于堤套、防浪林、芦滩及小荒地，划分成小区，从区外开沟取土填埋；对高低不平的堤套，可先排水，填平坑洼，然后从堤套中间开沟，使水退套干，种植旱作物。⑤河岸抽槽土埋法：在一些已定型的小河和沟渠，可结合疏通河道及积肥，进行抽沟土埋。⑥吸淤填埋法：沿江大堤内外因取土筑堤遗留下大片堤套、坑洼，形成钉螺孳生地，可采用机械吸淤填平。方法是在枯水季节将挖泥船停靠在水边，将排淤管道直通有螺地带，吸淤逐片填埋，覆盖厚度在50cm以上。⑦开沟引洪导淤填埋法：根据长江水体含沙量大的特点，在有螺草滩及低洼地利用自然地形，在汛期前从长江水边至有螺地带开挖深沟大渠，涨水期间引洪导游填埋有螺环境。⑧沙埋法：在沿江岸边的低洼地带，就地取材，利用沉积的细沙掩埋有螺地带。⑨培田埂法：为山丘地区消灭田埂钉螺的方法。就近取土，培于有螺田埂边或田埂上，并夯实打紧，使田埂加高加厚，将钉螺埋入埂内。⑩铲草皮法：水网和山丘地区有螺小草滩，可用铲草皮土埋灭螺。土埋时分三层铲土：第1层为有螺草皮，放在最下；第2层为草根，含有少量钉螺，堆在中间；第3层为泥土，少草少螺，盖在上面，再取干净土覆盖四周及顶部，成土垄形，压紧打实。

2. 垦种灭螺 垦种灭螺是湖沼地区结合生产发展出来的一种环境改造灭螺方法。①不围堤：在筑堤不利于蓄洪、泄洪而地势较高的地区垦种，不围堤亦可保证一季收成，可采用不围而垦的灭螺方案。即在每年秋季退水后，成片开垦滩地、深耕细耙，种植一季夏早熟作物或蔬菜等。垦种必须年年进行，对坑洼进行平整或开沟沥水，使水退滩干，雨停沟干，将耕、耙、种、管、收紧密结合起来，才能使钉螺密度逐渐下降。②矮围垦种：对于不能筑高堤垦种或筑高堤影响蓄洪、泄洪的滩地，或由于地势低洼不筑低堤难以保证一季收成的滩地，可在秋季退水后修筑高出滩面1.5m左右的牢固矮围，矮围内的滩地尽可能深耕细耙，种植夏季早熟作物。矮围建成后，不要随意打开缺口，防止春洪淹没耕地。秋季退水后，对矮围进行加固维修。已垦种处要年年垦种。③高围垦种：对修筑高围不影响蓄洪、泄洪而生产价值大、投资相对较少的湖滩及洲滩，可考虑高围垦种。进行此类工程应经水利部门批准，并在农业、水利、血防等有关部门密切配合下，共同规划、设计、施工、检查、验收，使灭螺要求在施工的各个阶段均得到保证。在筑围堤时，要按农田水利建设要求，配备排灌设备，有效控制水位，并要求平地取土，防止留下堤套、坑洼，形成钉螺孳生地。垦种要全面规划，先垦有螺带，做到成片深耕细耙，不留边角。垦后必须尽快种植，且以种植旱作物为好。垦种须连续数年，以保证灭螺效果。④堵湖汊垦种：有些湖汊汊口较小，汊内可耕面积较大，可采用堵湖汊垦种法。秋季退水后，在汊口筑堤建闸，控制江、河水位。汊内平整土地，连年垦种旱作物。

3. 水淹灭螺　结合水利建设，发展水产养殖水淹灭螺是改变钉螺孳生环境的又一类有效方法，主要包括：①堵湖汊蓄水养殖：在湖汊地势低洼、而汊口较小的地区可采用该法。秋季退水后，在湖汊筑堤建闸，控制水位；在春季钉螺开始产卵时灌水水淹达 8 个月以上。水线以上的有螺地带，应结合改造环境、垦种及药物等方法进行灭螺。②开挖鱼池：湖沼地区的垸内易积水低洼湖滩及沿江两岸地势较高的江滩开挖鱼池，结合养鱼水淹灭螺。开挖鱼池要先将滩面有螺草土铲起，堆在鱼池中央，然后将鱼池内净土逐层堆压在有螺土上，打紧夯实，防止有螺草土暴露在池岸外层。鱼池建成后，每年秋季要清除池边杂草，发现钉螺要及时处理。废沟、废塘也可以改建成鱼池。鱼池使用后，应结合清塘定期以药物对鱼池进行处理，以防止钉螺在鱼池中孳生。③修建水库或山塘：山丘地区可结合治山治水对有螺山凹或山内小坝修建山塘、小水库，使有螺环境长期淹没，以达到灭螺并促进经济发展的目的。水库和山塘建成后应加强监测以防止钉螺扩散。

4. 水改旱灭螺　水改旱是改变钉螺孳生环境，从而达到灭螺目的一种有效灭螺方法，适用于水网型流行区、湖沼型垸内水网流行区和山丘型平坝流行区。其方法是按园田化建设要求，开挖深沟大渠，降低水位，保持田中常年无水。改种水生作物为旱地作物，从而降低钉螺密度。有些地区采用水旱轮作，既可消灭钉螺，亦可调整种植产品结构。

5. 其他方法灭螺　①水泥沟：结合农田水利建设修建水泥沟，使得沟底平坦无杂草，水流畅通，钉螺难以孳生。②改明渠为暗渠：结合农田基本建设，将有螺沟改为管道式暗渠，改变钉螺孳生环境。

（五）化学和物理方法相结合灭螺

在山丘型流行区的钉螺主要分布于浸杀、喷洒（粉）和铲草皮沿边药浸等常用的药物灭螺方法难以实施或效果不明显的复杂环境中，在这些环境中可因地制宜选用下列方法灭螺，以达到降低钉螺密度的目的。

1. 黑地膜覆盖灭螺　清除现场杂草或使残存的草根高度低于 5cm 后，采用黑色塑料地膜覆盖有螺环境，并将黑色塑料地膜边缘用无螺土压盖封严，以保持膜内地面环境呈相对封闭状态，利用阳光照射后地面升温缺氧杀灭钉螺。该法可通过延长覆膜时间，提高膜内地面累积温度来提高灭螺效果。膜覆灭螺对水产养殖无影响，对土层内钉螺和螺卵均有杀灭作用，能有效抑制钉螺第二代的繁殖与孳生。适合多种山丘环境灭螺，特别是水产养殖区的灭螺。

2. 氯硝柳胺泥敷灭螺　适用于山区石沟、石坎灭螺。氯硝柳胺泥敷灭螺需先清除现场杂草，后沿地表面铲下 3cm 的泥土，用氯硝柳胺药液与泥土混匀制成泥浆，将混匀药物的泥浆自下而上涂嵌于石缝中，用泥掌压紧、敷实，使其密封不留空隙。泥敷厚度为 3cm，泥敷后注意泥敷土层的保养，防止泥敷后药泥层快速干燥、开裂。该法是将药物灭螺、土埋灭螺、缓释剂灭螺等方法有机结合在一起，具有药效持续时间长特点，对土表钉螺、土内钉螺和螺卵等均有杀灭作用。

3. 氯硝柳胺堆敷灭螺　先将氯硝柳胺均匀撒在有钉螺孳生的草地上，用药量为 $4g/m^2$，然后将草皮与药物一起铲起，厚度为 2~3cm，堆积成土堆，并将土堆压实，使外表平整无缝。如为渗水草滩可开沟沥水，降低地表湿度。堆敷灭螺结合环境改造灭螺和药物灭螺的优势，将钉螺掩埋在土堆里，长期与药物接触，有利于钉螺的死亡，适用于渗水草滩和荒坡等环境的灭螺。

（六）钉螺复现原因

造成残存钉螺死灰复燃和新螺点出现的原因是多方面的，包括：①原有螺点被查漏或漏查。②随水生生物、芦苇、湖草、船只等载体带入无螺区，或随洪水蔓延扩散到无螺区。③自然环境演变，如江滩泥沙淤积形成适宜钉螺孳生的新滩。④残存钉螺死灰复燃，多为思想松懈麻痹使监测工作放松，或为经费和人力受限，使监测力度不够和方法不力。

由于残存钉螺的复燃和新螺点出现，加上社会、经济和人类行为因素的影响，如城乡间流动人口增加、家畜交易频繁，为传染源扩散创造了条件，使流动人畜中的传染源进入有螺区，造成人群感染血吸虫。

五、粪便管理

含有日本血吸虫虫卵的粪便污染水体，毛蚴孵出后感染钉螺，形成含有尾蚴的感染性钉螺。尾蚴逸出就会造成血吸虫感染和疾病流行，因此管好粪便是控制血吸虫病传播的一项重要措施。

（一）防止粪便污染

将河、湖、塘、沟等边的粪缸、粪池和厕所迁移到远离水源的地方，并尽可能做到搭棚加盖，防止雨水冲刷而外溢。不要在河、湖、塘、沟中洗刷马桶和粪具。湖沼型流行区下湖生产时，应携带粪桶或挖掘临时粪坑，用过后就地取土深埋，不要随地大便。渔船民等水上流动人员应在船上配备马桶，在船只停泊地修建粪池、厕所或收粪船，禁止将粪便倒入水体中和使用新鲜粪施肥。对有螺洲滩封洲禁牧，提倡在无螺区放牧或建立安全牧场。流行区实施以机代牛、家畜圈养，从而加强畜粪管理。

（二）杀灭粪便中虫卵

人畜粪便是农村普遍使用的重要有机肥料，但粪便须经无害处理后方可使用。杀灭粪便中血吸虫虫卵方法有以下几种：①高温堆肥法：可将人畜粪便与杂草、作物秸秆有机物堆积起来，利用微生物分解作用使肥堆中温度升高，从而起到杀虫卵作用。②密封贮存法：利用粪尿分解后产生化学物质杀死虫卵中的毛蚴。粪、尿按 1:5 比例混合后密封、沉淀发酵，夏季一般需贮存 3~5 天，冬季 7~10 天，即可杀死虫卵。③沼气池建设：沼气池主要是沉卵作用，但建沼气池不仅能解决部分能源问题，而且具有卫生学意义。目前所提倡建设的与厕所、畜圈相连接的家用三格式化粪池更具有综合效益。

六、安全用水

为日本血吸虫病流行区居民提供不含血吸虫尾蚴的饮用水和生活生产用水，避免血吸虫感染，即安全用水是预防血吸虫病的重要措施。

（一）提供安全水源

因地制宜，提供安全水源。可在河边或溪边开挖浅井，使疫水通过地下砂尘自然过滤流入井中，成为无尾蚴的水。也可建土井或砖瓦井，并在井旁修建洗物池和排水沟。井址应远离厕所和粪池，以免污染水源。在房前屋后打手压机井，取地下深层水饮用。在洲滩作业时，可选择无螺环境开挖饮用水专塘或对原有水塘采取灭螺措施，灭净钉螺后再使用。在血吸虫病流行区人口密集的城镇和村庄，普及建设自来水设施，以达到安全用水的目的。

（二）处理生活用水

渔船民等水上流动人群以及仍使（饮）用湖、河、塘、沟水的居民，可将水烧至60℃以上从而杀灭尾蚴；或采用在每50L水中加入1g氯石灰或0.5g次氯酸钙（漂白粉精片），搅拌均匀15分钟后再使用；或在每50L水中加入12.5g生石灰，搅匀30分钟后达到灭蚴效果后使用。

七、个人防护

人接触疫水次数越多、面积越大，感染血吸虫的机会也越高。因此，采取必要的防护措施，对于控制血吸虫病具有十分重要的意义。个人防护包括采用物理和化学方法杀灭或排除水体中的尾蚴和防止尾蚴侵入人体或杀灭童虫。

（一）改变易感环境

对人、畜活动频繁、有感染性钉螺的地区，可采取环境改造灭螺以降低水体感染性。垸外高危地带修筑挡浪墙、护堤平台、隔离沟等，阻止或减少人、畜接触疫水。对人、畜活动较多且一时难以灭螺或彻底改造的有螺环境，尽量减少或避免接触疫水。在感染高峰季节，可在田中或高危水域使用氯硝柳胺展膜剂，或撒茶子饼、生石灰等杀灭水体中尾蚴。茶子饼按每$10m^3$水体0.5kg，生石灰按每$10m^3$水体3~3.5kg剂量施用。

（二）改进生产方式

在流行区实施农业产业结构调整，种植旱作物，发展水产养殖业。对水上作业进行技术革命和改造，改进生产工具或操作方法，尽可能减少作业人员接触疫水。采用语言警示器或警示牌，或设立宣传哨卡等，劝阻人群到疫水中游泳、洗涤及捉鱼摸虾，教育儿童不接触疫水。

（三）使用防护药具

防护药品种类较多，但一般持效4~8小时，如工作时间超过有效期则应第2次涂药。主要防护药有15%苯二甲酸二丁酯乳剂、苯二甲酸二丁酯油膏、苯二甲酸二丁酯复方乳剂、皮避敌、防蚴笔等。使用缠布绑腿、桐油布袜、长筒胶靴、尼龙防护裤、手套等防护用具，可以阻止尾蚴侵入人体。若以药物浸渍布料，防护效果更好。

（四）口服预防药物

1. 青蒿琥酯　青蒿琥酯对不同发育期的日本血吸虫均有杀灭作用，且以虫龄6~10天的童虫最为敏感，故可预防血吸虫病发生。对于在疫区长期接触疫水的高危人群，预防可从感染季节开始，在接触疫水后7天口服6mg/kg青蒿琥酯，以后每隔15天服药1次，直至感染季节结束，并于末次服药后7天再加服1次。对于短期接触疫水人群，可根据接触疫水时间长短分别采取不同青蒿琥酯预防方案：①接触疫水1个月以内者，于接触疫水后，7天口服6mg/kg青蒿琥酯1次，以后每隔7天服药1次，脱离接触疫水后7天再服1次。如接触疫水持续时间不到7天，则于首次接触疫水后第7天服药1次，第14天和第15天各服1次，共3次。②接触疫水1~2个月者，于接触疫水后7天首服6mg/kg青蒿琥酯，以后每隔 7~10 天服药 1 次，脱离接触疫水后 7 天再加服 1 次。③接触疫水 3 个月以上者，于接触疫水后，每隔 7~15 天口服 6mg/kg 青蒿琥酯，脱离接触疫水后 7 天再加服 1 次。服药时间以饭后为宜，用药后避免高空、水上作业，严重心、肝、肾功能不全者忌用。

2. 蒿甲醚　蒿甲醚对不同发育阶段的血吸虫，特别是对虫龄为 5~21 天的童虫有较好的杀灭作用，故可用于预防人群感染血吸虫病。在血吸虫传播季节开始使用，或在接触疫水 7~15 天后口服 6mg/kg 蒿甲醚。在持续接触疫水期间，每 15 天服 1 次相同剂量的蒿甲醚，直到传播季节结束，并于末次服药后 7~15 天再服 1 次。该方案适用于疫区持续接触疫水的高危人群，包括农民、渔民和水上作业人员。用于短期接触疫水者的预防方案：①接触疫水 1~3 天者，于末次接触疫水后 1~2 周，每天口服 6mg/kg 蒿甲醚，连服 2 天。②接触疫水 1 周以内者，于脱离接触疫水后 1 周服用 6mg/kg 蒿甲醚 1 次，1~2 周后再服用 1 次，或将 2 次间隔服药改为连续 2 天服药。③接触疫水半个月内者，于脱离接触疫水后服用 1 次 6mg/kg 蒿甲醚，1~2 周后再服 1 次。④接触疫水 1 个月或 1 个月以上者，在持续接触水期间，每 15 天服 1 次 6mg/kg 蒿甲醚，脱离接触疫水后 1~2 周再服 1 次。早期孕妇禁用，有严重肝、肾功能障碍，有药物过敏感史及血液病者忌用。

八、健康教育

接触疫水而感染日本血吸虫是人们不良卫生行为引起的。居民对血吸虫病防治知识了解得越多，接触疫水的频率和血吸虫感染率就越低；反之，接触疫水人次和血吸虫感染率则高。通过健康教育普及宣传血吸虫病防治知识，增强人群防病意识，改变不健康行为和习惯，提高个人防护技能、降低血吸虫感染。宣传预防控制血吸虫病的政策、策略和措施，可以提高人群参与防治血吸虫病的意识和接受检查、治疗的依从性，因而健康教育是预防控制血吸虫病的一项重要措施。健康教育不同于传统的卫生宣传，是有目标、有计划、有组织、有评价的干预活动。

1. 摸清情况　通过调查了解社区接触疫水的行为方式、频度、原因、观念、习惯、居民的健康知识，以及当地疫情资料、卫生资源、经济状况等，对当地血吸虫感染和传播问题进行调查。调查方法有访问、讨论、询问调查表等。

2. 制订计划　根据调查研究的基础资料制订计划，首先要确定干预目标及目标人群；其次制订具体的干预措施，包括教育内容、教育方法、社区参与方式、材料制作、评价方法和指标、费用和效果等。

3. 组织实施　包括组织队伍、培训人员、制作材料、质量控制、行为干预、经济支持、信息收集、处理和反馈等。

4. 开展评价　评价方法常采用干预前后抽样调查进行比较，也可设对照组对不同时点横断面进行比较。评价指标包括：①教育指标：目标人群血防知识、信念、态度、能力的变化等。②行为指标：接触疫水频度、化疗依从性、参与防治活动积极性等。③疾病控制指标：血吸虫感染率、再感染率、肝脾肿大率等。

九、监测巩固

监测巩固是持续对已阻断和消除地区以及有关潜在流行区人、畜血吸虫感染和钉螺消长动态和趋势及其相关因素进行调查与分析，为制订、评价、调整防治策略和措施提供依据。具体内容应该包括：消除原有流行区隐患，防止外来传染源和媒介的输入，尽早发现新疫点即查清和消灭原疫区以及可疑地区的残存钉螺和传染源，采取措施严格防止外来钉螺和传染源的输入以及对潜在流行区可疑环境和流动人畜进行调查与分析。

监测工作要重视社会、经济和人类行为因素的作用，随着市场经济发展、农村生产生活方式的变化和剩余劳动力的增加，造成了流动人口增加、家畜交易频繁，为血吸虫病传染源扩散创造了条件。在钉螺难以消灭的地区，输入性人畜传染源的进入将有可能使得已阻断的流行环节重新沟通，从而形成新的传播。因而，WHO 认为在无新感染之后至少需要监测 10 年以上。我国提出在达到传播阻断标准后，需要监测 5 年未发现有当地感染的血吸虫病患者、病畜和感染性钉螺，虽可宣布该地区已消除了血吸虫病，但仍需持续实施监测工作，因此监测巩固是一项长期而艰巨的工作。

第十节 案例分析

一、案例

1. 案例一 患者，男性，46 岁，浙江杭州人。自 2008 年 11 月底出现皮肤瘙痒、乏力、发热伴下肢酸痛症状，每天体温午后开始上升，最高达 38.5℃。12 月 8 日至医院就诊，给予中药治疗无效；后至当地村医务室，予抗炎、退热治疗，症状仍未好转；又转至其他医院，经查白细胞增高，医生怀疑"白血病"，建议转上级医院诊治。患者于 12 月 18 日住院进行治疗，检查血常规白细胞总数 12.8×10^9/L，中性粒细胞 37.5%，嗜酸性粒细胞 32.2%，嗜酸性粒细胞绝对值 4.13。经询问病史发现，患者于 2008 年 10 月中旬至安徽省某血吸虫病流行地区下水捕抓野鸭，时间约 5 天，捕抓时身着短裤和长雨靴，但未戴手套。对患者进行免疫学检测结果血吸虫抗体阳性，尼龙绢袋集卵孵化法进行粪检发现大量毛蚴。结合患者临床表现、流行病学史及病原学检查结果确诊为急性日本血吸虫病。

2. 案例二 患者，男性，11 岁，安徽省某市人。2011 年 7 月 13 日患者开始出现皮疹伴发热，呈弛张热，最高体温达 39℃以上，曾在医院以"发热上感"就诊治疗，发热有所好转。血常规示白细胞总数 14.4×10^9/L，嗜酸性粒细胞 4.1%。7 月 27 日因皮疹加剧伴发热，诊断为"荨麻疹"，予以输液治疗后好转，血常规白细胞总数 5.94×10^9/L，嗜酸性粒细胞 14.5%。7 月 30 日发热反复，最高体温达 40℃以上，赴医院检查显示白细胞总数 8.2×10^9/L，嗜酸性粒细胞 16.0%，经门诊输液治疗未见好转。7 月 30 日晚转院治疗，初诊以"急性支气管炎"住院，入院后最高体温达 40.5℃，血常规示白细胞总数 7.0×10^9/L，嗜酸性粒细胞 15.7%，B 超示脾大，根据发热、嗜酸性粒细胞增高、脾大、肝区轻度压痛，结合患者来自血吸虫病流行区，拟诊为"疑似血吸虫病例"，并上报至当地疾控中心。疾控中心对患者进行血吸虫病血清学检查结果阳性，尼龙绢袋集卵孵化法粪检发现大量毛蚴和虫卵。经询问病史，患者于 6 月 15 日前后曾在长江边多次戏水、游泳。根据临床表现结合实验室检测结果，确认该病例为急性日本血吸虫病病例。

3. 案例三 患者，男性，18 岁，在浙江省义乌市某理发店打工，原籍江西省某血吸虫病流行地区。患者于 2015 年 4 月出现无明显诱因头痛，后枕部为主，阵发性隐痛，可自行缓解。伴行走不稳，行走时向两侧偏斜，并有右侧外耳道流液，清亮，偶有脓性分泌物。5

月初回原籍地医院就诊，查头颅 MR 提示颅内占位性病变，转上级医院治疗。5 月 20 日门诊以"颅内占位性病变"收住入院，检查嗜酸性粒细胞百分数 9%，嗜酸性粒细胞绝对数 $1.2 \times 10^9/L$，外耳道渗液涂片提示革兰阳性杆菌，颅内多发占位病变，肺部可及包裹性积液，纤维灶，经该院感染科会诊后建议进一步排查寄生虫感染可能。为排除寄生虫感染，5 月 27 日至疾控中心进行日本血吸虫血清学检测，结果抗日本血吸虫抗体阳性；随即进行病原学检测，其粪便孵出毛蚴。经询问病史，患者自诉 4~5 年前曾在原籍地戏水、游泳接触过疫水。2014 年 5 月患者曾出现发热（体温不详）、腹痛、头晕等症状，食欲差，消瘦明显，曾在某私人诊所诊治后症状好转。2014 年 10 月患者又出现发热，赴医院治疗后好转。根据患者的流行病学史和实验室检测结果，确认该病例为慢性日本血吸虫病。

二、分析

我国流行日本血吸虫病。案例一患者感染血吸虫后潜伏期约一个月左右，尾蚴侵入人体皮肤引起皮肤瘙痒。而持续低热、血液检查周围血液中白细胞数显著增多的症状被误诊为白血病。患者血液中嗜酸性粒细胞明显增高，日本血吸虫病血清学检查结果阳性，病原学检查发现日本血吸虫虫卵，可明确诊断为急性日本血吸虫病。案例二患者感染血吸虫后出现发热，尾蚴侵入人体皮肤引起以瘙痒性丘疹为主要特征的急性炎性皮肤病。童虫在肺内移行引起咳嗽等症状，需与发热、荨麻疹、急性支气管炎等进行区别。急性血吸虫病发病前有多次疫水接触史，发病后出现发热呈弛张热型，嗜酸性粒细胞明显增高，病原学检查阳性等有助于作出诊断。案例三患者在感染血吸虫尾蚴后未及时确诊治疗，引起机体消瘦，并出现腹痛、腹泻等症状。结合血吸虫病血清学和病原学检查，可确诊为慢性日本血吸虫病。

我国对防控日本血吸虫病的力度不断加大，但血吸虫病仍未消灭，因此减少本病的误诊，给患者及时的治疗仍是一项重要的工作。临床医生的血防知识欠缺及血防意识薄弱被认为是误诊的一个重要原因。在综合性医院，医生对血吸虫病往往不够熟悉，未仔细询问疫水接触史，忽视城市和非流行区血吸虫感染的可能。随着城市化发展，人口流动频繁，非疫区人群到疫区接触疫水极易发生急性血吸虫感染。

日本血吸虫病，特别是急性日本血吸虫病临床表现复杂多样，根据感染轻重、病期早晚、虫卵沉着部位以及人体的免疫反应不同，当某一系统临床表现突出时可以掩盖和混淆血吸虫病的表现，极易误诊为某系统疾病。为减少本病的误诊，首先要提高对本病的认识，对夏秋季急性发热性疾病，要详细询问有无疫水接触史。对外周血象嗜酸性粒细胞增多的病例，应及时进行血吸虫病免疫学检查或病原学检查，以便明确诊断。

参 考 文 献

1. 毛守白. 血吸虫生物学与血吸虫病的防治. 北京：人民卫生出版社，1990.
2. 周述龙，林建银，蒋明森. 血吸虫学. 北京：科学出版社，2001.
3. 汪世平. 医学寄生虫学. 北京：高等教育出版社，2004.
4. 吴观陵. 人体寄生虫学. 第 4 版. 北京：人民卫生出版社，2013.
5. 任光辉，梁幼生. 非洲血吸虫病学. 北京：人民卫生出版社，2015.
6. 唐仲璋. 日本血吸虫和童虫在终末宿主体内迁移途径的研究. 动物学报，1973，19：323.
7. 刘书耀，魏德祥. 日本血吸虫毛蚴生态特性的观察. 武汉医学院学报，1983，12：378.
8. 叶嘉馥，孙庆祺. 日本血吸虫尾蚴在水柱中的分布. 血吸虫病研究资料汇编. 上海：上海卫生出版社，1957.

9. 赵慰先,高淑芬.实用血吸虫病学.北京:人民卫生出版社,1996.

10. 周艺彪,陈焱,谢木生,等.化疗降低洞庭湖区家畜血吸虫感染率及传播的作用.中国寄生虫学与寄生虫病杂志,1999,17(4):243.

11. 郑江,郭家钢.动物宿主在中国血吸虫病传播中的地位.中国人兽共患病杂志,2000,16(6):87-88.

12. 袁鸿昌,张绍基,姜庆五.血吸虫病防治理论与实践.上海:复旦大学出版社,2003.

13. 藤嘉昭.动物生态学研究法.北京:科学出版社,1986.

14. 洪青标,孙乐平,周晓农,等.全球气候变暖对中国血吸虫病传播影响的研究 Ⅳ自然环境中钉螺世代发育积温的研究.中国血吸虫病防治杂志,2003,15(4):269-271.

15. 孙乐平,周晓农,洪青标,等.自然环境中日本血吸虫幼虫在钉螺体内发育有效积温的研究.中国寄生虫病防治杂志,2003,16(5):260-262.

16. 周晓农,姜庆五,孙乐平,等.我国血吸虫病防治与监测.中国血吸虫病防治杂志,2005,17(3):161-165.

17. 郝阳,王立英,周晓农,等 江西省鄱阳湖区血吸虫病传播风险及其原因分析.中国血吸虫病防治杂志,2009,21(5):345-349.

18. 孙乐平,黄轶昕,王雷平,等.江滩地区畜主健康教育与耕牛管理控制阳性钉螺的研究.中国血吸虫病防治杂志,2004,16(5):343-347.

19. Korte R,Rehle T,Merkle A.Strategies to maintain health in the Third World.Trop Med Parasitol,1991,42(4):428-32.

20. Pimenitel D,Gerhardt CE,Williams ER,et al.Aspects of schistosomal endemicity in three Puerto Rican watersheds.Am J Trop Med Hyg,1961 10(4):523-529

21. Mott KE. 控制血吸虫病人人有责.国际血吸虫病学术讨论会论文集,1992,11:11-25.

22. 郑庆斯,郑江.社会医学与血吸虫病.天津:天津科学技术出版社,2000.

23. Chen F,Cai WM,Chen Z,et al.Dynamic changes in the collagen metabolism of liver fibrosis at the transcription level in rabbits with *Schistosomiasis japonica*.Chinese Medical Journal,2002,115(11):1637-1640.

24. He YX,Chen L,Ramaswamy K.*Schistosoma mansoni*,*S.haematobium*,and *S.japonicum*:early events associated with penetration and migration of schistosomula through human skin.Exp Parasitol,2002,102:99-108.

25. Steinmann P,Keiser J,Bos R,et al.Schistosomiasis and water resources development:systematic review,meta-analysis,and estimates of people at risk.Lancet Infect Dis,2006,6:411-425.

26. Brown M.Schistosomiasis.Clin Med,2011,11:479-482.

27. Barsoum RS,Esmat G,El-Baz T.Human schistosomiasis:clinical perspective:review.J Adv Res,2013,4:433-444.

28. Colley DG,Bustinduy AL,Secor WE,et al.Human schistosomiasis.Lancet,2014,383:2253-2264.

29. Thomas AW,Allen WC,Mallika K,et al.Immunopathology in experimental schistosomiasis//W ES,Daniel GC.Schistosomiasis.Boston:Springer Science and Business Media.Inc,2005,125-140.

30. Ross AG,Vickers D,Olds GR,et al.Katayama syndrome.Lancet Infect Dis,2007,7:218-224.

31. Gryseels B,Polman K,Clerinx J,et al.Human schistosomiasis.The Lancet,2006,368:1106-1118.

32. L K.Schistosomes causing cercarial dermatitis:a mini-review of current trends in systematics and of host specificity and pathogenicity.Folia Parasitol(Praha),2007,54:81-87.

33. 杜晓峰,鞠川,胡薇.血吸虫尾蚴侵染分子机制研究进展.中国血吸虫病防治杂志,2013,25(6):664-667.

34. 中华人民共和国卫生部.血吸虫病诊断标准(WS261-2006).北京:人民卫生出版社,2006.

35. 任光辉.临床血吸虫病学.北京:人民卫生出版社,2009.

36. 邓维成,曾庆仁.临床寄生虫病学.北京:人民卫生出版社,2015.

37. 李岳生.血吸虫病诊断与治疗.北京.人民卫生出版社,2006.

38. 卫生部疾病控制司.血吸虫病防治手册.第3版.上海:上海科技出版社,2001.

39. 李岳生．血吸虫病实用防治技术．北京．人民卫生出版社，2010．

40. 俞丽玲，闻礼永．日本血吸虫分子诊断抗原（抗体）研究进展．国际流行病学杂，2006，33（4）：284．

41. 赵富金．晚期血吸虫病的腹部 CT 表现和特征．中国临床医学影像杂志，2001，12（4）：267-268．

42. 杨文广，汪海滔，贾济波，等．晚期血吸虫病肝硬化螺旋 CT 影像特征．中国血吸虫病防治杂志，2010，22（2）：110-181．

43. Bezerra AS，D'Ippolito G，Caldana RP，et al.Chronic hepotosplenic *schistosomiasis mansoni*: magnetic resonance imaging and magnetic resonance angiography findings.Acta Radiol，2007，48: 125-134．

44. Lambertucci JR，Silva LC，Andrade LM，et al.Magnetic resonance imaging and ultrasound in hepatosplenic *schistosomiasis mansoni*.Rev Soc Bras Med Trop，2004；37:333-337．

45. Lambertucci JR，Andrade LM，Pinto-Silva RA.Magnetic resonance imaging of the liver in hepatosplenic *schistosomiasis mansoni*.Rev Soc BrasMed Trop，2002，35:679-680．

46. Saygili OB，Tarhan NC，Yildirim T，et al.Value of computed tomography and magnetic resonance imaging for assessing severity of liver cirrhosis secondary to viral hepatitis.Eur J Radiol，2005，54:400-407．

47. 朱永辉．脑型血吸虫病临床研究进展．预防医学论坛，2006，12（6）：705-707．

48. Ly JN，Miller FH.Periportal contrast enhancement and abnormal signal intensity on state-of-the-art MR images. AJR，2001，176:891-897．

49. Bezerra AS，D'Ippolito G，Caldana RP，et al.Differentiating cirrhosis and chronic hepatosplenic schistosomiasis using MRI.AJR，2008，190:201-207．

50. 邓维成，杨镇，谢慧群，等．日本血吸虫病的诊治—湘鄂赣共识．中国血吸虫病防治杂志，2015，27（5）：451-456．

51. 沈丽英，于小仙．金标免疫渗滤法（DIGFA）快速检测血吸虫循环抗原的研究，中国人兽共患病杂志，2000，16（1）：12-14．

52. 张素娥，汤易，施晓华，等．金标抗 r-SJC26GST 多克隆抗体斑点免疫金渗滤法检测血吸虫循环抗原的研究．中国血吸虫病防治杂志，2000，12（5）：265-267．

53. 郑葵阳，杜文平，刘宜升，等．快速斑点免疫金染色法检测抗日本血吸虫抗体方法的建立与初步应用．中国人兽共患病杂志，2003，19（3）：89-94．

54. 郑葵阳，郑霞，杜文平，等．四种抗原用于 Dot-IGSS 和 Dot-ELISA 诊断日本血吸虫病的比较．中国血吸虫病防治杂志，1994，6（2）：75-78．

55. 郑葵阳，杜文平．快速斑点免疫金染色法检测抗日本血吸虫病人血清抗体的初步研究．中国现代医学杂志，2002，12（24）：71-72．

56. 陈红根，曾小军．单克隆抗体生物素–亲和素系统诊断日本血吸虫病的研究．中华预防医学杂志，2006，40（4）：244-247．

57. 闻礼永．血吸虫病监测手册．北京：人民卫生出版社，2014．

58. Wang LD，Chen HG，Guo JG，et al.A strategy to control transmission of Schistosoma japonicum in China.N Engl J Med，2009，360（2）：121-128．

59. 黄一心，肖树华．抗蠕虫药吡喹酮的研究与应用．北京：人民卫生出版社，2008．

60. 王陇德．认真贯彻条例促进我国血吸虫病防治策略的改变．中华预防医学杂志，2006，40（4）：219-220．

61. 毕研云，图立红，李枢强，等．我国常用的灭螺方法．生物学通报，2006，41（11）：17-18．

62. 唐崇惕，唐仲璋．中国吸虫学．福州：福建科学技术出版社，2005．

63. 王陇德．中国控制血吸虫病流行的关键是管理好人畜粪便．中华流行病学杂志，2005，26（12）：929-930．

64. 吴中兴，郑葵阳．实用寄生虫病学．南京：江苏科学技术出版社，2003．

65. 李理，张剑锋，严晓岚，等．浙江省 192 例输入性血吸虫病患者流行病学特征分析．国际流行病学传染病学杂志，2012，39（2）：114-116．

第七章 国际合作

第一节 中国与国际血吸虫病合作项目

新中国成立后，在党和政府的领导下，经过卫生、农业、水利等有关部门的协同努力，曾严重威胁我国南方 12 省（自治区、直辖市）的血吸虫病得到了有效控制，取得了举世瞩目的成绩。我国政府一直以来把血吸虫病列为疾病预防控制的重点，制订并实施了血吸虫病防治规划，各级专业机构密切结合实践开展科学研究和防治工作。同时世界银行血防贷款项目、热带医学研究中心（TMRC）项目以及提供广泛合作与交流的国际合作项目也发挥了重要作用。

一、世界银行血防贷款项目

20 世纪 80 年代末，基于当时经济状况、血吸虫病防治面临的严峻形势和防治中的问题，我国政府旨在引进先进的管理模式以提高血防投入的效益，达到减少和控制血吸虫病的目标，积极争取获得了世界银行血防贷款。该项目以湖沼地区、大山区为重点，覆盖了湖北、湖南、江西、安徽、江苏、浙江、云南和四川等 8 个省的 219 个县。项目于 1992—1998 年实施 8 年，湖南、湖北和云南三省延续至 2001 年完成。截至 2001 年年底，血防贷款项目实际投入 10.879 亿元，其中贷款 4.91 亿元，配套 5.97 亿元。

卫生部地方病防治司于 1992 年成立了血防贷款项目办公室，负责血防贷款项目的计划、实施、协调。在原卫生部统一领导下，各级血地防办公室和专业机构完成查病 63 375 009 人，化疗 18 925 688 人、其中化疗高危人群 4 883 701 人；检查耕牛 1 688 428 头，治疗耕牛 2 234 634 头；查螺面积 963 650hm²，药物灭螺 284 669hm²，环改灭螺 104 534hm²；在高、中、低度流行区疾病监测共 3699 村次。初步建立了全国血防健康教育网络，有 15 万人次参加了血防健教培训班，各地还特别制作了中小学校课本 231.8 万册，疫区学生的血防健教覆盖面接近 100%。项目实施受益人口 747 万。项目期间，各级专业机构及高等院校举办了包括流行病学、免疫诊断、计算机、社会医学等各种技术培训班 4312 期，培训 4 057 775 人次。选拔了一批管理和专业技术人员出国进修、考察和学术交流，提升了血防管理与专业技术骨干的业务水平。在项目资金的支持下，有 245 项课题开展了卓有成效的科学研究。此外，世界银行和原卫生部每年组织 2 次现场督导，为项目的实施进行了质量控制，保障项目达到了减少和控制血吸虫病的预期目标，使患者数、居民粪检阳性率、病牛数、耕牛粪检阳性率分别下降了 48.78%、55.28%、47.08%、51.78%；感染性钉螺密度在高、中、低度流行区分别下降了 75.0%、90.0% 和 87.5%。项目结束后，防治效果依然持续显著，钉螺自然感染率维持在较低水平，血吸虫病疫情得到了有效控制。到 2001 年，项目省共有 47 个县达到血吸虫病传播控制标准，82 个县达到血吸虫病传播阻断标准。

该项目的工作经验可以总结为：一是强化了政府重视，部门协调，社会参与的工作机制。每年由国务院主持召开全国血防工作会议。在财政紧张的情况下，政府积极落实配套资金，尽可能地满足了血防工作的需要。卫生、农业（畜牧）、水利、财政等部门在项目执行过程中，各司其职，密切配合，认真履行各自承担的职责和防治任务。二是血防贷款项目促进了全国血防工作计划。血防贷款项目以疾病控制为目标，采取以化疗为主、药物灭螺为辅、结合有限的环境改造的防治策略，同时在中国血吸虫病防治实际工作中，提出了坚持"因地制宜、分类指导、突出重点、标本兼治"的血防工作指导原则，在全国血防工作中起到了指导和引领作用。三是坚持科研为防治工作服务的方向，开展了多学科、全方位的技术协作，为项目顺利实施、取得更大成效提供了技术保障。同时调动了中、青年科研工作者参与的积极性，血吸虫病防治领域国际合作与交流得到了提升。四是项目管理的科学化、规范化为全国血防工作的管理提供了宝贵经验。

二、热带医学研究中心（TMRC）项目

由中国预防医学科学院寄生虫病研究所（现为中国疾病预防控制中心寄生虫病预防控制所）牵头并任项目负责人的美国 NIH/NIAID 资助的热带医学研究中心（TMRC）项目，共两期，执行期限为 1997—2007 年。该项目的合作团队包括美国费城自然科学院、耶鲁大学以及澳大利亚昆士兰医学研究所及国内的近 10 个研究院所。主要对 5 个主题开展科学研究：①日本血吸虫基因组，功能基因组及遗传变异。②日本血吸虫生态遗传学。③日本血吸虫传播动力学及环境变化对防治策略的影响。④钩虫种群遗传学及在中国的传播模式。⑤肺吸虫遗传变异。在国际杂志发表 200 余篇研究论文。与上海人类基因组中心等单位合作的基因组团队获得了突破性研究进展，在 Nature Genetics 及 Nature 首次发表日本血吸虫转录组及基因组，以及在其他前沿杂志发表了功能基因组及相关研究成果。有关日本血吸虫基因组的一系列研究成果获 2013 年国家自然科学奖二等奖，2013 年上海市科学技术奖一等奖。同时，项目为我国血吸虫病防治事业培养了一批中青年科研人员，促进了血吸虫病基础研究。

三、亚洲血吸虫病与其他人兽共患病区域网络（RNAS+）

1998 年，我国寄生虫病专家积极参与倡导成立了亚洲血吸虫病与其他人兽共患病区域网络（RNAS+）。该网络旨在加强中国、柬埔寨、印度尼西亚、老挝、菲律宾等国在血吸虫病等蠕虫病研究与控制方面的合作。成立近 20 年来，它在推动该区域血吸虫病等蠕虫病的早期、快速诊断、预测预警等方面发挥了积极的作用。

四、中非消除血吸虫病机构合作网络（简称 INCAS）

鉴于中非在消除血吸虫病进程中面临着相同的挑战与机遇，也具有合作基础与发展前景，中非血吸虫病专家为推进全球消除血吸虫病的进程，积极倡议成立了中非消除血吸虫病机构合作网络（简称 INCAS）。该网络于 2015 年 4 月 23 日在马拉维首都利隆圭成立。

成员包括中国、马拉维、马里、尼日尔、喀麦隆、苏丹、桑给巴尔、坦桑尼亚、赞比亚、津巴布韦等国。该网络组织构架目前在中国疾病预防控制中心寄生虫病预防控制所与世界卫生组织非洲区办公室的血吸虫病防治专家共同协调下，不断推进各专业机构间的合作，特别是中国血吸虫病防治经验的输出与传播。

五、WHO 合作中心

1979 年，世界卫生组织正式确认中国医学科学院寄生虫病研究所（现为中国疾病预防控制中心寄生虫病预防控制所）为 WHO 疟疾、血吸虫病和丝虫病合作中心，这是 WHO 在中国最早建立的合作中心之一（现为 WHO 热带病合作中心）。之后，湖南省血吸虫病防治研究所被确认为湖区血吸虫病合作中心。合作中心的确认，为我国血吸虫病防治和研究机构搭建了与 WHO 合作交流的桥梁，同时提供了信息交流、人员培训的平台，使得中国血吸虫病科研防治人员有更多机会获得 WHO 培训与项目资助机会，为青年人才的成长奠定了良好基础。

六、里昂·伯尔纳奖

特别值得一提的是，在 1984 年举行的 37 届世界卫生大会上，中国医学科学院寄生虫病研究所（现为中国疾病预防控制中心寄生虫病预防控制所）毛守白教授获世界卫生组织授予的里昂·伯尔纳奖，以表彰他在血吸虫病研究中做出的贡献。此外，我国有十来名血吸虫病专家先后担任 WHO 血吸虫病专家咨询委员会或咨询团成员，为血吸虫病的诊断、疫苗、药物、预测等提供咨询服务。

第二节 国际组织援助血吸虫病项目

近几年来，在世界卫生组织（WHO）的积极行动下，被忽视的热带疾病（neglected tropical diseases，NTDs）越来越得到国际社会的重视。这类疾病正在威胁着全球 10 多亿人口的生命与健康，由于不会导致大规模的疫情传播和人口死亡，且流行地区通常集中在贫困国家，所影响到的人群几乎没有政治话语权，且很少出现在国家和国际的工作议程之中，长久以来一直没有引起公众和媒体的关注，因此被统称为被忽视的热带病。然而，这些疾病造成痛苦是巨大的，人们再也不能无声无息地忍受着了。2010 年 10 月，WHO 首次发表了有关消除 NTD 的全面研究报告，其中涵盖了 17 种目前在贫困地区持续肆虐的 NTD，及其对感染者的健康和生活所带来的危害和痛楚，同时为控制 NTD 的行动制订了干预战略。

撒哈拉沙漠以南的非洲地区生活着世界上最贫穷的人群，该区域有超 5 亿的人感染了 NTD，造成的社会经济负担是该区域疟疾的一半，结核病的两倍。高达 85% 的 NTD 是寄生虫感染性疾病，第一位的是钩虫感染，患病人数约为该区域 NTD 总数的一半；第二位是血吸虫病，约有 2 亿人感染，同时非洲地区的血吸虫病例可占目前全球血吸虫病总病例数的 93%，因此全球抗击 NTD，特别是抗击血吸虫病战役的主战场应该是在非洲。

很多国家和国际组织参与非洲地区血吸虫病防治项目（表 7-1）。目前参与全球血吸虫病防治的组织主要有世界卫生组织（WHO）、血吸虫病控制行动组织（Schistosomiasis

Control Initiative，SCI)、美国国际开发总署（United States Agency for International Development，USAID）等；血吸虫病评价和研究联盟（The Schistosomiasis Consortium for Operational Research and Evaluation，SCORE）负责优化血吸虫病防治方案，帮助血吸虫病防治项目管理者更有效地开展疾病控制工作。

一、世界卫生组织（WHO）

WHO 项目控制血吸虫病战略的重点是使用吡喹酮进行定期和针对性的全民治疗（MDA）。项目要求定期化疗高危人群中的所有患者，并与健康教育以及安全用水工程和提高卫生服务条件相结合。有针对性的化疗对象是高度流行区的所有居民、在校儿童。流行区中高感染风险人群，如从事与受感染水体接触的职业人群（渔民、农民、灌溉工人等），以及在从事家务劳动中与受感染水接触的妇女。服药频率视学龄儿童中的感染率或可见血尿的发生率而定。在高传播区，开展连续数年反复治疗。对风险人群的定期治疗将治愈轻微病症，并防止受感染的个人发展为严重慢性病。吡喹酮的易得性是影响血吸虫病控制工作的一项重大限制因素。WHO 项目资助国家较多，如中非共和国、贝宁、肯尼亚等国家。然而被报道在这些国家化疗覆盖率较低，现有数据显示，在需要治疗的患者中，只有 10% 的人在 2011 年得到了治疗。

2001 年，在第 54 届世界卫生大会上，通过了关于血吸虫病和经土壤传播的蠕虫感染的 WHA54.19 号决议：①在感染处于低水平的地区持续开展成功的控制活动，以便消灭作为公共卫生问题的血吸虫病；并重视在高度感染地区实施或加强控制血吸虫病，同时监测药物质量和药效。②确保向流行地区的所有卫生机构提供治疗血吸虫病基本药物，以便治疗临床病例以及处于高发病率风险的人群如妇女和儿童。敦促会员国、秘书处和合作伙伴向血吸虫病流行国家提供支持以扩大控制规划，目标是消除该疾病。到 2010 年时实现向具有发病危险的至少 75%，乃至 100% 的所有学龄儿童定期进行化疗。

2011 年，在第 65 届世界卫生大会上，通过了关于血吸虫病和经土壤传播的蠕虫感染的 WHA65.21 号决议：对 2010 年未能实现 WHA54.19 号决议制订的目标，即向具有发病危险的至少 75% 学龄儿童定期进行化疗的最低指标，呼吁所有血吸虫病流行国家：①重视预防和控制血吸虫病，分析和制订具有渐进目标的可行计划，强化控制措施并加强监测。②充分利用非卫生规划来改善环境，以便阻断血吸虫病的传播并加速消除中间宿主。③确保提供基本药物。敦促会员国、秘书处和合作伙伴向血吸虫病流行国家提供支持以扩大控制规划。目标是 2020 年全球范围内消除血吸虫病。

二、血吸虫病控制行动组织（SCI）

血吸虫病控制行动组织（SCI）始建于 2002 年，资金来自于比尔盖茨基金、美国国际开发总署和日内瓦环球发展慈善机构，旨在帮助非洲国家政府发展血吸虫病防治项目，给予技术支持和后勤保障。2003—2010 年在非洲 10 多个国家开展了血吸虫病防治工作，项目主要内容是以单纯的大范围化疗为主，并整合学校、社区等多方面资源开展工作。项目结束后，部分国家尤其是经济条件相对较好的国家，血吸虫病感染率得到了控制。另外，在贫穷的布基纳法索的效果也令人振奋，实践证明，政府的政治意愿和对各方面资源的整合利用是血吸虫病防治的关键。SCI 在非洲抗血吸虫病工作中做出了较大的贡献，但是在贫穷国家，由于儿童的入学率不够高，仅针对在校学生进行化疗达不到预计效果，必须充分发挥社区和社会资源的功效。

三、血吸虫病评价和研究联盟（SCORE）

血吸虫病评价和研究联盟（SCORE）成立于 2008 年 12 月，该团队以乔治大学为依托，主要解决血吸虫病防治项目中的运筹学问题，建立适宜可行的防治方案。该团队目标是帮助血吸虫病防治项目管理者更有效地开展疾病控制工作，包括控制和消除血吸虫病的新方法、研究和验证新策略和新技术。SCORE 基金项目得到比尔盖斯基金会 5 年的资助。该项目于 2011 年开始实施，其长远规划是在血吸虫高度流行区达到疫情控制，在中度流行区能稳定疫情发展同时转向消除，在低度流行区实现疫情消除。SCORE 项目将集中在灭螺药物的效果评价、环境管理和行政村行为干预等方面，以全力配合桑给巴尔消除埃及血吸虫病。

在肯尼亚西北地区，SCORE 项目试行以社区卫生工作者来进行社区药物分发，并收集居民的意见，将社区居民意见反馈给项目管理者及卫生部门，根据反馈意见及时修正项目中的关键问题，促进项目最优化实行。

四、消除桑给巴尔血吸虫病传播组织（ZEST）

在 SCORE 基金项目的推动下，2011 年，在桑给巴尔的国际组织又组建了联合消除桑给巴尔血吸虫病传播组织（Zanzibar Elimination of Schistosomiasis Transmission，ZEST），该联盟包括桑给巴尔政府及相关部门（卫生部、教育部、水利部、NTD 控制署、公共卫生实验室 PHL）和相关国际组织（WHO、SCI、英国自然历史博物馆、瑞士热带病研究所、伦敦卫生和热带医学学院、新墨西哥大学、SCORE）等。SCORE/ZEST 的目标是：①三年时间消除桑给巴尔岛血吸虫病，五年时间达到传播阻断。②三年时间控制奔巴岛血吸虫病，五年时间消除血吸虫病。③从各种项目中积累经验和保持血吸虫病控制趋势。2010 年中期，桑给巴尔政府表达出在桑给巴尔岛和奔巴岛消除埃及血吸虫病的意愿。在这样的背景下，桑给巴尔被忽视的热带病防治计划从单一防治转向综合模式，采用了综合措施来应对被忽视的热带病（2009—2011）。该计划主要是针对所有埃及血吸虫病的流行区，采取吡喹酮预防性化疗方法、同时结合健康教育和行政村动员活动来巩固化疗效果。ZEST 国际联盟也许诺和桑给巴尔政府一起努力消除埃及血吸虫病。ZEST 国际联盟表示，桑给巴尔的血吸虫病防治重点即将转向综合性防控，并在部分地区消除血吸虫病。

除了化疗外，ZEST 组织也相继开展钉螺控制、健康教育等综合防治血吸虫病措施。球形水泡螺是埃及血吸虫病中间宿主。2011 年 1~8 月，ZEST 研究团队在桑给巴尔部分流行区的行政村开展 70% 氯硝柳胺可湿性粉剂灭螺实验，地点选择开放性水体如湖泊、池塘、缓流小河，每年进行 2 次药物灭螺活动，每次干预后记录药物的使用量，评价灭螺前后水体中钉螺密度变化。健康教育是减少血吸虫病传播的重要途径，依据不同的目标人群、不同疫情程度和不同的环境应开展不同的健康教育措施。2012 年，SCORE/ZEST 项目组在桑给巴尔两岛开展了行为干预等研究。采用"以人为本，村落联动"的原则，对行政村居民实施干预措施（包括传播、感染、治疗、预防等），通过改变人们的行为阻断埃及血吸虫病的传播途径。同时，聘用当地专业人员采用小组讨论和深度访谈的形式调查行政村组织者、宗教组织者、老师、父母的意识和行为特征。调查结果表明，尽管两个岛有近 20 年的血吸虫病化疗史，但是从某种程度上来讲，健康教育手册、行政村疾病传播教育等工作还处在初级阶段。作为导致血吸虫病高发的原因之一，这一结果和很多非洲国家的报道相似。目前两岛影响血吸虫病传播的主要行为如下：①儿童在池塘和小溪中撒尿。②儿童在相同的溪水和池塘中嬉戏、洗衣。SCORE/ZEST 组织以该调查结果为基础，结合当地的文化和社会规范，与地方行政单位联合，制订了更为人性化的干预措施。

五、美国国际开发总署（USAID）

美国国际开发总署（USAID）在非洲 15 个国家开展了被忽视的热带病防治项目。项目从 2006 年开始，共持续五年，其中包括血吸虫病防治项目。USAID 项目推行方法主要是整合国家现有的疾病控制项目，依靠该国卫生部进行领导，通过社区、学校、卫生医疗点、家庭等途径，对学龄儿童和高危人群进行化疗，力争化疗覆盖率最大化，以降低血吸虫病病死率、感染率，并最终消除血吸虫病。

2006—2011 年（2007 年除外），项目在马里的试点地区，每年均有 80% 以上的学龄儿童接受了砒喹酮化疗，共治疗患者超过 2000 万人次。

Merck KGaA 公司每年捐赠吡喹酮用于治疗非洲血吸虫病。2012 年 1 月 30 日，该公司承诺通过 WHO 将捐赠吡喹酮片剂的数量增加 10 倍，即从每年 2500 万片增长到 2.5 亿片，此外，Merck KGaA 公司还将资助血吸虫病的宣传教育和钉螺控制项目，通过综合控制措施消除桑给巴尔血吸虫病。

直到今天，撒哈拉以南的多个非洲国家尚未能建立起全国范围消除血吸虫病的项目。在许多低流行地区，只要提供足够的资源，并能得到政府的重视，消除血吸虫病是可以实现的。许多国家已经将消除血吸虫病作为重大工作来进行。通过学习成功的防治经验，以及来自全球其他国家的帮助，非洲国家在 2020 年完成 WHO 的控制血吸虫病目标，仍然任重而道远，但已经在一步一步地前行中。

表 7-1　非洲地区 2003—2010 年血吸虫病防治项目

国家	2010 年全国人口（千人）	2003 年预计血吸虫病感染率	防控项目	2010 年现有感染人数	2010 年报道化疗人数	2010 年化疗覆盖率	2010 年估计血吸虫病感染率
阿尔及利亚	35 423	7.7	–				< 10
安哥拉	18 493	44.4	–	5 317 958			28.8
贝宁	9872	35.5	MOH;WHO	3 265 981	364 697	5	33.1
博茨瓦纳	1953	10		197 757			10.1
布基纳法索	16 097	60	SCI;USAID	4 886 012	4 702 956	36.1	30.4
布隆迪	9553	13.3	SCI	1 135 848			11.9
喀麦隆	19 662	12	MOH; USAID	4 531 896	1 048 206	6.1	23.1
维德角	567	0	–				non-endemic

续表

国家	2010年全国人口（千人）	2003年预计血吸虫病感染率	防控项目	2010年现有感染人数	2010年报道化疗人数	2010年化疗覆盖率	2010年估计血吸虫病感染率
中非	4592	10	MOH;WHO	450 595	222 981	5.8	9.8
乍得	11 715	22.5	–	4 997 975			42.7
科摩罗	902	0	–				non-endemic
刚果	4011	34.2	–	1 286 624			32.1
科特迪瓦	20 375	40	MOH;SCI;WHO	8 628 298			42.4
刚果民主共和国	69 010	28.2	–	19 157 807			27.8
吉布提	877	< 10.0	–				non-endemic
赤道几内亚	545	2	–	13 868			2.5
厄立特里亚国	5323	7.2	–	377 288			7.1
埃塞俄比亚	89 566	7.1	–	6 026 639			6.7
加蓬	1390	45.5	–	682 394			49.1
冈比亚	1845	30	–	525 220			28.5
加纳	24 890	72.5	MOH;USAID;WHO	17 644 805	1 739 838	7.2	70.9
几内亚	10 028	25.8	–	2 659 149			26.5
几内亚比绍	1853	30	–	494 214			26.7
肯尼亚	40 645	23	MOH;WHO	9 396 937			23.1
莱索托	2044	< 10.0	–				non-endemic
利比里亚	4311	24	SCI	984 424			22.8
马达加斯加	21 299	55	MOH;WHO	11 087 896	834 365	5.2	52.1
马拉维	15 037	7.7	MOH; SCI;WHO	6 725 050	1 682 361	13.4	44.7
马里	13 506	60	SCI;USAID	3 996 931	4 483 715	42.1	29.6
毛里塔尼亚	3363	27.4	MOH;WHO	921 902			27.4
毛里求斯	1291	0.9	–				< 10
莫桑比克	22 635	69.8	MOH;SCI;USAID;WHO	16 326 177	488 359	2.6	72.1
纳米比亚	2157	0.6	–	13 272			0.6
尼日尔	15 791	26.7	MOH;SCI;USAID	2 145 350	2 716 775	21.4	13.6

续表

国家	2010年全国人口（千人）	2003年预计血吸虫病感染率	防控项目	2010年现有感染人数	2010年报道化疗人数	2010年化疗覆盖率	2010年估计血吸虫病感染率
尼日利亚	158 313	23.2	MOH;WHO	36 728 013	2 297 282	1.8	23.2
卢旺达	10 601	5.9	SCI	610 209			5.8
圣多美及普林西比民主共和国	165	3.8	–	6 361			3.9
塞内加尔	13 311	15.3	MOH;WHO	1 966 933	564 684	5.5	14.8
塞舌尔	88	0	–				non-endemic
塞拉利昂	6185	59.5	MOH;USAID;WHO	3 473 610	1 831 383	35.6	56.2
索马里	9486	18	–	1 684 548	8155	0.2	17.8
南非	49 278	10.8	–	5 475 080			11.1
苏丹	41 230	14.9		7 845 817	3841	0.01	19
斯威士兰	1160	25.6	–	307 153			26.5
多哥	7122	26.7	MOH;USAID;WHO	1 703 27xf6	750 508	13.8	23.9
乌干达	34 040	20.4	MOH; SCI	5 407 434	2 655 421	9.8	15.9
坦桑尼亚	43 542	51.5	MOH; SCI	23 189 294	1 298 263	3.6	53.3
西撒哈拉	530		–				non-endemic
赞比亚	12 625	26.6	MOH; SCI;WHO	3 520 541	129 390	1.2	27.9
津巴布韦	13 760	40	–	5 057 616			36.8

第三节 中国援助非洲血吸虫病项目

2013 年 8 月 16 日，《中非卫生合作北京宣言》在京发布，该宣言为中非协力解决血吸虫病等重点卫生难题制订了路线图，开启了中非医疗合作的新篇章。宣言提出，希望通过发展伙伴开展国际合作，逐步探讨并试点开展血吸虫、疟疾、人人享有生殖健康保健、艾滋病、结核病的预防、护理、治疗、辅助等公共卫生合作项目。

在过去 60 多年的防治历程中，中国在血吸虫病的防治策略、技术上中拥有丰富的经验，这些经验适合发展中国家。因此，在《中非卫生合作北京宣言》的框架下，中国与坦桑尼亚、桑给巴尔、马拉维等国家正在拓展血吸虫病防治合作范围和规模，分享在血吸虫病卫生发展中取得的经验，并确保与当地的卫生发展需求相匹配。

血吸虫病是坦桑尼亚桑给巴尔的主要公共卫生问题之一，主要流行埃及血吸虫病，对农村地区儿童健康影响较大，2011 年在桑给巴尔岛和奔巴岛 24 个学校的调查显示，桑给巴尔岛和奔巴岛的血吸虫病感染率分别为 8%（0~38%）和 15%（1%~43%）。自 20 世纪 70 年代后期起，来自世界卫生组织（WHO）、意大利和多个其他国家的机构、组织、专家们就不懈努力着，帮助桑给巴尔治疗和控制血吸虫感染，桑给巴尔卫生部也高度重视血吸虫感染的防控。

一、中国援助桑给巴尔血吸虫病项目

2013 年 3 月 16~27 日，应桑给巴尔卫生部邀请，国家卫生和计划生育委员会国际合作司和疾病预防控制局、中国疾病预防控制中心寄生虫病预防控制所、江苏省卫生厅、江苏省血吸虫病防治研究所和 WHO 组成联合考察组，赴坦桑尼亚桑给巴尔对其血吸虫病防治情况进行了现场考察。考察组通过桑给巴尔岛血吸虫病流行区 3 个不同的有螺环境的考察、低龄学生尿液的检测，初步了解了当地血吸虫病流行特征及学生感染状况，并建议通过三方合作，由中国和 WHO 共同支持桑给巴尔政府控制和消除血吸虫病行动计划。WHO 对此也积极表态，承诺积极推动中国产品氯硝柳胺 PQ 认证工作，并愿意帮助中国和桑给巴尔专家共同起草试点工作计划。2014 年 5 月 21 日，在瑞士日内瓦举行第 67 届世界卫生大会期间，国家卫生和计划生育委员会副主任王国强与 WHO 总干事陈冯富珍、桑给巴尔卫生部长祖马·杜尼·哈吉（Juma Duni Haji）共同签署了关于在桑给巴尔开展血吸虫病防治合作的谅解备忘录。备忘录明确，中国政府将提供资金和技术、WHO 提供技术支持和组织协调，在桑给巴尔开展灭螺与血吸虫病传播控制方法和战略的评价和研究，探索和实施适合当地的血吸虫病防治策略，推动桑给巴尔最终实现消除血吸虫病的防治目标。2016 年 4 月 18 日，根据中国和桑给巴尔政府换文规定，中国政府同意开展援助桑给巴尔血吸虫病防治技术合作项目。经商务部公开招标，由江苏省血吸虫病防治研究所承担项目的具体实施任务，在桑给巴尔开展为期 3 年的血吸虫病防治技术合作项目。桑给巴尔血吸虫病防治三方合作将开拓中非疾病防控的全新合作模式，这为提高非洲医药产品可及性，改善非洲地区卫生状况，加强全球卫生事务中国的协调与合作作用做出了贡献。2016 年 12 月项目先遣组到达桑给巴尔奔巴岛，启动项目实验室与办公室修建工作。2017 年 2 月 15 日，第一批项目组成员到达奔巴岛，目前是第四批项目组成员正在执行项目计划。

二、积极探索中国援非新模式

中国援助桑给巴尔血吸虫病新模式主要体现在，一是积极与当地政府及有关部门、组织合作，推进中国援非项目可持续发展。二是安排相关人员长期驻扎在非洲，与非洲同道共同深入现场开展工作，了解当地公共卫生的真实困难与需求，提出切实可行的解决方法，并现场传授防控先进技术。三是针对桑给巴尔血吸虫病流行现状，借鉴中国成功控制血吸虫病的策略，强调综合防治措施对消除奔巴岛血吸虫病的重要性；四是明确援非项目的抓手是依托中国血吸虫病防控新技术及相关血防产品输出。目前中国产品氯硝柳胺灭螺药和吡喹酮治疗药已通过桑给巴尔食品药品监督局的认证，可以在桑给巴尔现场使用。五是建立有效的项目管理机制和后勤保障措施。建立了中非双方人员的考勤与绩效考核办法，明确了财务管理制度，有效提高了工作人员的积极性和认真负责的态度。

三、开展切实有效的防治工作

项目组将中国成功防控血吸虫病的经验与桑给巴尔流行现状相结合，围绕提升防控能力与推行防控新技术，制订了切实可行的血吸虫病防控计划。目前已经采取的主要措施，一是加强驻地硬件建设。新建的项目办公室与实验室，不但配备了标准化实验台、高速离心机、摄像显微镜、电脑、复印机等先进仪器设备，而且按照功能分区设置了办公室、会议室、检测室、媒介室等，为项目顺利开展提供了保障。二是建立并完善工作制度。项目组参照国内质量管理体系制订了项目质量管理办法，所有项目记录表格均为受控表格，涵盖现场信息采集、样本交接、实验室记录、仪器维护及科学研究等。通过体系管理，非方人员的血吸虫病防控技能得到显著提高，能够按照标准化操作程序，独立完成样本采集、人群问卷、空间信息采集、实验室检测、查灭螺、查治病及数据汇总等工作。三是完善基础疫情数据库建设。因资金缺乏等原因，前期奔巴岛血防工作基本处于停滞状态，基础数据十分缺乏。项目组为准确掌握基础数据，采取入户调查及现场采集的方式，收集人群、水体及螺情数据，并采取统一的编码规则和空间信息采集方法，对所有基础信息进行了规范管理。四是摸清人群血吸虫感染情况（图7-1），开展药物治疗。项目组克服各种困难，对查到的所有血吸虫病患者开展入户调查，填写血吸虫病患者信息表，采取看服下肚的形式给予抗血吸虫药物治疗。五是摸清水体及水泡螺分布情况，开展药物灭螺（图7-2）。六是积极开展健康教育，提高当地学生及居民血防意识（图7-3）。

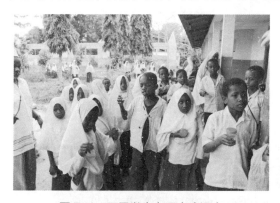

图7-1 开展学生血吸虫病调查

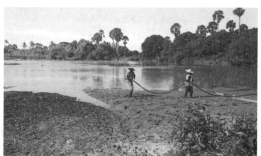

图7-2 开展药物灭螺

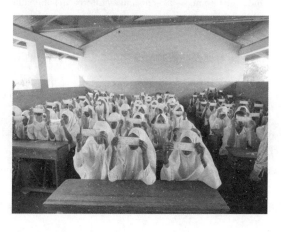

图7-3 开展血吸虫病健康教育

四、中国援非面临的挑战及对策

如何保持援非工作的可持续性，对于公共卫生等技术项目至关重要，也面临着诸多挑战。首先非洲血吸虫病控制主要依赖于外部资助，一旦资金停止，疫情就会很快回升。撒哈拉以南的多个非洲国家尚未能建立起全国范围消除血吸虫病的项目。二是提供的吡喹酮与非洲国家需要的药物数量仍有很大距离，即使得到了吡喹酮，健康基础设施的缺乏也阻碍了药物分配。三是缺乏有效的手段控制媒介螺的扩散。四是缺乏多部门合作。

非洲血吸虫病防治要取得可持续性发展，必须发挥多部门联合援助作用。一要加强领导，建立卫生援非协调机制，优化卫生援外项目的审批、评估及验收程序。二要加强与WHO等国际组织的合作，加速中国防控技术与产品在非洲的推广应用。三要加强与非政府组织NGO等组织的广泛合作，争取多方支援。四要加强中方在项目中主导地位，加快中国参与国际方案、策略制订的能力培养。五要加强非方人员能力建设，除了邀请非方人员来国内接受培训外，重点应增加援非项目的经费、数量、种类和地理范围。六要加强卫生援非专家的队伍建设，选派政治素质高、责任心强、技术强的卫生专家参加援非工作，提高专家待遇，建立一支参与全球卫生治理的专业队伍。

参 考 文 献

1. 卫生部疾病控制司,卫生部国外贷款办公室.世界银行贷款中国血吸虫病控制项目终期评估报告.2002. pp1-15.

2. Tang K,Li Z,Li W,et al.China's Silk Road and global health.Lancet,2017,390(10112):2595-2601.

3. Liu P,Guo Y,Qian X,et al.China's distinctive engagement in global health.Lancet,2014,384(9945):793-804.

4. Minghui R,Guoping L.China's global health strategy.Lancet,2014,384(9945):719-721.

5. Colley DG,Bustinduy AL,Secor WE,et al.Human schistosomiasis.Lancet,2014,383(9936):2253-2264.

6. Xu J,Yu Q,Tchuente LA,et al.Enhancing collaboration between China and African countries for schistosomiasis control.Lancet Infect Dis,2016,16(3):376-383.

7. 任光辉,梁幼生.非洲血吸虫病学.北京:人民卫生出版社,2015.

8. Tchuem Tchuente LA,Rollinson D,Stothard JR,et al.Moving from control to elimination of schistosomiasis in sub-Saharan Africa: time to change and adapt strategies.Infect Dis Poverty,2017,6(1):42.

9. Lai YS,Biedermann P,Ekpo UF,et al.Spatial distribution of schistosomiasis and treatment needs in sub-Saharan Africa: a systematic review and geostatistical analysis.Lancet Infect Dis,2015,15(8):927-940.

10. Uneke CJ.Soil transmitted helminth infections and schistosomiasis in school age children in sub-Saharan Africa: efficacy of chemotherapeutic intervention since World Health Assembly Resolution 2001.Tanzan J Health Res, 2010,12(1):86-99.

11. 杨亚,周艺彪,潘翔,等.中国与非洲血吸虫病流行特征及防治策略对比分析.中国血吸虫病防治杂志, 2015,26(3):328-331.

12. Ross AG,Chau TN,Inobaya MT,et al.A new global strategy for the elimination of schistosomiasis.Int J Infect Dis,2017,54:130-137.

13. Duval D,Galinier R,Mouahid G,et al.A novel bacterial pathogen of *Biomphalaria glabrata*: a potential weapon for schistosomiasis control?.PLoS Negl Trop Dis,2015,9(2):e0003489.

14. Lo NC,Gurarie D,Yoon N,et al.Impact and cost-effectiveness of snail control to achieve disease control targets for schistosomiasis.Proc Natl Acad Sci U S A,2018,115(4):E584-E591.

15. Bergquist R,Zhou XN,Rollinson D,et al.Elimination of schistosomiasis: the tools required.Infect Dis Poverty,

2017,6(1):158.

16. Savioli L,Albonico M,Colley DG,et al.Building a global schistosomiasis alliance: an opportunity to join forces to fight inequality and rural poverty.Infect Dis Poverty,2017,6(1):65.

17. Goatly KD,Jordan P.Schistosomiasis in Zanzibar and Pemba.East Afr Med J,1965,42:1–9.

18. Knopp S,Person B,Ame SM,et al.Elimination of schistosomiasis transmission in Zanzibar: baseline findings before the onset of a randomized intervention trial.PLoS Negl Trop Dis,2013,7(10):e2474.

19. Pennance T,Person B,Muhsin MA,et al.Urogenital schistosomiasis transmission on Unguja Island,Zanzibar: characterisation of persistent hot–spots.Parasit Vectors,2016,9(1):646.

20. Garba A,Toure S,Dembele R,et al.Present and future schistosomiasis control activities with support from the Schistosomiasis Control Initiative in West Africa.Parasitology,2009,136(13):1731–1737.

21. Fenwick A,Webster JP,Bosque–Oliva E,et al.The Schistosomiasis Control Initiative(SCI): rationale, development and implementation from 2002–2008.Parasitology,2009,136(13):1719–1730.

22. French MD,Churcher TS,Webster JP,et al.Estimation of changes in the force of infection for intestinal and urogenital schistosomiasis in countries with schistosomiasis control initiative–assisted programmes.Parasit Vectors,2015,8 558.

23. Phillips AE,Gazzinelli–Guimaraes PH,Aurelio HO,et al.Urogenital schistosomiasis in Cabo Delgado,northern Mozambique: baseline findings from the SCORE study.Parasit Vectors,2018,11(1):30.

24. Shen Y,King CH,Binder S,et al.Protocol and baseline data for a multi–year cohort study of the effects of different mass drug treatment approaches on functional morbidities from schistosomiasis in four African countries.BMC Infect Dis,2017,17(1):652.

25. El Moghazy W,Kashkoush S,O'Hali W,et al.Long–term outcome after liver transplantation for hepatic schistosomiasis: a single–center experience over 15 years.Liver Transpl,2015,21(1):96–100.

26. 李小云.中国援非的历史经验与微观实践.文化纵横,2017,2: 88–96.

27. Heymann DL,Chen L,Takemi K,et al.Global health security: the wider lessons from the west African Ebola virus disease epidemic.Lancet,2015,385(9980):1884–1901.

28. 胡美.中国援非五十年与国际援助理论创新.社会主义研究,2011,1: 141–146.

29. Wang LD,Chen HG,Guo JG,et al.A strategy to control transmission of *Schistosoma japonicum* in China.N Engl J Med,2009,360(2):121–128.

30. 潘翔,周艺彪,杨亚,等.非洲血吸虫病的流行特征及其对赴非人员的安全启示.中国血吸虫病防治杂志, 2015,27(4):436–439.

附 录

附录一　五种人体血吸虫病的全球分布简表

非洲国家/地区	血吸虫种					非洲国家/地区	血吸虫种				
	曼氏	埃及	间插	日本	湄公		曼氏	埃及	间插	日本	湄公
阿尔及利亚		+				毛里坦尼亚		+			
安哥拉	+	+				毛里求斯		+			
贝宁	+	+				摩洛哥		+			
博茨瓦纳	+	+				莫桑比克	+	+			
布基纳法索	+	+				纳米比亚	+	+			
布隆迪	+					尼日尔	+	+			
喀麦隆	+	+	+			尼日利亚	+	+			
中非共和国	+	+	+			卢旺达	+				
乍得	+	+	+			圣托美及普林西比		+			
刚果	+	+	+			塞内加尔	+	+			
埃及	+	+				塞拉利昂	+	+			
埃塞俄比亚	+	+				索马里		+			
加蓬	+	+	+			南非	+	+			
冈比亚	+	+				苏丹	+	+			
加纳	+	+				南苏丹	+	+			
几内亚比绍	+	+				斯威士兰	+	+			
几内亚	+	+				多哥	+	+			
科特迪瓦	+	+				突尼斯		+			
厄立特里亚	+					乌干达	+	+			
肯尼亚	+	+				坦桑尼亚	+	+			

续表

非洲国家/地区	血吸虫种					非洲国家/地区	血吸虫种				
	曼氏	埃及	间插	日本	湄公		曼氏	埃及	间插	日本	湄公
利比里亚	+	+				扎伊尔	+	+	+		
利比亚	+	+				赞比亚	+	+			
马达加斯加	+	+				津巴布韦	+	+			
马拉维	+	+				赤道几内亚			+		
马里	+	+									

亚洲国家/地区	血吸虫种					拉丁美洲国家/地区	血吸虫种				
	曼氏	埃及	间插	日本	湄公		曼氏	埃及	间插	日本	湄公
中国				+		安提瓜	+				
印度		+				巴西	+				
印度尼西亚				+		多米尼加	+				
伊朗		+				瓜德罗普	+				
伊拉克		+				马提尼克	+				
日本				+		蒙特赛拉特	+				
约旦		+				波多黎谷	+				
黎巴嫩		+				圣卢西亚	+				
柬埔寨					+	苏里南	+				
老挝					+	委内瑞拉	+				
马来西亚				+							
阿曼	+										
菲律宾				+							
沙特阿拉伯	+	+									
叙利亚		+									
泰国				+							
土耳其		+									
也门	+	+									

附录二　五种人体血吸虫成虫和虫卵鉴别简表

	虫体特征	日本血吸虫	湄公血吸虫	曼氏血吸虫	埃及血吸虫	间插血吸虫
雄虫	大小（mm）	（10~20）×（0.5~0.55）	（15~17.8）×（0.23~0.41）	（6~14）×1.1	（10~15）×（0.75~1.0）	（11~14）×（0.3~0.4）
	表皮	无结节，有细而尖的体棘	有细的体棘	结节明显，结节上有棘	结节细而小，结节上有棘	有结节，有细小的体棘
	肠管	在虫体后半部联合，盲管短	在虫体后半部联合，盲管很短	在虫体前半部联合，盲管长	在虫体中部后联合，盲管短	在虫体后半部联合，盲管很短
	睾丸	6~8个	3~6个	2~14个	4~5个	4~6个
雌虫	大小（mm）	（12~28）×0.3	12×0.23	（7~17）×0.25	20~26×0.25	（11~26）×0.25
	表皮	小体棘	小体棘	小结节	末端有小结节	光滑
	卵巢位置	虫体中部	虫体前5/8处	虫体中线前	虫体中线后	虫体中线后
	子宫	在虫体前部，内含虫卵50个以上	在虫体前部，两肠管之间，内含虫卵100~120个	在虫体前部，较短，内含虫卵1~2个	在虫体前部，内含虫卵10~100个	在虫体前部，内含虫卵5~50个
虫卵	大小（mm）	（70~106）×（50~80）	（45~51.2）×（40~41）	（112~182）×（45~78）	（83~187）×（40~70）	（140~240）×（50~85）
	特点	卵圆形或近圆形，侧刺短小	侧刺短	长卵圆形，偶刺长而大	纺锤形，端刺小	长端刺
	Ziechl–Neelson染色	耐酸性		耐酸性	非耐酸性	耐酸性

附录三　五种人体血吸虫生活史特征比较简表

虫种	成虫寄生部位	虫卵分布	虫卵排出	寄生终宿主	中间宿主
曼氏血吸虫	肠系膜下静脉、痔上静脉丛、肠系膜上静脉	肠壁、肝	粪	人、猴、狒狒、啮齿类等	双脐螺
埃及血吸虫	膀胱静脉丛、直肠小静脉	膀胱及生殖器官	尿	人、狒狒、猩猩、猴等	水泡螺
间插血吸虫	肠系膜静脉、门静脉	肠壁、肝	粪	人、羊及灵长类	水泡螺
湄公血吸虫	肠系膜静脉、门静脉	肠壁、肝	粪	人、犬及灵长类	拟钉螺
日本血吸虫	肠系膜下静脉、痔上静脉、门静脉	肠壁、肝	粪	人、牛、羊、猪、猫及啮齿类等7个目40余种	钉螺

附录四　五种人体血吸虫自然终宿主比较简表

虫种	地域分布	人以外的自然界终宿主	对人类健康影响
曼氏血吸虫	非洲，中东，南美，加勒比海	灵长类动物、啮齿类动物等	大
埃及血吸虫	非洲及中东	猿等灵长类动物	大
间插血吸虫	中部非洲	羊、灵长类、啮齿类	小
日本血吸虫	东亚	灵长类动物、水牛、食肉动物、啮齿动物、奇蹄动物等	大
湄公血吸虫	东南亚	食肉动物、偶蹄动物	中等

附录五　五种人体血吸虫成虫和虫卵形态比较图

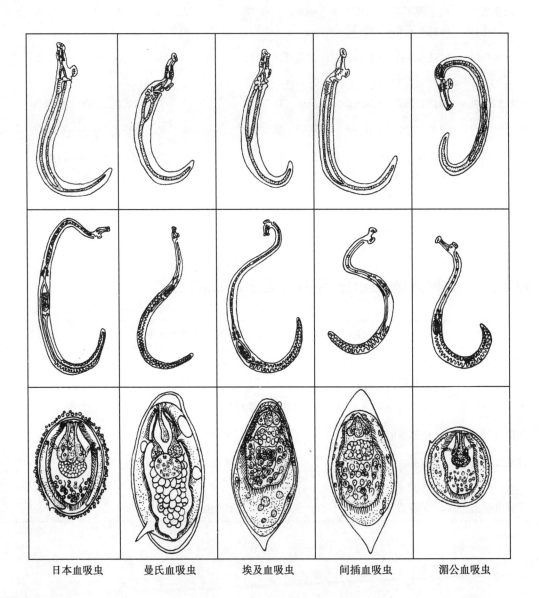

| 日本血吸虫 | 曼氏血吸虫 | 埃及血吸虫 | 间插血吸虫 | 湄公血吸虫 |

附录六

ICS 11.020
C 61

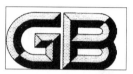

中华人民共和国国家标准

GB 15976–2015
代替 GB15976–2006

血吸虫病控制和消除

Control and elimination of schistosomiasis

2015 – 06 – 02 发布　　　　　　　　　　2016 – 01 – 01 实施

中华人民共和国国家质量监督检验检疫总局
中国国家标准化管理委员会 发布

前　言

本标准的全部技术内容为强制性。

本标准按照 GB/T 1.1-2009 给出的规则起草。

本标准代替 GB 15976-2006《血吸虫病控制和消灭标准》。

本标准与 GB 15976-2006 相比，除编辑性修改外主要变化如下：

——标准名称修改为"血吸虫病控制和消除"；

——在规范性引用文件清单中，增加了"GB/T 18640-2002 家畜日本血吸虫病诊断技术"（见第 2 章）；

——修改了术语和定义中对"血吸虫病"和"感染性钉螺"的表述（见 3.1 和 3.3）；

——删除了各防治阶段对防治档案资料的规定（见 GB 15976-2006 的 4.1.4，4.2.5，4.3.4）；

——修改了传播阻断阶段的钉螺指标（见 4.3 的 c），GB 15976-2006 的 4.3.3）；

——增加了血吸虫病监测体系的要求（见 4.3 的 d））；

——正文中血吸虫病防治阶段中的"消灭"修改为"消除"（见 4.4）；

——消除阶段增加了感染性钉螺的要求（见 4.4）；

——将各防治阶段的考核方法和附录进行了合并（见附录 A）；

——删除了居民粪便检查、家畜粪便检查、钉螺调查、血吸虫病防治档案资料等附录（见 GB 15976-2006 的附录 A，附录 B，附录 C，附录 D）。

本标准由中华人民共和国国家卫生和计划生育委员会提出并归口。

本标准起草单位：中国疾病预防控制中心寄生虫病预防控制所、江西省寄生虫病防治研究所、安徽省血吸虫病防治研究所、湖北省疾病预防控制中心、复旦大学公共卫生学院、江苏省血吸虫病防治研究所、四川省疾病预防控制中心、云南省地方病防治所、湖南省血吸虫病防治所。

本标准主要起草人：周晓农、林丹丹、汪天平、黄希宝、姜庆五、陈红根、梁幼生、邱东川、董兴齐、易平、许静。

本标准所代替标准的历次版本发布情况：

——GB 15976-1995；

——GB 15976-2006。

血吸虫病控制和消除

1　范围

本标准规定了我国血吸虫病疫情控制、传播控制、传播阻断和消除的要求及考核方法。

本标准适用于我国血吸虫病流行地区不同防治阶段目标的考核。

2　规范性引用文件

下列文件对于本文件的应用是必不可少的。凡是注日期的引用文件，仅注日期的版本适用于本文件。凡是不注日期的引用文件，其最新版本（包括所有的修改单）适用于本文件。

GB/T 18640-2002 家畜日本血吸虫病诊断技术

WS 261-2006 血吸虫病诊断标准

3　术语和定义

下列术语和定义适用于本文件。

3.1

血吸虫病 schistosomiasis

由血吸虫寄生于人和哺乳动物所引起的疾病，在我国特指日本血吸虫病（schistosomiasis japonica）。

注：改写 WS 261-2006，定义 2.1。

3.2

急性血吸虫病 acute schistosomiasis

由于人在短期内一次感染或再次感染大量血吸虫尾蚴而出现发热、肝脏肿大及周围血液嗜酸性粒细胞增多等一系列的急性症状。潜伏期大多为 30~60 天，平均约为 41.5 天。

［WS261-2006，定义 2.2］

3.3

感染性钉螺 infected oncomelania snail

含有日本血吸虫胞蚴、尾蚴的钉螺（*Oncomelania hupensis*）。

4　要求

4.1　疫情控制

应同时符合下列各项：

a）居民血吸虫感染率低于 5%；

b）家畜血吸虫感染率低于 5%；

c）不出现急性血吸虫病暴发（见 A.3）。

4.2　传播控制

应同时符合下列各项：

a）居民血吸虫感染率低于 1%；

b）家畜血吸虫感染率低于 1%；

c）不出现当地感染的急性血吸虫病患者；

d）连续 2 年以上查不到感染性钉螺。

4. 3　传播阻断

应同时符合下列各项：

a）连续 5 年未发现当地感染的血吸虫病患者；

b）连续 5 年未发现当地感染的血吸虫病病畜；

c）连续 5 年以上查不到感染性钉螺；

d）以县为单位，建立和健全敏感、有效的血吸虫病监测体系（见 A.6）。

4. 4　消除

达到传播阻断要求后，连续 5 年未发现当地感染的血吸虫病患者、病畜和感染性钉螺。

5　考核方法

考核方法见附录 A。

附录 A
（规范性附录）
考核方法

A.1　在血吸虫病传播季节后，以行政村为单位开展考核评估工作。

A.2　在被考核的行政村，对 90% 以上 6~65 岁常住居民进行检查。血吸虫病的诊断按 WS 261–2006 的规定执行。

A.3　查阅被考核行政村的疫情档案资料，审核是否出现血吸虫病患者、病畜，急性血吸虫病患者及急性血吸虫病暴发。急性血吸虫病暴发是指以行政村为单位，2 周内发生当地感染的急性血吸虫病病例（包括确诊病例和临床诊断病例）≥ 10 例，或被考核行政村同一感染地点 1 周内发生当地感染的急性血吸虫病病例≥ 5 例。

A.4　在被考核的行政村，对当地最主要的家畜传染源进行检查，每种家畜至少检查 100 头，不足 100 头的全部检查。家畜血吸虫病的诊断按 GB/T 18640–2002 的规定执行。

A.5　在被考核的行政村，采用系统抽样结合环境抽样调查法对全部历史有螺环境和可疑环境进行钉螺的调查。采用敲击法鉴别钉螺死活，对活螺（至少解剖 5000 只活螺，不足 5000 只的全部解剖）采用压碎镜检法观察钉螺的血吸虫感染情况。

A.6　在被考核的流行县，建立敏感、有效的血吸虫病监测体系至少应达到以下要求：

　　a）县、乡（镇）有专人负责血吸虫病监测工作，能及时发现并有效处置血吸虫病突发疫情；

　　b）县级专业防治机构至少有 1 名熟练掌握血吸虫病检测技术的人员；

　　c）有以村为单位的血吸虫病防控和监测工作档案资料；

　　d）制订传播阻断后监测方案并实施监测巩固措施。

附录七

ICS 11.020

C59

备案号：17599－2006

WS

中华人民共和国卫生行业标准

WS 261-2006

血吸虫病诊断标准

Diagnostic Criteria for Schistosomiasis

2006-04-07 发布　　　　　　　　　　　2006-12-01 实施

中华人民共和国卫生部　　发布

前　言

本标准是在 GB 15977-1995《血吸虫病诊断标准及处理原则》的基础上制定的，GB 15977-1995 废止。

本标准的附录 A、D 为资料性附录，附录 B、C 为规范性附录。

本标准由全国地方病寄生虫病标准委员会提出。

本标准由中华人民共和国卫生部批准。

本标准起草单位：中国疾病预防控制中心寄生虫病预防控制所、南京医科大学、江苏省血吸虫病防治研究所、浙江医学科学院寄生虫病研究所、安徽省血吸虫病防治所。

本标准主要起草人：郑江、吴观陵、朱荫昌、闻礼永、汪天平、陈名刚、汤林华、许静。

血吸虫病诊断标准

1　范围

本标准规定了血吸虫病的诊断依据、诊断原则、诊断标准和鉴别诊断。

本标准适用于全国各级疾病预防控制机构和医疗机构对血吸虫病的诊断。

2　术语和定义

下列术语和定义适用于本标准：

2.1　血吸虫病 schistosomiasis japonica

是由血吸虫寄生于人体内所引起的寄生虫病。在我国特指日本血吸虫病，是由日本血吸虫（*schistosoma japonicum*）寄生于人和哺乳动物体内所引起的疾病。

2.2　急性血吸虫病 acute schistosomiasis

由于人在短期内一次感染或再次感染大量血吸虫尾蚴而出现发热、肝脏肿大及周围血液嗜酸性粒细胞增多等一系列的急性症状。潜伏期大多为 30~60 天，平均约 41.5 天。

2.3　慢性血吸虫病 chronic schistosomiasis

是指人体经常接触疫水或少量多次感染血吸虫尾蚴使临床表现较轻，或无症状、体征。急性血吸虫病未治愈者，也可演变为慢性血吸虫病。

2.4　晚期血吸虫病 advanced schistosomiasis

是指出现肝纤维化门脉高压综合征，严重生长发育障碍或结肠显著肉芽肿性增殖的血吸虫病患者。患者由于反复或大量感染血吸虫尾蚴，未经及时、彻底的治疗，一般经过 2~10 年的病理发展过程，可演变成晚期血吸虫病。

3　诊断依据

3.1　流行病学史（参见附录 A）

3.1.1　发病前 2 周至 3 个月有疫水接触史。

3.1.2　居住在流行区或曾到过流行区有多次疫水接触史。

3.2　临床表现（参见附录 A）

3.2.1　发热、肝脏肿大及周围血液嗜酸性粒细胞增多为主要特征，伴有肝区压痛、脾脏肿大、咳嗽、腹胀及腹泻等。

3.2.2　无症状，或间有腹痛、腹泻或脓血便。多数伴有以左叶为主的肝脏肿大，少数伴脾脏肿大。

3.2.3　临床有门脉高压症状、体征，或有结肠肉芽肿或侏儒表现。

3.3　实验室检测

3.3.1　下列试验至少一种反应阳性（见附录 B）。

3.3.1.1　间接红细胞凝集试验。

3.3.1.2　酶联免疫吸附试验。

3.3.1.3　胶体染料试纸条法试验。

3.3.1.4　环卵沉淀试验。

3.3.1.5　斑点金免疫渗滤试验。

3.3.2　粪检找到血吸虫虫卵或毛蚴（见附录 C）。

3.3.3　直肠活检发现血吸虫虫卵（见附录 C）。

3.4　吡喹酮试验性治疗有效

4　诊断原则

根据流行病学史、临床表现及实验室检测结果等予以诊断。

5　诊断标准

5.1　急性血吸虫病

5.1.1　疑似病例：应同时符合 3.1.1 和 3.2.1。

5.1.2　临床诊断病例：应同时符合疑似病例和 3.3.1 或 3.4。

5.1.3　确诊病例：应同时符合疑似病例和 3.3.2。

5.2　慢性血吸虫病

5.2.1　临床诊断病例：应同时符合 3.1.2、3.2.2 和 3.3.1。

5.2.2　确诊病例：应同时符合 3.1.2、3.2.2 和 3.3.2 或 3.3.3。

5.3　晚期血吸虫病

5.3.1　临床诊断病例：应同时符合 3.1.2、3.2.3 和 3.3.1（既往确诊血吸虫病者可血清学诊断阴性）。

5.3.2　确诊病例：应同时符合 3.1.2、3.2.3 和 3.3.2 或 3.3.3。

6　鉴别诊断（参见附录 D）

6.1　急性血吸虫病的鉴别诊断

疟疾、伤寒、副伤寒、肝脓肿、败血症、粟粒型肺结核、钩端螺旋体病等疾病的一些临床表现与急性血吸虫病相似，应注意鉴别。

6.2　慢性血吸虫病的鉴别诊断

慢性痢疾、慢性结肠炎、肠结核以及慢性病毒性肝炎等疾病的症状有时与慢性血吸虫病相似，应注意鉴别。

6.3　晚期血吸虫病的鉴别诊断

应注意结节性肝硬化、原发性肝癌、疟疾、结核性腹膜炎、慢性粒细胞性白血病等与晚期血吸虫病有相似临床症状疾病的鉴别。

附录 A
（资料性附录）
流行病学及临床表现

A.1　流行病学

血吸虫病在我国流行于长江流域及其以南地区，分布在湖北、湖南、江西、安徽、江苏、四川、云南、广东、广西、上海、福建、浙江等 12 个省、直辖市、自治区。流行区最东为上海市南汇区，东经 121° 51′；最南为广西的玉林市，北纬 22° 20′；最西为云南省云龙县，东经 99° 04′；最北为江苏省宝应县，北纬 33° 15′。血吸虫病的传播具有地方性和季节性特点，血吸虫病是人兽共患病，人和 40 多种哺乳动物均可感染血吸虫病，钉螺是血吸虫的唯一中间宿主。人或其他哺乳动物接触了疫水后感染血吸虫。

影响血吸虫病的流行因素包括自然因素和社会因素两方面。自然因素如地理环境、气温、雨量、水质、土壤、植被等。社会因素是指影响血吸虫病流行的政治、经济、文化、生产方式、生活习惯等。

A.2　临床表现

A.2.1　急性血吸虫病

多发生于初次感染者，在接触疫水后 1~2 天内，在接触部位的皮肤出现点状红色丘疹，部分患者感到痒。突出症状是发热，特点是患者体温午后开始逐渐升高，傍晚时达到高峰，至午夜大汗热退，热退后患者症状明显减轻。患者绝大多数有肝脏肿大，并伴有压痛。感染较重者或反复感染者可出现脾脏肿大，若不及时治疗，会迅速出现消瘦、贫血、营养性水肿和腹水，可导致死亡。

A.2.2　慢性血吸虫病

轻者可无明显症状，或偶有轻度肝脏或脾脏肿大，多数肝功能正常。但可因重复感染而出现明显的症状与体征。常见的症状有间歇性慢性腹泻、慢性痢疾。腹泻、黏液血便常于劳累后加重。有的可表现明显的肝脏肿大，以左叶显著，且部分人有脾脏肿大。嗜酸性粒细胞多数增高。

A.2.3　晚期血吸虫病

患者常有不规则的腹痛、腹泻或大便不规则、食欲减退、食后上腹部饱胀感等症状。时有低热、消瘦、乏力，导致劳动力减退。常伴有性功能减退。肝脏肿大，质硬，无压痛。脾脏肿大明显，可达脐下。腹壁静脉曲张。进一步发展可并发上消化道出血、腹水、黄疸，甚至出现肝昏迷。患者可因免疫功能低下，易并发病毒性肝炎而明显加重病情。晚期血吸虫病分为 4 种类型：①巨脾型：指脾脏肿大超过脐平线或横径超过腹中线者。②腹水型：患者常在上消化道出血、合并感染、过度劳累或使用损害肝脏的药物后诱发，腹水可时消时现，病程从数年到 10 年以上。③结肠增厚型：亦称结肠肉芽肿型或结肠增殖型。常表现有腹痛、腹泻、便秘或腹泻与便秘交替。左下腹可触及肿块或索条状物，有轻度压痛。④侏儒型：系儿童时反复多次感染血吸虫，又未及时治疗所致，患者发育迟缓，身体矮小。实验室检查多见贫血、肝功能异常，严重病例（如腹水）可出现水电解质平衡紊乱。

附录 B
（规范性附录）
血清学检查

B.1 间接红细胞凝集试验（indirect haemagglutination test，IHA）

B.1.1 抗原：为用葡聚糖凝胶 G100 初步纯化的 SEA 致敏的绵羊红细胞。所用绵羊红细胞先经 2.5％戊二醛醛化及 1∶5 000 鞣酸溶液鞣化后再行致敏。致敏后的红细胞以含 10％蔗糖及 1％正常兔血清的 pH 7.2 PBS 配 5％悬液，分装安瓿低压冻干封存。每批致敏红细胞作效价测定，滴度达 1∶1280~1∶2560 为合格。抗原也可采用 SEA 和 AUA 的混合抗原；血球也可采用人"O"型红细胞。

B.1.2 操作方法

B.1.2.1 启开安瓿，每支以 1ml 蒸馏水稀释混匀备用。

B.1.2.2 用微量滴管加 4 滴（0.025ml/ 滴）生理盐水于微量血凝反应板第一排第二孔内，第三孔空白，第四孔加 1 滴。

B.1.2.3 第一孔内储存待检血清，并从中吸取血清 1 滴加入第二孔内，充分混匀后，吸出两滴于第三孔和第四孔各加 1 滴。在第四孔混匀后弃去 1 滴使第三孔、第四孔血清稀释度为 1∶5，1∶10。

B.1.2.4 用定量吸管吸取致敏红细胞悬液，于第三孔和第四孔内各加 1 滴，立即旋转震摇 2 分钟，室温下静置 1 小时左右，观察结果。

B.1.2.5 每次试验均应有阳性血清作阳性对照，生理盐水作阴性对照。

B.1.3 结果判断

B.1.3.1 阴性反应为红细胞全部沉入孔底，肉眼见一边缘光滑，致密的小圆点。

B.1.3.2 阳性反应

　　++++ 红细胞形成薄层凝集，边缘呈现不规则的皱褶。

　　+++ 红细胞形成薄层凝集，充满整个孔底。

　　++ 红细胞形成薄层凝集，面积较"+++"者小。

　　+ 红细胞大部分沉集于孔底，形成一圆点，周围有少量凝集的红细胞，肉眼见周边模糊（或中间出现较为明显的空白点）。

B.1.4 反应标准：以血清 1∶10 稀释出现凝集反应可判为阳性。

B.2 酶联免疫吸附试验（enzyme-linked immunosorbent assay，ELISA）

B.2.1 抗原或抗体：常用 SEA 包被载体检测抗体，亦可用单克隆抗体包被载体以检测抗原。

B.2.2 操作方法

B.2.2.1 于微量聚苯乙烯或聚氯乙稀塑料板的凹孔中加入 100μl 以 pH 9.6 碳酸盐缓冲液稀释的 SEA 或单克隆抗体，置 4℃过夜。

B.2.2.2 次日倾去抗原，用含有 0.05％吐温 -20 的磷酸缓冲盐水（PBS-T pH 7.4, 0.01mol/L）洗涤 3 次，每次 5 分钟。

B.2.2.3 于凹孔中加入以 PBS - T 作 1∶100 或 1∶200 稀释的受检者血清及参考血清（每批设 1 个阴性对照和 1 个阳性对照）100μl，37℃，1 小时。

B.2.2.4　倾去血清，以 PBS－T 洗涤 3 次，每次 5 分钟。

B.2.2.5　加入以 PBS－T 作 1∶1000~1∶4000 稀释的辣根过氧化物酶（HRP）—标记结合物 100μl，37℃，1 小时。

B.2.2.6　倾去酶标记结合物，以 PBS－T 洗涤 3 次，每次 5 分钟。

B.2.2.7　加入 100μl 已加 H_2O_2 的邻苯二胺（OPD）或四甲基联苯胺（TMB）底物溶液，37℃，30 分钟。

B.2.2.8　在各凹孔中加入 2mol/L 硫酸（H_2SO_4）50μl 以终止反应。

B.2.2.9　在酶标专用比色计上读取 492nm（OPD 为底物）或 450nm（TMB 为底物）光密度（OD）值，以 P/N ≥ 2.1 倍判为阳性。

B.3　胶体染料试纸条试验（dipstick dye immunoassay，DDIA）

B.3.1　抗原：胶体染料标记的血吸虫 SEA。

B.3.2　操作方法

B.3.2.1　轻轻混匀抗原贮存管中胶体染料标记的抗原液。

B.3.2.2　加 50μl 标记液至 PVC 小杯中，再加入 10μl 待检血清，缓缓混匀 1 分钟。

B.3.2.3　取试纸条插入小杯中，约 10 分钟左右，待对照带区出现紫蓝色反应带时，即可判断结果。

B.3.3　结果判断

以检测带区和对照带区均出现紫蓝色反应带为阳性；以对照带出现紫蓝色反应带，而检测带区无反应为阴性。

B.4 环卵沉淀试验（circumoval precipitin test，COPT）

B.4.1　虫卵：热处理超声干燥虫卵粉。以重感染兔血清（接种尾蚴 1 500~2 000 条，42 天的兔血清）测试环沉率＞ 30％为合格。

B.4.2　操作方法：先用熔化的石蜡在洁净的载玻片两端分别划两条相距 20mm 的蜡线，在蜡线之间加受检者血清 2 滴（0.05~0.10ml），然后用针头挑取干卵约 100~150 个，加入血清中，混匀，覆以 24mm×24mm 盖玻片，四周用石蜡密封后，置于 37℃温箱中，经48~72 小时后用低倍（80×~100×）显微镜观察反应结果，疑似者应在高倍（400×）显微镜下加以识别。

为简化操作亦可选用预制的有双圆孔的双面胶纸条，只需在圆孔中加入干卵和 50μl血清，覆以盖玻片，置 37℃ 孵箱中 48 小时，观察结果。或选用预制干卵 PVC 膜片，只需加入血清，置湿盒中 37℃ 保温经 24 小时取出，倾去血清，加少量盐水显微镜下观察反应。

B.4.3　反应标准：典型的阳性反应虫卵周围有泡状、指状或细长卷曲的带状沉淀物，边缘较整齐，有明显的折光。其中泡状沉淀物须大于 10μm（约相当于两个红细胞大小），才能定为阳性。阳性反应的标本片，应观察 100 个成熟虫卵，计算其沉淀率；阴性者必须看完全片。

阴性反应：虫卵周围光滑，无沉淀物；或有小于 10μm 的泡状沉淀物。

阳性反应的强度和环沉率：

"+"　虫卵周围出现泡状、指状沉淀物的面积小于虫卵面积的 1/4；细长卷曲的带状沉淀物小于虫卵的长径。

"++"　虫卵周围出现泡状、指状沉淀物的面积大于虫卵面积的 1/4；细长卷曲的带状沉淀物相当于或超过虫卵的长径。

"＋＋＋"虫卵周围出现泡状、指状沉淀物的面积大于虫卵面积的 1/2；细长卷曲的带状沉淀物相当于或超过虫卵长径的 2 倍。

计算　环沉率（%）＝阳性虫卵数 / 全片观察成熟虫卵数 × 100%

环沉率 ≥ 3% 时，判为阳性

B.5　斑点金免疫渗滤试验（dot immunogold filtration assay，DIGFA）

B.5.1　抗原：1% 血吸虫 SEA

B.5.2　操作方法

B.5.2.1　在小盒中央孔膜上加 B 液（pH 8.2 的 0.02M Tris-Hcl 缓冲液）2 滴（100μl），待渗入。

B.5.2.2　加待检血清 25μl，待渗入。

B.5.2.3　加 B 液 2 滴（100μl），待渗入。

B.5.2.4　加入 A 液（金标记 SPA 或抗人 IgG 结合物）2 滴，待渗入。

B.5.2.5　加 B 液 2 滴（100μl），待渗入。

B.5.3　结果判断：在膜上显示红色斑点为阳性，仅留白色背景为阴性。色泽接近标准阳性者为 +，色泽与阳性血清一致者为 ++，色泽深于标准阳性者为 +++。

附录 C
（规范性附录）
病原学检查

C.1　粪便检查

C.1.1　尼龙绢袋集卵孵化法

操作步骤：取受检者粪便约 30g，先置于 40~60 目 /25.4mm 的铜丝筛中，铜丝筛置于下口夹有铁夹的尼龙绢（260 目 /25.4mm）袋口上，淋水调浆，使粪液直接滤入尼龙绢袋中，然后移去铜丝筛，继续淋水冲洗袋内粪渣，并用竹筷在袋外轻轻刮动助滤，直到滤出液变清。取下夹于袋底下口的铁夹，将袋内沉渣淋入三角烧瓶。若需加做沉淀镜检，可在烧瓶中吸取沉渣 3~4 滴放在载玻片上，抹成涂片，涂面应占载玻片面积的 2/3。涂片的厚度以能透过涂片尚能看清印刷字体为标准，将涂片置于低倍显微镜下检查。全片镜检时间不宜少于 2 分钟，每份粪便至少检查两张涂片，镜检时应仔细识别血吸虫卵和其他蠕虫卵。然后将盛有粪便沉渣的三角烧瓶加水至离瓶口 1cm 处，放入孵化室（箱）或在室温下孵化。一定时间后取出烧瓶，观察毛蚴。一般需观察 2~3 次，观察时间随温度高低而不同。温度高时孵出较早；温度低时毛蚴孵出迟。气温超过 30℃时，第 1 次观察可在 0.5~1 小时后进行，阴性者可在 4 小时后观察第 2 次，8 小时后观察第 3 次，3 次均为阴性者，判作阴性结果；气温在 26~30℃时，可在孵化后 4 小时开始观察，阴性者 8 小时及 12 小时再观察 1 次；气温在 20~25℃时，则可在 8 小时后观察第 1 次，12 小时后观察第 2 次；如利用自然气温孵化，一昼夜之间的气温悬殊，可在操作后的次晨再观察 1 次。一般室温在 25℃以上时，可利用自然气温孵化，无须加温。

观察毛蚴时，应将烧瓶向着光源，并衬以黑纸板。要注意毛蚴与水中原生动物的区别。如有怀疑，可用毛细吸管吸出，在显微镜下鉴别。

C.1.2　改良加藤厚涂片法

操作步骤：置尼龙绢片（80~100 目 /25.4mm）于受检粪样上，用软性塑料刮片在尼龙绢片上轻刮，粪便细渣即由绢片微孔中露至绢片表面。将定量板（3cm × 4cm × 2.5mm，板中圆孔的孔径为 3.5mm，刮平后，孔中可容粪量 41.7mg）放在载玻片中部，以刮片从尼龙绢片上刮取细粪渣填入定量板的中央孔中，填满刮平。小心提起定量板，粪样即留在载玻片上。取一张经甘油 - 孔雀绿溶液浸渍 24 小时的亲水性玻璃纸（30mm × 30mm），盖在粪便上，用橡皮塞或另一块载玻片覆于玻璃纸上轻压，使粪便均匀展开至玻璃纸边缘。编号后置于 25℃室温，相对湿度 75％下过夜，镜检。否则会因透明过度而漏检。每份粪样至少需做 2 张涂片，以镜检每片平均检出的虫卵数乘以 24 即为 1g 粪便中的虫卵数（EPG）。

C.1.3　集卵透明法

操作步骤：将粪便充分搅匀后，取 5g 置于搪瓷杯中，加水调成粪液。把粪液通过 60 目 /25.4mm 的铜丝筛淋水滤入 2 只套叠在一起的尼龙袋中（袋深 20cm，袋口直径 8cm，外袋 260 目 /25.4mm，内袋 120 目 /25.4mm）。然后移去铜丝筛，继续淋水冲洗袋内粪渣，并把袋轻轻振荡，使加速过滤，直至滤出液变清为止。用药勺刮取外袋内全部沉渣，分作涂片。

在沉渣涂片上，覆盖经甘油—孔雀绿溶液浸渍 24 小时的亲水玻璃纸（2cm×5cm），以玻片压匀，置室温中过夜，次日镜检。以全部沉渣获得的虫卵数相加，再除以 5 得出每克粪便中虫卵数（EPG）。

C.2　直肠活组织检查

按医院常规进行。本法可用于医院和血防站内对疑似患者的诊断，不宜用于普查。

附录D
（资料性附录）
鉴 别 诊 断

D.1　急性血吸虫病的鉴别诊断

D.1.1　疟疾　大多数患者有寒战；间歇型发热可每日发作，但多为隔日发作；肝脏肿大不明显；白细胞计数往往正常或减少，嗜酸性粒细胞百分比不增高；血液检查可找到疟原虫。

D.1.2　伤寒、副伤寒　持续高热，表情淡漠，相对缓脉。起病第二周胸腹壁出现少量斑丘疹（玫瑰疹）。白细胞计数减少及嗜酸性粒细胞百分比减低甚至降至零；早期血细菌培养、后期尿及粪培养可获伤寒杆菌。肥达反应在急性血吸虫病患者中亦可出现阳性，若病程中凝集价持续增高，则伤寒的可能性较大。

D.1.3　肝脓肿　患者常有肝区疼痛，压痛极为明显，且较局限。X线透视下，常见到右侧横膈抬高，表面不整齐以及运动障碍等现象。B型超声检查肝脓肿患者肝区探查可见呈蜂窝状结构，回声较低，液化处出现无回声区，若行肝穿刺获得典型的脓液。

D.1.4　败血症　弛张热、畏寒、出汗、全身关节酸痛、毒血症和白细胞总数及中性粒细胞增高等为其特征。皮肤黏膜常有出血点。多伴有皮下脓肿、肺炎、胸膜炎、胆道及泌尿道感染等感染性疾病。血细菌培养常可出现阳性。

D.1.5　粟粒型肺结核　发热多为弛张热，白细胞总数近正常，中性粒细胞有时偏高。肺部X线摄片可协助诊断。

D.1.6　钩端螺旋体病　潜伏期较短，一般为8~12天；病程亦短，一般为1~2周；临床表现多为"流感伤寒型"，患者先寒战，继而发热，并有头痛、眼结膜充血、怕光及全身肌肉疼痛等；肌肉疼痛尤以腰、颈及腓肠肌痛为明显；白细胞总数升高，以中性粒细胞为主，占0.80~0.90。在发病第1周的血液和第2周的尿内，可找到钩端螺旋体，血培养可分离出病原体。发病2周以后，患者血清中出现抗体，凝集试验或补体结合试验可呈阳性。

D.2　慢性血吸虫病的鉴别诊断

慢性痢疾、慢性结肠炎、肠结核以及慢性病毒性肝炎等疾病的症状有时与慢性血吸虫病相似，应注意鉴别。慢性痢疾或肠炎粪便培养可获致病菌或阿米巴原虫。肠结核多继发于肺或其他部位的结核病，常伴有发热等毒性症状，胃肠道钡餐或内镜检查均有助于明确诊断。慢性病毒性肝炎患者大多有食欲减退、肝区胀痛、腹胀、乏力等表现，转氨酶常反复增高。乙型肝炎抗原、抗体检测有助于鉴别。

D.3　晚期血吸虫病的鉴别诊断

D.3.1　结节性肝硬化　多由病毒性肝炎引起。肝细胞损害较明显，临床上乏力、食欲减退、腹胀、黄疸、蜘蛛痣、肝掌及男性乳房肿大等较为多见。肝脏表面有时可扪及较粗大的结节，后期肝脏常萎缩而难以触及。脾脏肿大不明显。肝功能损害显著，血清丙氨酸转氨酶常增高。乙型肝炎表面抗原（HBsAg）及核心抗体（抗HBc）测定可呈阳性，病程进程快，预后较差。但应注意晚期血吸虫病可并存乙型肝炎病毒（HBV）感染，表现为以肝炎后肝硬化为主的混合性肝硬化。

D.3.2　原发性肝癌　病程进展迅速，常有发热、体重显著减轻，肝区持续疼痛，肝呈进行性肿大，质地坚硬，表面凸凹不平，可出现迅速加深的黄疸和急剧增加的腹水，腹水呈草黄色或血性。血清碱性磷酸酶增高，甲胎蛋白（AFP）阳性。肝脏 B 超检查、放射性核素扫描和电子计算机 X 线体层摄影（CT）显示占位性病变。

D.3.3　疟疾　一些疟疾患者脾脏可明显肿大，但疟疾患者有反复发作的疟疾病史，血涂片检查可找到疟原虫，抗疟疾治疗效果好。

D.3.4　结核性腹膜炎　无门脉高压症，常有发热及肺部原发结核病灶，腹水量少或中等，为渗出液，少数呈血性。

D.3.5　慢性粒细胞性白血病　脾脏明显肿大，可达巨脾程度，常伴有低热，血液检查周围血液中白细胞数显著增多，并有幼稚白细胞，骨髓检查有助诊断。

参 考 文 献

1. 中华人民共和国传染病防治法

2. 国家标准 GB 15977–1995 血吸虫病诊断标准及处理原则

3. 卫生部疾控司 . 血吸虫病防治手册 : 上海科学技术出版社 , 2000. 第三版

4. 何伟 , 朱荫昌 , 华万全 , 等 . 血吸虫病快速免疫诊断 – 胶体染料试纸条法的研究 . 中国血吸虫病防治杂志 , 2000, 12 (1) : 18

5. 丁建祖 , 于小仙 , 沈慧英 , 等 . 快速检测日本血吸虫抗体金标免疫渗滤法的建立及应用 . 中国寄生虫病防治杂志 , 1998, 11 (4) : 308

6. 赵慰先 , 高淑芬主编 . 实用血吸虫病学 : 人民卫生出版社 , 1996

附录八　血吸虫病防治条例

中华人民共和国国务院令　第 463 号

《血吸虫病防治条例》已经 2006 年 3 月 22 日国务院第 129 次常务会议通过，现予公布，自 2006 年 5 月 1 日起施行。

总　理　温家宝

二〇〇六年四月一日

第一章　总　　则

第一条

为了预防、控制和消灭血吸虫病，保障人体健康、动物健康和公共卫生，促进经济社会发展，根据传染病防治法、动物防疫法，制定本条例。

第二条

国家对血吸虫病防治实行预防为主的方针，坚持防治结合、分类管理、综合治理、联防联控，人与家畜同步防治，重点加强对传染源的管理。

第三条

国务院卫生主管部门会同国务院有关部门制定全国血吸虫病防治规划并组织实施。国务院卫生、农业、水利、林业主管部门依照本条例规定的职责和全国血吸虫病防治规划，制定血吸虫病防治专项工作计划并组织实施。

有血吸虫病防治任务的地区（以下称血吸虫病防治地区）县级以上地方人民政府卫生、农业或者兽医、水利、林业主管部门依照本条例规定的职责，负责本行政区域内的血吸虫病防治及其监督管理工作。

第四条

血吸虫病防治地区县级以上地方人民政府统一领导本行政区域内的血吸虫病防治工作；根据全国血吸虫病防治规划，制定本行政区域的血吸虫病防治计划并组织实施；建立健全血吸虫病防治工作协调机制和工作责任制，对有关部门承担的血吸虫病防治工作进行综合协调和考核、监督。

第五条

血吸虫病防治地区村民委员会、居民委员会应当协助地方各级人民政府及其有关部门开展血吸虫病防治的宣传教育，组织村民、居民参与血吸虫病防治工作。

第六条

国家鼓励血吸虫病防治地区的村民、居民积极参与血吸虫病防治的有关活动；鼓励共产主义青年团等社会组织动员青年团员等积极参与血吸虫病防治的有关活动。

血吸虫病防治地区地方各级人民政府及其有关部门应当完善有关制度，方便单位和个人参与血吸虫病防治的宣传教育、捐赠等活动。

第七条

国务院有关部门、血吸虫病防治地区县级以上地方人民政府及其有关部门对在血吸虫病防治工作中做出显著成绩的单位和个人，给予表彰或者奖励。

第二章　预　防

第八条

血吸虫病防治地区根据血吸虫病预防控制标准，划分为重点防治地区和一般防治地区。具体办法由国务院卫生主管部门会同国务院农业主管部门制定。

第九条

血吸虫病防治地区县级以上地方人民政府及其有关部门应当组织各类新闻媒体开展公益性血吸虫病防治宣传教育。各类新闻媒体应当开展公益性血吸虫病防治宣传教育。

血吸虫病防治地区县级以上地方人民政府教育主管部门应当组织各级各类学校对学生开展血吸虫病防治知识教育。各级各类学校应当对学生开展血吸虫病防治知识教育。

血吸虫病防治地区的机关、团体、企业事业单位、个体经济组织应当组织本单位人员学习血吸虫病防治知识。

第十条

处于同一水系或者同一相对独立地理环境的血吸虫病防治地区各地方人民政府应当开展血吸虫病联防联控，组织有关部门和机构同步实施下列血吸虫病防治措施：

（一）在农业、兽医、水利、林业等工程项目中采取与血吸虫病防治有关的工程措施；

（二）进行人和家畜的血吸虫病筛查、治疗和管理；

（三）开展流行病学调查和疫情监测；

（四）调查钉螺分布，实施药物杀灭钉螺；

（五）防止未经无害化处理的粪便直接进入水体；

（六）其他防治措施。

第十一条

血吸虫病防治地区县级人民政府应当制定本行政区域的血吸虫病联防联控方案，组织乡（镇）人民政府同步实施。

血吸虫病防治地区两个以上的县、不设区的市、市辖区或者两个以上设区的市需要同步实施血吸虫病防治措施的，其共同的上一级人民政府应当制定血吸虫病联防联控方案，并组织实施。

血吸虫病防治地区两个以上的省、自治区、直辖市需要同步实施血吸虫病防治措施的，有关省、自治区、直辖市人民政府应当共同制定血吸虫病联防联控方案，报国务院卫生、农业主管部门备案，由省、自治区、直辖市人民政府组织实施。

第十二条

在血吸虫病防治地区实施农业、兽医、水利、林业等工程项目以及开展人、家畜血吸虫病防治工作，应当符合相关血吸虫病防治技术规范的要求。相关血吸虫病防治技术规范由国务院卫生、农业、水利、林业主管部门分别制定。

第十三条

血吸虫病重点防治地区县级以上地方人民政府应当在渔船集中停靠地设点发放抗血吸虫基本预防药物；按照无害化要求和血吸虫病防治技术规范修建公共厕所；推行在渔船和水上运输工具上安装和使用粪便收集容器，并采取措施，对所收集的粪便进行集中无害化处理。

第十四条

县级以上地方人民政府及其有关部门在血吸虫病重点防治地区，应当安排并组织实施农业机械化推广、农村改厕、沼气池建设以及人、家畜饮用水设施建设等项目。

国务院有关主管部门安排农业机械化推广、农村改厕、沼气池建设以及人、家畜饮用水设施建设等项目，应当优先安排血吸虫病重点防治地区的有关项目。

第十五条

血吸虫病防治地区县级以上地方人民政府卫生、农业主管部门组织实施农村改厕、沼气池建设项目，应当按照无害化要求和血吸虫病防治技术规范，保证厕所和沼气池具备杀灭粪便中血吸虫卵的功能。

血吸虫病防治地区的公共厕所应当具备杀灭粪便中血吸虫卵的功能。

第十六条

县级以上人民政府农业主管部门在血吸虫病重点防治地区应当适应血吸虫病防治工作的需要，引导和扶持农业种植结构的调整，推行以机械化耕作代替牲畜耕作的措施。

县级以上人民政府农业或者兽医主管部门在血吸虫病重点防治地区应当引导和扶持养殖结构的调整，推行对牛、羊、猪等家畜的舍饲圈养，加强对圈养家畜粪便的无害化处理，开展对家畜的血吸虫病检查和对感染血吸虫的家畜的治疗、处理。

第十七条

禁止在血吸虫病防治地区施用未经无害化处理的粪便。

第十八条

县级以上人民政府水利主管部门在血吸虫病防治地区进行水利建设项目，应当同步建设血吸虫病防治设施；结合血吸虫病防治地区的江河、湖泊治理工程和人畜饮水、灌区改造等水利工程项目，改善水环境，防止钉螺孳生。

第十九条

县级以上人民政府林业主管部门在血吸虫病防治地区应当结合退耕还林、长江防护林建设、野生动物植物保护、湿地保护以及自然保护区建设等林业工程，开展血吸虫病综合防治。

县级以上人民政府交通主管部门在血吸虫病防治地区应当结合航道工程建设，开展血吸虫病综合防治。

第二十条

国务院卫生主管部门应当根据血吸虫病流行病学资料、钉螺分布以及孳生环境的特点、药物特性，制定药物杀灭钉螺工作规范。

血吸虫病防治地区县级人民政府及其卫生主管部门应当根据药物杀灭钉螺工作规范，组织实施本行政区域内的药物杀灭钉螺工作。

血吸虫病防治地区乡（镇）人民政府应当在实施药物杀灭钉螺7日前，公告施药的时间、地点、种类、方法、影响范围和注意事项。有关单位和个人应当予以配合。

杀灭钉螺严禁使用国家明令禁止使用的药物。

第二十一条

血吸虫病防治地区县级人民政府卫生主管部门会同同级人民政府农业或者兽医、水利、林业主管部门，根据血吸虫病监测等流行病学资料，划定、变更有钉螺地带，并报本级人民政府批准。县级人民政府应当及时公告有钉螺地带。

禁止在有钉螺地带放养牛、羊、猪等家畜，禁止引种在有钉螺地带培育的芦苇等植物和农作物的种子、种苗等繁殖材料。

乡（镇）人民政府应当在有钉螺地带设立警示标志，并在县级人民政府作出解除有钉螺地带决定后予以撤销。警示标志由乡（镇）人民政府负责保护，所在地村民委员会、居民委员会应当予以协助。任何单位或者个人不得损坏或者擅自移动警示标志。

在有钉螺地带完成杀灭钉螺后，由原批准机关决定并公告解除本条第二款规定的禁止行为。

第二十二条

医疗机构、疾病预防控制机构、动物防疫监督机构和植物检疫机构应当根据血吸虫病防治技术规范，在各自的职责范围内，开展血吸虫病的监测、筛查、预测、流行病学调查、疫情报告和处理工作，开展杀灭钉螺、血吸虫病防治技术指导以及其他防治工作。

血吸虫病防治地区的医疗机构、疾病预防控制机构、动物防疫监督机构和植物检疫机构应当定期对其工作人员进行血吸虫病防治知识、技能的培训和考核。

第二十三条

建设单位在血吸虫病防治地区兴建水利、交通、旅游、能源等大型建设项目，应当事先提请省级以上疾病预防控制机构对施工环境进行卫生调查，并根据疾病预防控制机构的意见，采取必要的血吸虫病预防、控制措施。施工期间，建设单位应当设专人负责工地上的血吸虫病防治工作；工程竣工后，应当告知当地县级疾病预防控制机构，由其对该地区的血吸虫病进行监测。

第三章　疫情控制

第二十四条

血吸虫病防治地区县级以上地方人民政府应当根据有关法律、行政法规和国家有关规定，结合本地实际，制定血吸虫病应急预案。

第二十五条

急性血吸虫病暴发、流行时，县级以上地方人民政府应当根据控制急性血吸虫病暴发、流行的需要，依照传染病防治法和其他有关法律的规定采取紧急措施，进行下列应急处理：

（一）组织医疗机构救治急性血吸虫病病人；

（二）组织疾病预防控制机构和动物防疫监督机构分别对接触疫水的人和家畜实施预防性服药；

（三）组织有关部门和单位杀灭钉螺和处理疫水；

（四）组织乡（镇）人民政府在有钉螺地带设置警示标志，禁止人和家畜接触疫水。

第二十六条

疾病预防控制机构发现急性血吸虫病疫情或者接到急性血吸虫病暴发、流行报告时，应当及时采取下列措施：

（一）进行现场流行病学调查；

（二）提出疫情控制方案，明确有钉螺地带范围、预防性服药的人和家畜范围，以及采取杀灭钉螺和处理疫水的措施；

（三）指导医疗机构和下级疾病预防控制机构处理疫情；

（四）卫生主管部门要求采取的其他措施。

第二十七条

有关单位对因生产、工作必须接触疫水的人员应当按照疾病预防控制机构的要求采取防护措施，并定期组织进行血吸虫病的专项体检。

血吸虫病防治地区地方各级人民政府及其有关部门对因防汛、抗洪抢险必须接触疫水的人员，应当按照疾病预防控制机构的要求采取防护措施。血吸虫病防治地区县级人民政府对参加防汛、抗洪抢险的人员，应当及时组织有关部门和机构进行血吸虫病的专项体检。

第二十八条

血吸虫病防治地区县级以上地方人民政府卫生、农业或者兽医主管部门应当根据血吸虫病防治技术规范，组织开展对本地村民、居民和流动人口血吸虫病以及家畜血吸虫病的筛查、治疗和预防性服药工作。

血吸虫病防治地区省、自治区、直辖市人民政府应当采取措施，组织对晚期血吸虫病病人的治疗。

第二十九条

血吸虫病防治地区的动物防疫监督机构、植物检疫机构应当加强对本行政区域内的家畜和植物的血吸虫病检疫工作。动物防疫监督机构对经检疫发现的患血吸虫病的家畜，应当实施药物治疗；植物检疫机构对发现的携带钉螺的植物，应当实施杀灭钉螺。

凡患血吸虫病的家畜、携带钉螺的植物，在血吸虫病防治地区未经检疫的家畜、植物，一律不得出售、外运。

第三十条

血吸虫病疫情的报告、通报和公布，依照传染病防治法和动物防疫法的有关规定执行。

第四章　保　障　措　施

第三十一条

血吸虫病防治地区县级以上地方人民政府应当根据血吸虫病防治规划、计划，安排血吸虫病防治经费和基本建设投资，纳入同级财政预算。

省、自治区、直辖市人民政府和设区的市级人民政府根据血吸虫病防治工作需要，对经济困难的县级人民政府开展血吸虫病防治工作给予适当补助。

国家对经济困难地区的血吸虫病防治经费、血吸虫病重大疫情应急处理经费给予适当补助，对承担血吸虫病防治任务的机构的基本建设和跨地区的血吸虫病防治重大工程项目给予必要支持。

第三十二条

血吸虫病防治地区县级以上地方人民政府编制或者审批血吸虫病防治地区的农业、兽医、水利、林业等工程项目，应当将有关血吸虫病防治的工程措施纳入项目统筹安排。

第三十三条

国家对农民免费提供抗血吸虫基本预防药物，对经济困难农民的血吸虫病治疗费用予以减免。

因工作原因感染血吸虫病的，依照《工伤保险条例》的规定，享受工伤待遇。参加城镇职工基本医疗保险的血吸虫病病人，不属于工伤的，按照国家规定享受医疗保险待遇。对未参加工伤保险、医疗保险的人员因防汛、抗洪抢险患血吸虫病的，按照县级以上地方人民政府的规定解决所需的检查、治疗费用。

第三十四条

血吸虫病防治地区县级以上地方人民政府民政部门对符合救助条件的血吸虫病病人进行救助。

第三十五条

国家对家畜免费实施血吸虫病检查和治疗，免费提供抗血吸虫基本预防药物。

第三十六条

血吸虫病防治地区县级以上地方人民政府应当根据血吸虫病防治工作需要和血吸虫病流行趋势，储备血吸虫病防治药物、杀灭钉螺药物和有关防护用品。

第三十七条

血吸虫病防治地区县级以上地方人民政府应当加强血吸虫病防治网络建设，将承担血吸虫病防治任务的机构所需基本建设投资列入基本建设计划。

第三十八条

血吸虫病防治地区省、自治区、直辖市人民政府在制定和实施本行政区域的血吸虫病防治计划时，应当统筹协调血吸虫病防治项目和资金，确保实现血吸虫病防治项目的综合效益。

血吸虫病防治经费应当专款专用，严禁截留或者挪作他用。严禁倒买倒卖、挪用国家免费供应的防治血吸虫病药品和其他物品。有关单位使用血吸虫病防治经费应当依法接受审计机关的审计监督。

第五章　监　督　管　理

第三十九条

县级以上人民政府卫生主管部门负责血吸虫病监测、预防、控制、治疗和疫情的管理工作，对杀灭钉螺药物的使用情况进行监督检查。

第四十条

县级以上人民政府农业或者兽医主管部门对下列事项进行监督检查：

（一）本条例第十六条规定的血吸虫病防治措施的实施情况；

（二）家畜血吸虫病监测、预防、控制、治疗和疫情管理工作情况；

（三）治疗家畜血吸虫病药物的管理、使用情况；

（四）农业工程项目中执行血吸虫病防治技术规范情况。

第四十一条

县级以上人民政府水利主管部门对本条例第十八条规定的血吸虫病防治措施的实施情况和水利工程项目中执行血吸虫病防治技术规范情况进行监督检查。

第四十二条

县级以上人民政府林业主管部门对血吸虫病防治地区的林业工程项目的实施情况和林业工程项目中执行血吸虫病防治技术规范情况进行监督检查。

第四十三条

县级以上人民政府卫生、农业或者兽医、水利、林业主管部门在监督检查过程中，发现违反或者不执行本条例规定的，应当责令有关单位和个人及时改正并依法予以处理；属于其他部门职责范围的，应当移送有监督管理职责的部门依法处理；涉及多个部门职责的，应当共同处理。

第四十四条

县级以上人民政府卫生、农业或者兽医、水利、林业主管部门在履行血吸虫病防治监督检查职责时，有权进入被检查单位和血吸虫病疫情发生现场调查取证，查阅、复制有关资料和采集样本。被检查单位应当予以配合，不得拒绝、阻挠。

第四十五条

血吸虫病防治地区县级以上动物防疫监督机构对在有钉螺地带放养的牛、羊、猪等家畜，有权予以暂扣并进行强制检疫。

第四十六条

上级主管部门发现下级主管部门未及时依照本条例的规定处理职责范围内的事项，应当责令纠正，或者直接处理下级主管部门未及时处理的事项。

第六章　法　律　责　任

第四十七条

县级以上地方各级人民政府有下列情形之一的，由上级人民政府责令改正，通报批评；造成血吸虫病传播、流行或者其他严重后果的，对负有责任的主管人员，依法给予行政处分；负有责任的主管人员构成犯罪的，依法追究刑事责任：

（一）未依照本条例的规定开展血吸虫病联防联控的；

（二）急性血吸虫病暴发、流行时，未依照本条例的规定采取紧急措施、进行应急处理的；

（三）未履行血吸虫病防治组织、领导、保障职责的；

（四）未依照本条例的规定采取其他血吸虫病防治措施的。

乡（镇）人民政府未依照本条例的规定采取血吸虫病防治措施的，由上级人民政府责令改正，通报批评；造成血吸虫病传播、流行或者其他严重后果的，对负有责任的主管人员，依法给予行政处分；负有责任的主管人员构成犯罪的，依法追究刑事责任。

第四十八条

县级以上人民政府有关主管部门违反本条例规定，有下列情形之一的，由本级人民政府或者上级人民政府有关主管部门责令改正，通报批评；造成血吸虫病传播、流行或者其他严重后果的，对负有责任的主管人员和其他直接责任人员依法给予行政处分；负有责任的主管人员和其他直接责任人员构成犯罪的，依法追究刑事责任：

（一）在组织实施农村改厕、沼气池建设项目时，未按照无害化要求和血吸虫病防治技术规范，保证厕所或者沼气池具备杀灭粪便中血吸虫卵功能的；

（二）在血吸虫病重点防治地区未开展家畜血吸虫病检查，或者未对感染血吸虫的家畜进行治疗、处理的；

（三）在血吸虫病防治地区进行水利建设项目，未同步建设血吸虫病防治设施，或者未结合血吸虫病防治地区的江河、湖泊治理工程和人畜饮水、灌区改造等水利工程项目，改善水环境，导致钉螺孳生的；

（四）在血吸虫病防治地区未结合退耕还林、长江防护林建设、野生动物植物保护、湿地保护以及自然保护区建设等林业工程，开展血吸虫病综合防治的；

（五）未制定药物杀灭钉螺规范，或者未组织实施本行政区域内药物杀灭钉螺工作的；

（六）未组织开展血吸虫病筛查、治疗和预防性服药工作的；

（七）未依照本条例规定履行监督管理职责，或者发现违法行为不及时查处的；

（八）有违反本条例规定的其他失职、渎职行为的。

第四十九条

医疗机构、疾病预防控制机构、动物防疫监督机构或者植物检疫机构违反本条例规定，有下列情形之一的，由县级以上人民政府卫生主管部门、农业或者兽医主管部门依据各自职责责令限期改正，通报批评，给予警告；逾期不改正，造成血吸虫病传播、流行或者其他严重后果的，对负有责任的主管人员和其他直接责任人员依法给予降级、撤职、开除的处分，并可以依法吊销有关责任人员的执业证书；负有责任的主管人员和其他直接责任人员构成犯罪的，依法追究刑事责任：

（一）未依照本条例规定开展血吸虫病防治工作的；

（二）未定期对其工作人员进行血吸虫病防治知识、技能培训和考核的；

（三）发现急性血吸虫病疫情或者接到急性血吸虫病暴发、流行报告时，未及时采取措施的；

（四）未对本行政区域内出售、外运的家畜或者植物进行血吸虫病检疫的；

（五）未对经检疫发现的患血吸虫病的家畜实施药物治疗，或者未对发现的携带钉螺的植物实施杀灭钉螺的。

第五十条

建设单位在血吸虫病防治地区兴建水利、交通、旅游、能源等大型建设项目，未事先提请省级以上疾病预防控制机构进行卫生调查，或者未根据疾病预防控制机构的意见，采取必要的血吸虫病预防、控制措施的，由县级以上人民政府卫生主管部门责令限期改正，给予警告，处 5000 元以上 3 万元以下的罚款；逾期不改正的，处 3 万元以上 10 万元以下的罚款，并可以提请有关人民政府依据职责权限，责令停建、关闭；造成血吸虫病疫情扩散或者其他严重后果的，对负有责任的主管人员和其他直接责任人员依法给予处分。

第五十一条

单位和个人损坏或者擅自移动有钉螺地带警示标志的，由乡（镇）人民政府责令修复或者赔偿损失，给予警告；情节严重的，对单位处 1000 元以上 3000 元以下的罚款，对个人处 50 元以上 200 元以下的罚款。

第五十二条

违反本条例规定，有下列情形之一的，由县级以上人民政府卫生、农业或者兽医、水利、林业主管部门依据各自职责责令改正，给予警告，对单位处 1000 元以上 1 万元以下的罚款，对个人处 50 元以上 500 元以下的罚款，并没收用于违法活动的工具和物品；造成血吸虫病疫情扩散或者其他严重后果的，对负有责任的主管人员和其他直接责任人员依法给予处分：

（一）单位未依照本条例的规定对因生产、工作必须接触疫水的人员采取防护措施，或者未定期组织进行血吸虫病的专项体检的；

（二）对政府有关部门采取的预防、控制措施不予配合的；

（三）使用国家明令禁止使用的药物杀灭钉螺的；

（四）引种在有钉螺地带培育的芦苇等植物或者农作物的种子、种苗等繁殖材料的；

（五）在血吸虫病防治地区施用未经无害化处理粪便的。

第七章　附　　则

第五十三条

本条例下列用语的含义：

血吸虫病，是血吸虫寄生于人体或者哺乳动物体内，导致其发病的一种寄生虫病。

疫水，是指含有血吸虫尾蚴的水体。

第五十四条

本条例自 2006 年 5 月 1 日起施行。

附录九　全国疾病预防控制中心及寄生虫病（血吸虫病）防治单位联系方式

单位	网站	地址	电话
中国疾病预防控制中心	http://www.chinacdc.cn	北京市昌平区昌百路 155 号	010-58900305
中国疾病预防控制中心寄生虫病预防控制所	http://www.ipd.org.cn	上海市瑞金二路 207 号	021-64377008
北京市疾病预防控制中心	http://www.bjcdc.org	北京市东城区和平里中街 16 号	010-64407014
北京友谊医院热带医学研究所	http://www.bfh.com.cn	北京市西城区永安路 95 号	010-63016616
天津市疾病预防控制中心	http://www.cdctj.com.cn	天津市河东区华越道 6 号	022-24333453
河北省疾病预防控制中心	http://www.hebeicdc.cn	河北省石家庄市裕华区槐安东路 97 号	0311-86573151
山西省疾病预防控制中心	http://www.sxcdc.cn	山西省太原市迎泽区双塔西街小南关 8 号	0351-7553016
内蒙古自治区综合疾病预防控制中心	http://www.nmcdc.com.cn	内蒙古自治区呼和浩特市玉泉区鄂尔多斯大街 50 号	0471-5984955
辽宁省疾病预防控制中心	http://www.lncdc.com	辽宁省沈阳市和平区砂阳路 242 号	024-23388439
吉林省疾病预防控制中心	http://www.jlcdc.com.cn	吉林省长春市绿园区景阳大路 3145 号	0431-87977097
黑龙江省疾病预防控制中心	http://www.hljcdc.org	黑龙江省哈尔滨市香坊区油坊街 40 号	0451-55153633
上海市疾病预防控制中心	http://www.scdc.sh.cn	上海市长宁区中山西路 1380 号	021-62758710
江苏省疾病预防控制中心	http://www.jshealth.com	江苏省南京市鼓楼区江苏路 172 号	025-83759307
江苏省血吸虫病防治研究所	http://www.jipd.com	江苏省无锡市梅园杨巷 117 号	0510-68781011
浙江省医学科学院寄生虫病研究所（浙江省血吸虫病防治中心）	http://www.zjams.com.cn http://www.zjxfzx.com/	浙江省杭州市西湖区天目山路 182 号	0571-88215602
浙江省疾病预防控制中心	http://www.cdc.zj.cn	浙江省杭州市滨江区滨盛路 3399 号	0571-87115020
安徽省疾病预防控制中心	http://www.ahcdc.cn	安徽省合肥市经开区繁华大道 12560 号	0551-63674888
安徽省寄生虫病防治研究所	http://www.ahipd.cn	安徽省合肥市芜湖路 377 号	0551-62880163
福建省疾病预防控制中心	http://www.fjcdc.com.cn	福建省福州市鼓楼区津泰路 76 号	0591-87533291
江西省疾病预防控制中心	http://www.jxcdc.cn	江西省南昌市青山湖区北京东路 555 号	0791-88319858

续表

单位	网站	地址	电话
江西省寄生虫病防治研究所	http://www.jxhfpc.gov.cn/	江西省南昌市高新一路 239 号	0791-86211477
山东省疾病预防控制中心	http://www.sdcdc.cn	山东省济南市历下区经十路 16992 号	0531-82679603
山东省寄生虫病防治研究所	http://www.sdipd.com	山东省济宁市太白楼中路 11 号	0537-2312938
河南省疾病预防控制中心	http://www.hncdc.com.cn	河南省郑州市郑东新区农业南路 105 号	0371-68089001
湖北省疾病预防控制中心	http://www.hbcdc.cn	湖北省武汉市洪山区卓刀泉北路 6 号	027-87652057
湖南省疾病预防控制中心	http://www.hncdc.com	湖南省长沙市开福区芙蓉中路一段 450 号	0731-84305907
湖南省血吸虫病防治研究所	http://www.hnxfxx.com	湖南省岳阳市金鹗中路 436 号	0730-8615000
广东省疾病预防控制中心	http://www.cdcp.org.cn	广东省广州市番禺区大石街群贤路 160 号	020-31051563
广西壮族自治区疾病预防控制中心	http://www.gxcdc.com	广西壮族自治区南宁市青秀区金洲路 18 号	0771-2518766
海南省疾病预防控制中心	http://www.hncdc.cn	海南省海口市美兰区海府路 40 号	0898-65338992
四川省疾病预防控制中心	http://www.sccdc.cn	四川省成都市武侯区中学路 6 号	028-85585970
重庆市疾病预防控制中心	http://www.cqcdc.org	重庆市渝中区长江二路 8 号	023-68811762
贵州省疾病预防控制中心	http://www.gzscdc.org	贵州省贵阳市云岩区八鸽岩路 101 号	0851-86822197
云南省疾病预防控制中心	http://www.yncdc.cn	云南省昆明市西山区东寺街 158 号	0871-63611746
云南省寄生虫病防治所	http://www.yipd.org	云南省普洱市西园路 6 号	0879-2122152
云南省地方病防治所	http://yiedc.com/	云南省大理市下关镇文化路 5 号	0872-2125196
西藏自治区疾病预防控制中心	http://www.tibetcdc.cn	西藏自治区拉萨市林廓北路 21 号	0891-6322089
陕西省疾病预防控制中心	http://www.sxcdc.com	陕西省西安市碑林区建东街 3 号	029-82211952
甘肃省疾病预防控制中心	www.gscdc.net	甘肃省兰州市城关区东岗西路 230 号	0931-8266018
青海省疾病预防控制中心	http://www.qhcdc.org.cn	青海省西宁市城东区八一中路 55 号	0971-8808538
宁夏回族自治区疾病预防控制中心	http://www.nxcdc.org	宁夏回族自治区银川市兴庆区胜利南街 470 号	0951-4082733
新疆维吾尔自治区疾病预防控制中心	http://www.xjcdc.com	新疆维吾尔自治区乌鲁木齐市天山区碱泉一街 380 号	0991-2625962

附录十　国内外寄生虫病（血吸虫病）相关信息网站

（一）寄生虫病学相关期刊及文献检索网站

1. Trends in Parasitology

网址：http://www.cell.com/trends/parasitology/home

2. Acta Tropica

网址：http://www.journals.elsevier.com/acta–tropica

3. International Journal for Parasitology

网址：http://www.journals.elsevier.com/international–journal–for–parasitology

4. Parasitology International

网址：http://www.journals.elsevier.com/parasitology–international

5. Experimental Parasitology

网址：http://www.journals.elsevier.com/experimental–parasitology

6. Veterinary Parasitology

网址：http://www.journals.elsevier.com/veterinary–parasitology/

7. Molecular and Biochemical Parasitology

网址：http://www.journals.elsevier.com/molecular–and–biochemical–parasitology/

8. Parasitology

网址：http://www.cambridge.org/core/journals/parasitology

9. Parasitology Research

网址：http://link.springer.com/journal/436

10. Filaria Journal

网址：http://filariajournal.biomedcentral.com/

11. Comparative Parasitology

网址：http://www.bioone.org/loi/copa

12. Parasite Immunology

网址：http://onlinelibrary.wiley.com/journal/13653024

13. Infection and Immunity

网址：http://iai.asm.org/

14. Korean Journal of Parasitology

网址：http://parasitol.kr/index.php

15. 中国寄生虫学与寄生虫病杂志

网址：http://www.jsczz.cn:8080/Jweb_jsczz/CN/volumn/current.shtmll

16. 中国人兽共患病学报

网址：http://www.cjzoonoses.com/CN/volumn/current.shtml

17. 国际医学寄生虫病杂志

网址：http://gjyxjscbzz.yiigle.com/

18. 中华预防医学杂志

网址：http://www.pubhealth.org.cn/cn/

19. 中国病原生物学杂志

网址：http://www.cjpb.org/

20. 中国知网

网址：http://www.cnki.net/

21. 中国生物医学文献服务系统

网址：http://www.sinomed.ac.cn/

22. 万方数据资源系统

网址：http://wanfang.calis.edu.cn/

（二）寄生虫及寄生虫病图片网站

1. DPDx–CDC Parasitology Diagnostic Web Site（CDC 寄生虫病诊断网）

网址：http://www.cdc.gov/dpdx/index.html

2. Public Health Image Library（PHIL）（公共健康图片资源）

网址：http://phil.cdc.gov/default.aspx

3. Diagnostic Parasitology（寄生虫诊断学）

网址：http://www1.udel.edu/mls/dlehman/medt372/images.html

4. Atlas of Medical Parasitology（医学寄生虫图谱）

网址：http://jcp.bmj.com/content/47/9/869

5. Oklahoma State University College Of Veterinary Medicine（兽医临床寄生虫图片）

网址：http://instruction.cvhs.okstate.edu/jcfox/htdocs/clinpara/clinpara.htm

6. Department of Parasitology，Faculty of Medicine，Chiang Mai University，THAILAND（泰国寄生虫图谱）

网址：http://www.medicine.cmu.ac.th/dept/parasite/image.htm

（三）寄生虫学学会网站

1. The Entomologcai Society of Canada（Canada 昆虫学会）

网址：http://esc–sec.ca/the–society/

2. Victoria 昆虫学会

网址：http://entsocvic.org.au/

3. American Society of Parasitologists（ASP）美国寄生虫学家学会

网址：http://asp.unl.edu/

4. Systematic & Applied Acarology Society（系统与应用蜱螨学会）

网址：http://www.nhm.ac.uk/hosted_sites/acarology/saas/index.html

5. 南非寄生生物学会

网址：http://www.parsa.ac.za/

6. 荷兰寄生生物学会

网址：http://www.parasitologie.nl/home

7. 澳大利亚寄生虫学会

网址：http://parasite.org.au/

8. 中华医学会（热带病与寄生虫学分会）

网址：http://www.cma.org.cn/

9. 中华预防医学会（寄生虫分会）

网址：http://www.cpma.org.cn/

10. 中国动物学会（寄生虫学专业委员会）

网址：http://czs.ioz.cas.cn/

11. 中国昆虫学会

网址：http://entsoc.ioz.ac.cn/

（四）综合性网站

1. 世界卫生组织

网址：http://www.who.int/en/

2. 世界卫生组织 TDR 网站

网址：http://www.who.int/tdr/en/

3. WHO 感染性疾病网

网址：http://www.who.int/health–topics/

4. 美国疾病预防和控制中心

网址：http://www.cdc.gov/

5. 美国国立医学图书馆

网址：http://www.ncbi.nlm.nih.gov/PubMed/

6. 昆虫学环球网资源索引（Iowa 州立大学）

网址：http://www.ent.iastate.edu/

7. 德国海登堡大学图书馆

网址：https://www.heidelberg.edu/academics/resources–and–support/beeghly–library

8. 伦敦热带医学与卫生学院

网址：http://www.lshtm.ac.uk/

9. 利物浦热带医学院

网址：http://www.lstmed.ac.uk/

10. 格拉斯哥大学 分子寄生虫学中心

网址：http:///www.gla.ac.uk/researchinstitutes/iii/wtcmp/

11. 西班牙马德里大学

网址：http://webs.ucm.es/info/parasito/

12. Human Parasites

网址：http://www.curezone.org/diseases/parasites/

13. DPDx – Laboratory Identification of Parasites of Public Health Concern

网址：http://www.cdc.gov/dpdx/

14. 寄生虫基因组序列比对

网址：http://www.ebi.ac.uk/

15. The Natural History Museum

网址：http://www.nhm.ac.uk/

16. Indiana University Biology Department's IUBio Archive

网址：http://www.bio.indiana.edu/

17. RBM 全球抗疟网（疟疾基金会主页）

网址：http://www.who.int/malaria/en/

18. MVI 疟疾疫苗专业网站

网址：http://www.malariavaccines.org/

19. Asian Collaborative Training Network for Malaria（亚洲疟疾合作培训网）

网址：http://www.actmalaria.net/home/

20. The Global Alliance to Elininate Lymphatic Filariasis（淋巴丝虫病全球联盟）

网址：http://www.filariasis.org/

21. 中国疾病预防控制中心寄生虫病预防控制所

网址：http://www.ipd.org.cn/

22. 浙江省血吸虫病防治中心

网址：http://www.zjxfzx.com/

23. 中南大学基础医学院

网址：http://jcyxy.csu.edu.cn/index.htm

24. 中山大学中山医学院

网址：http://zssom.sysu.edu.cn/

25. 37℃医学网

网址：http://www.37med.com/

55检